国家卫生健康委员会"十四五"规划教材

全国高等学校教材

供本科护理学类专业用

护理管理学

第 5 版

主 审 李继平

主 编 吴欣娟 王艳梅

副主编 张俊娥 蒋 艳 韩 琳

编 者 （以姓氏笔画为序）

马伟光 （北京协和医学院护理学院）　　　岳丽青 （中南大学湘雅医院）

王艳梅 （中国医科大学护理学院）　　　　柏亚妹 （南京中医药大学护理学院）

孔繁莹 （哈尔滨医科大学护理学院）　　　蒋 艳 （四川大学华西医院）

许 辉 （中国医科大学肿瘤医院）　　　　韩 琳 （甘肃省人民医院）

吴欣娟 （北京协和医院）　　　　　　　　焦 静 （北京协和医院）（兼秘书）

张俊娥 （中山大学护理学院）　　　　　　曾铁英 （华中科技大学同济医学院附属同济医院）

陈海英 （河北医科大学护理学院）

人民卫生出版社

·北 京·

图书在版编目（CIP）数据

护理管理学 / 吴欣娟，王艳梅主编 . —5 版 . —北京：人民卫生出版社，2022.5（2024.4 重印）

ISBN 978-7-117-32867-8

I.①护… Ⅱ.①吴… ②王… Ⅲ.①护理学 - 管理学 - 医学院校 - 教材 Ⅳ.①R47

中国版本图书馆 CIP 数据核字（2022）第 026388 号

人卫智网	www.ipmph.com	医学教育、学术、考试、健康，购书智慧智能综合服务平台
人卫官网	www.pmph.com	人卫官方资讯发布平台

护理管理学
Huli Guanlixue
第 5 版

主　　编：吴欣娟　王艳梅
出版发行：人民卫生出版社（中继线 010-59780011）
地　　址：北京市朝阳区潘家园南里 19 号
邮　　编：100021
E - mail：pmph @ pmph.com
购书热线：010-59787592　010-59787584　010-65264830
印　　刷：三河市宏达印刷有限公司
经　　销：新华书店
开　　本：850×1168　1/16　印张：16
字　　数：473 千字
版　　次：1999 年 8 月第 1 版　　2022 年 5 月第 5 版
印　　次：2024 年 4 月第 5 次印刷
标准书号：ISBN 978-7-117-32867-8
定　　价：59.00 元

第七轮修订说明

2020年9月国务院办公厅印发《关于加快医学教育创新发展的指导意见》(国办发〔2020〕34号),提出以新理念谋划医学发展、以新定位推进医学教育发展、以新内涵强化医学生培养、以新医科统领医学教育创新,并明确提出"加强护理专业人才培养,构建理论、实践教学与临床护理实际有效衔接的课程体系,加快建设高水平'双师型'护理教师队伍,提升学生的评判性思维和临床实践能力。"为更好地适应新时期医学教育改革发展要求,培养能够满足人民健康需求的高素质护理人才,在"十四五"期间做好护理学类专业教材的顶层设计和规划出版工作,人民卫生出版社成立了第五届全国高等学校护理学类专业教材评审委员会。人民卫生出版社在国家卫生健康委员会、教育部等的领导下,在教育部高等学校护理学类专业教学指导委员会的指导和参与下,在第六轮规划教材建设的基础上,经过深入调研和充分论证,全面启动第七轮规划教材的修订工作,并明确了在对原有教材品种优化的基础上,新增《护理临床综合思维训练》《护理信息学》《护理学专业创新创业与就业指导》等教材,在新医科背景下,更好地服务于护理教育事业和护理专业人才培养。

根据教育部《关于加快建设高水平本科教育 全面提高人才培养能力的意见》等文件要求以及人民卫生出版社对本轮教材的规划,第五届全国高等学校护理学类专业教材评审委员会确定本轮教材修订的指导思想为:立足立德树人,渗透课程思政理念;紧扣培养目标,建设护理"干细胞"教材;突出新时代护理教育理念,服务护理人才培养;深化融合理念,打造新时代融合教材。

本轮教材的编写原则如下:

1. 坚持"三基五性" 教材编写坚持"三基五性"的原则。"三基":基本知识、基本理论、基本技能;"五性":思想性、科学性、先进性、启发性、适用性。

2. 体现专业特色 护理学类专业特色体现在专业思想、专业知识、专业工作方法和技能上。教材编写体现对"人"的整体护理观,体现"以病人为中心"的优质护理指导思想,并在教材中加强对学生人文素质的培养,引领学生将预防疾病、解除病痛和维护群众健康作为自己的职业责任。

3. 把握传承与创新 修订教材在对原有教材的体系、编写体裁及优点进行继承的同时,结合上一轮教材调研的反馈意见,进一步修订和完善,并紧随学科发展,及时更新已有定论的新知识及实践发展成果,使教材更加贴近实际教学需求。同时,对于新增教材,能体现教育教学改革的先进理念,满足新时代护理人才培养在知识结构更新和综合能力提升等方面的需求。

4. 强调整体优化 教材的编写在保证单本教材的系统和全面的同时,更强调全套教材的体系性和整体性。各教材之间有序衔接、有机联系,注重多学科内容的融合,避免遗漏和不必要的重复。

5. 结合理论与实践　针对护理学科实践性强的特点,教材在强调理论知识的同时注重对实践应用的思考,通过引入案例与问题的编写形式,强化理论知识与护理实践的联系,利于培养学生应用知识、分析问题、解决问题的综合能力。

6. 推进融合创新　全套教材均为融合教材,通过扫描二维码形式,获取丰富的数字内容,增强教材的纸数融合性,增强线上与线下学习的联动性,增强教材育人育才的效果,打造具有新时代特色的本科护理学类专业融合教材。

全套教材共 59 种,均为国家卫生健康委员会"十四五"规划教材。

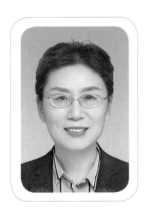

　　李继平,主任护师,博士研究生导师,华西医院护理学科主任。四川省第八批学术和技术带头人,现任教育部高等学校护理学类专业教学指导委员会特聘专家、中华护理学会常务理事、中华护理学会护理教育专业委员会副主任委员、《中华现代护理杂志》副总编辑、全国医学专业学位研究生教育指导委员会委员、全国高等学校护理学类专业教材评审委员会委员等职务。

　　主要研究方向为护理管理与护理教育。先后主持教育部、国家卫生健康委员会、省厅级主要科研课题 8 项;获国家级教学成果奖 1 项、省级教学成果奖及科技奖 4 项;在国内外学术期刊发表论文 100 余篇;担任国家级规划教材《护理管理学》《社区护理》主编,主编 / 副主编护理学类专业本科教材和专著 10 余部。

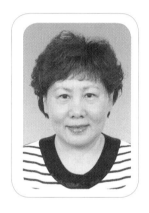

吴欣娟，主任护师，博士研究生导师，北京协和医院护理委员会主任委员。现任中华护理学会理事长、北京协和医学院护理学院副院长、国家卫生健康委员会护理标准委员会副主任委员、教育部高等学校护理学类专业教学指导委员会副主任委员、教育部护理专业认证工作委员会副主任委员、国家护理专业质控中心专家委员会副主任委员、《中华护理杂志》主编等。

在我国护理管理改革、临床护理学科发展方面颇有建树，享受国务院政府特殊津贴，被聘为美国护理科学院院士。荣获第四十三届南丁格尔奖、泰国王太后护理奖、全国创新争先奖、十佳全国优秀科技工作者提名奖、全国优秀科技工作者等荣誉。主编专业书籍 60 余部，发表中文核心及 SCI 期刊论文 170 余篇，承担"国家公益性行业科研专项"等科研课题 26 项。

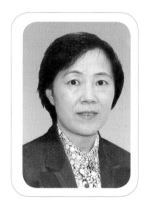

王艳梅，副教授，硕士研究生导师，中国医科大学护理学院党总支书记兼副院长。

主要研究方向为老年护理学和护理管理学，指导硕士研究生 20 余名。主编、参编 20 余部护理学专业教材，主持省级教学课题 8 项，参与课题获得省级教学成果奖三等奖 1 项，发表论文 30 余篇，承担护理学专业本科生的护理管理学、护理人际沟通与礼仪等课程的教学任务。

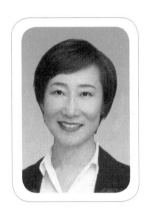

张俊娥，博士，教授，博士研究生导师，中山大学护理学院副院长。中山大学教学名师，中山大学优秀硕士研究生导师，曾在美国做博士访问学者半年。担任全国高等学校护理学专业研究生教材评审委员会委员、中国研究型医院学会护理教育专业委员会副主任委员、中国科协护理学领域高质量科技期刊分级目录评审委员会委员、广东省护理学会学术与对外交流工作委员会主任委员、广东省本科高校护理学专业教学指导委员会副主任委员、广东省护士协会副会长等多项社会职务。主持2项国家社会科学基金等基金项目，主编或参编教材多部，其中英文教材1部。以第一作者或通讯作者发表论文多篇，其中SCI论文23篇。

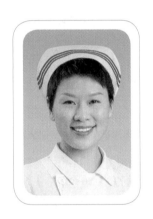

蒋艳，博士，主任护师，博士研究生导师，四川大学华西医院护理部主任、四川大学华西护理学院副院长。美国护理科学院院士，中华护理学会"杰出护理工作者"，美国明尼苏达大学访问学者，四川省学术和技术带头人。现任中国科协第十届全委会委员、中国科协护理学领域高质量科技期刊分级目录评审委员会委员、国家卫生健康标准委员会护理专业委员会委员、中华护理学会标准委员会委员。

主要研究方向为护理管理与循证护理。主持国家自然科学基金面上项目等课题13项，主编专著7部，以第一作者或通讯作者发表论文80余篇，其中SCI论文15篇（ESI收录高被引1篇）。荣获亚洲医院管理金奖，四川省科技进步奖二、三等奖，中华护理学会科技奖二等奖等奖项。

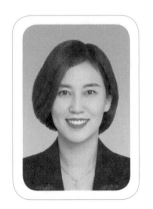

韩琳，博士，医院管理博士后，教授，主任护师，博士研究生导师，兰州大学护理学院院长，甘肃省人民医院护理部主任，甘肃省领军人才，甘肃省优秀专家。甘肃省护理学会理事长，甘肃省护理质控中心主任。

主要研究方向为护理管理、老年护理。3次获得国家自然科学基金，发表论文100余篇，获得中华护理学会科技奖、甘肃省科技进步奖等多个科技奖项。先后获中华护理学会杰出护理工作者、甘肃青年五四奖章、陇原青年创新人才、甘肃省优秀共产党员、甘肃省三八红旗手、甘肃省巾帼建功标兵等荣誉称号。

前　言

护理事业是卫生和健康事业的重要组成部分,近年来发展迅速,成绩显著。随着我国医疗卫生服务体制改革深入推进和现代管理科学技术的蓬勃发展,护理管理工作正面临着新的机遇与挑战。在广泛、深入征求国内护理院校教师及临床一线护理管理人员意见的基础上,本教材编写团队自2020年12月起启动了第5版教材的修订工作。本次修订保留了第4版教材的经典内容,同时引入国内外护理管理领域的最新理论及研究成果、热点问题、变革及发展趋势,以更好地适应新的历史背景下对高级护理管理人才的要求。

本版教材主要从结构、内容、特色三方面进行了修订。①结构:编写结构仍以管理职能为主线展开,主要包括绪论、管理理论和原理、计划、组织、人力资源管理、领导、管理沟通与冲突、控制、护理质量管理、护理信息管理、护理管理与医疗卫生法律法规等;增加了突发公共卫生事件护理应急管理一章,适应社会需求,体现护理管理的与时俱进。②内容:对各章知识内容从科学性、逻辑性及系统性方面进一步完善整合,如将管理环境整合到第一章绪论中,增加互联网技术、大数据、人工智能、智慧医院等新发展及其在管理中的应用等内容,使管理知识结构更加简洁、合理,内容更加与时俱进,体现护理管理的创新与发展。③特色:一是更"实用"。本教材注重理论联系实际,强调理论阐述深入浅出;进一步提升护理管理案例的数量和质量,注重通过临床实际管理情景揭示管理理论的内涵,具有针对性。二是更"互动"。教材内容利于教师采用灵活多样的教学方法;课后思考以简答题、案例分析等形式展开,引导学生结合课程内容进行深入思考。数字内容部分章节增加了案例视频,更加直观,更有利于引导学生解决问题的思路。三是更"新颖"。每章设置导入情境与思考,引导学生带着问题进行理论学习,并在每章末尾进行导入情境分析。在每章节内容中穿插相关的管理箴言、知识拓展等板块,活跃教材风格,提高学生自学的兴趣性。在内容上紧跟时代步伐,引入最新成熟的护理管理研究成果。

本教材在编写过程中,参考、借鉴了国内外相关著作和文献资料,在此谨向有关作者致以诚挚的谢意! 本教材的编写也得到了各编委所在单位的大力支持,在此表示衷心感谢!

本教材适用于全国高等学校护理学类专业本科教学,也可作为临床护士继续教育的教材和护理管理人员的指导用书。

由于受编写水平和时间的限制,本教材难免有不妥之处,敬请读者批评指正。

吴欣娟　王艳梅

2021年12月

目录

第一章 绪论···1

第一节 概述···2

一、管理的概念及内容···2

二、管理的基本特征···7

三、护理管理思想的形成与发展···8

第二节 护理管理者的角色和素质···10

一、护理管理者的角色···10

二、护理管理者的基本素质···11

第三节 护理管理环境···12

一、管理环境的概念及内容···12

二、护理管理环境的类型与特点···13

第四节 护理管理面临的挑战及发展趋势···14

一、护理管理面临的挑战···14

二、护理管理的发展趋势···16

第二章 管理理论和原理···19

第一节 古典管理理论···20

一、泰勒的科学管理理论···20

二、法约尔的一般管理理论···22

三、韦伯的行政组织理论···23

第二节 行为科学理论···25

一、梅奥的人际关系理论···25

二、麦格雷戈的 X 理论和 Y 理论···27

第三节 现代管理理论···28

一、管理理论丛林的主要学派···28

二、现代管理理论··33

第四节 管理的基本原理和原则···34

一、系统原理···34

二、人本原理···35

三、动态原理 …………………………………………………………………………………36

四、效益原理 …………………………………………………………………………………37

第三章　计划 …………………………………………………………………………………………40

第一节　概述 …………………………………………………………………………………………41

一、计划的概念及作用 ………………………………………………………………………41

二、计划的种类及形式 ………………………………………………………………………42

三、计划的步骤及应用 ………………………………………………………………………43

第二节　目标管理 ……………………………………………………………………………………44

一、目标管理的相关概念及特征 ……………………………………………………………44

二、目标管理的过程及应用 …………………………………………………………………45

第三节　项目管理 ……………………………………………………………………………………47

一、项目管理的概念及内容 …………………………………………………………………47

二、项目管理过程及应用 ……………………………………………………………………48

第四节　时间管理 ……………………………………………………………………………………49

一、时间管理的概念及作用 …………………………………………………………………50

二、时间管理的过程及应用 …………………………………………………………………50

第五节　管理决策 ……………………………………………………………………………………53

一、管理决策的概念及类型 …………………………………………………………………53

二、管理决策的原则 …………………………………………………………………………54

三、管理决策的程序及应用 …………………………………………………………………54

第四章　组织 …………………………………………………………………………………………57

第一节　概述 …………………………………………………………………………………………58

一、组织的概念及基本要素 …………………………………………………………………58

二、组织结构的基本类型 ……………………………………………………………………60

三、组织工作 …………………………………………………………………………………63

第二节　医疗卫生组织 ………………………………………………………………………………64

一、卫生组织 …………………………………………………………………………………64

二、我国医院组织系统 ………………………………………………………………………67

三、我国护理组织系统 ………………………………………………………………………70

第三节　组织文化 ……………………………………………………………………………………72

一、组织文化的概念 …………………………………………………………………………72

二、组织文化的基本内容 ……………………………………………………………………72

三、组织文化的创建过程 ……………………………………………………………………73

第四节　组织变革 ……………………………………………………………………………………73

一、组织变革的基本概念 ……………………………………………………………………73

二、组织变革的动力与阻力 …………………………………………………………………74

三、组织变革在护理管理中的应用 …………………………………………………………75

第五章　人力资源管理 ………………………………………………………………………………78

第一节　概述 …………………………………………………………………………………………79

一、人力资源管理的相关概念及内涵 ………………………………………………………79

　　二、护理人力资源管理的目标与内容 ·······81
　第二节　医院护理人力资源配置及使用 ·······83
　　一、医院护理人力资源配置 ·······83
　　二、护士层级管理 ·······85
　　三、护理岗位管理 ·······86
　　四、护理工作模式及人员排班 ·······86
　第三节　护理人力资源规划与招聘 ·······89
　　一、护理人力资源规划 ·······89
　　二、工作分析 ·······89
　　三、护士招聘 ·······90
　第四节　培训与开发 ·······92
　　一、基本概念、类型及原则 ·······92
　　二、培训与开发的系统模型 ·······93
　　三、护士培训与开发的形式与方法 ·······94
　　四、护理管理人员的培训与开发 ·······95
　第五节　护理绩效管理 ·······97
　　一、绩效管理的概念与功能 ·······97
　　二、护理绩效管理的原则与流程 ·······98
　　三、护理绩效管理的方法 ·······99
　第六节　护理薪酬管理 ·······101
　　一、薪酬管理的概念及原则 ·······101
　　二、护理薪酬的影响因素 ·······102
　　三、护理薪酬管理 ·······102
　第七节　护士职业生涯管理 ·······104
　　一、职业生涯管理的相关概念及理论 ·······104
　　二、护士职业生涯管理的原则 ·······106
　　三、护士职业生涯管理 ·······106

第六章　领导 ·······109
　第一节　概述 ·······110
　　一、领导的相关概念 ·······110
　　二、领导与管理的区别和联系 ·······111
　　三、领导者的影响力 ·······111
　　四、领导的作用及效能 ·······113
　　五、领导力与护理管理 ·······114
　第二节　领导理论 ·······116
　　一、领导特质理论 ·······116
　　二、领导行为理论 ·······117
　　三、领导权变理论 ·······120
　　四、领导理论的新进展 ·······122
　第三节　激励 ·······123
　　一、激励的定义、过程及作用 ·······124
　　二、激励的原则 ·······124

三、激励理论 ……………………………………………………………………125
第四节　领导艺术 ……………………………………………………………………130
一、领导艺术的定义 …………………………………………………………………130
二、领导艺术的特征 …………………………………………………………………130
三、常用领导艺术 ……………………………………………………………………130
第五节　压力管理 ……………………………………………………………………135
一、压力管理的相关概念 ……………………………………………………………135
二、工作压力的影响 …………………………………………………………………135
三、护士面临的工作压力 ……………………………………………………………136
四、护士工作压力管理 ………………………………………………………………136

第七章　管理沟通与冲突 ………………………………………………………139
第一节　管理沟通概述 ………………………………………………………………140
一、管理沟通的概念及内涵 …………………………………………………………140
二、管理沟通的目的和作用 …………………………………………………………142
三、管理沟通的类型 …………………………………………………………………142
四、有效管理沟通 ……………………………………………………………………144
五、护理管理中的沟通方法与技巧 …………………………………………………145
第二节　冲突概述 ……………………………………………………………………147
一、冲突的概念及内涵 ………………………………………………………………147
二、冲突的分类 ………………………………………………………………………148
三、冲突的基本过程 …………………………………………………………………149
四、冲突处理策略及方法 ……………………………………………………………150
五、护士工作中的冲突管理 …………………………………………………………151

第八章　控制 ……………………………………………………………………155
第一节　概述 …………………………………………………………………………156
一、控制的基本概念及理论基础 ……………………………………………………156
二、控制的类型 ………………………………………………………………………157
三、控制的功能 ………………………………………………………………………158
四、控制的原则 ………………………………………………………………………159
第二节　控制方法 ……………………………………………………………………161
一、控制对象 …………………………………………………………………………161
二、控制过程 …………………………………………………………………………161
三、控制技术 …………………………………………………………………………165
四、有效控制系统的特点 ……………………………………………………………166
第三节　护理成本控制 ………………………………………………………………167
一、护理成本控制的相关概念 ………………………………………………………167
二、护理成本控制的方法 ……………………………………………………………168
第四节　护理安全管理 ………………………………………………………………171
一、护理安全的相关概念 ……………………………………………………………171
二、护理环境安全管理 ………………………………………………………………172
三、患者安全管理 ……………………………………………………………………173

四、护士安全管理 175

第九章　护理质量管理 177
　第一节　质量管理概述 178
　　一、质量管理的相关概念 178
　　二、质量观的演变 179
　第二节　护理质量管理概述 180
　　一、护理质量管理的基本原则 180
　　二、护理质量管理的基本标准 180
　　三、护理质量管理的过程 182
　第三节　护理质量管理方法 183
　　一、PDCA 循环 183
　　二、根本原因分析法 184
　　三、临床路径 186
　　四、追踪法 187
　第四节　护理质量评价 189
　　一、护理质量评价的相关概念 189
　　二、护理质量评价的原则 189
　　三、护理质量评价的内容与方法 189
　　四、护理敏感质量指标 190
　　五、护理质量评价结果分析方法 192

第十章　突发公共卫生事件护理应急管理 197
　第一节　概述 198
　　一、突发公共卫生事件的概念及特征 198
　　二、突发公共卫生事件的分类和分级 199
　　三、突发公共卫生事件中护理应急管理的任务与挑战 201
　第二节　突发公共卫生事件护理应急管理 202
　　一、构建护理应急管理体系 203
　　二、护理应急管理的基本原则 203
　　三、护理应急管理实践 204

第十一章　护理信息管理 208
　第一节　概述 209
　　一、护理信息管理的相关概念 209
　　二、信息的特征 210
　　三、医院信息安全及管理 210
　　四、"互联网 +"医疗的主要应用及发展趋势 211
　第二节　医院信息管理 212
　　一、医院信息系统 213
　　二、"互联网 +"医院信息管理 214
　第三节　护理信息管理 215
　　一、护理信息系统 215

二、"互联网 +"护理信息管理·······217
三、人工智能的护理应用·······218
四、大数据的护理应用·······219

第十二章　护理管理与医疗卫生法律法规·······221
第一节　护理法律法规概述·······222
一、护理法律法规基础知识·······222
二、卫生法体系与护理法·······223
第二节　护理管理相关的法律法规·······224
一、《医疗机构管理条例》·······224
二、《护士条例》·······224
三、《中华人民共和国传染病防治法》·······225
四、《公共场所卫生管理条例》·······225
五、《突发公共卫生事件应急条例》·······226
六、《医疗事故处理条例》·······226
七、《护士执业资格考试办法》·······226
八、《护士执业注册管理办法》·······226
第三节　护理管理中常见的法律问题·······227
一、护士的执业权利和义务·······227
二、依法执业问题·······228
三、执业安全问题·······229

附录·······231
附录 1　护士职业生涯发展规划表·······231
附录 2　费德勒的最难共事者问卷·······232

中英文名词对照索引·······233

参考文献·······239

第一章

绪　论

01章　数字内容

学 习 目 标

- **知识目标:**

  1. 掌握管理、护理管理的相关概念。

  2. 熟悉管理的内涵及基本特征、护理管理环境分类及特点。

  3. 了解护理管理面临的挑战及发展趋势。

- **能力目标:**

  1. 能根据管理职能,结合临床实际,对护理管理者的工作进行分析和评价。

  2. 能结合临床实际工作,分析影响护理管理发展的因素。

- **素质目标:**

  具有主动提升身体素质、政治素质、知识素质、能力素质和心理素质的管理意识。

两位优秀护理管理者的故事

在一次全国护理管理会议上,王主任和李主任作为优秀护理管理者的代表,分别介绍了各自医院有效的管理经验。王主任认为,员工的主人翁意识非常重要,她在医院大力推行民主化、人性化管理模式,鼓励管理者与一线护士积极沟通工作中出现的问题,同时也尽可能满足员工对学习、薪酬等的合理需求。此外,她还专注于新技术、新方法的创新与改革。在王主任的带领下,医院形成了一支凝聚力强、团结向上、勇于创新的护理团队。作为另一家大型三甲医院的护理部主任,李主任则认为,护理作为一项专业性强、风险性高的工作,必须有严格的规章制度和管理体制。因此,护理部制订了严格的规章制度、考核指标、奖惩办法等。她还经常约谈病房护士长,了解各科室的工作强度及难度,对人员、资金、设备等资源进行合理分配和调整。在李主任的严格要求下,全院护士一直保持严谨求实的工作态度和精湛的护理技术。

请思考:

两位护理部主任在各自的工作中承担了哪些管理角色?如何应对目前护理管理的挑战,成为一名优秀的护理管理者?

管理实践活动历史悠久。作为一种社会活动,管理普遍存在于各个领域的各项工作中。近年来,随着人们对管理的规律性认识加深,已逐渐形成了较为完整的管理学及其各分支学科。护理管理学则是将管理学的基本理论、方法和技术应用于护理实践,结合护理工作的特点加以研究和探索,使护理管理更趋科学化、专业化、效益化。

第一节 概　述

一、管理的概念及内容

(一) 管理的相关概念

1. 管理(management)　是管理者通过计划、组织、人力资源管理、领导、控制等各项职能工作,合理分配、协调组织内部一切可调用资源,与被管理者共同实现组织目标,并取得最大组织效益的动态过程。管理学大师斯蒂芬·P·罗宾斯(Stephen P. Robbins)认为,所谓管理,就是通过与其他人的共同努力,既有效率又有效果地把事情做好的过程。

要准确理解管理的概念,需要明确以下几点:①管理是一个有意识、有目的的行为过程。②管理的宗旨是实现组织目标。③管理的核心是执行计划、组织、人力资源管理、领导和控制五大职能。④管理的对象是组织内部一切可调用资源,包括人、财、物、信息、空间等。⑤管理的作用是提高任务完成的效率及效果,以同样的投入获得最大的社会效益和经济效益(图 1-1)。

2. 护理管理(nursing management)　是指以提高护理质量和工作效率为主要目的的活动

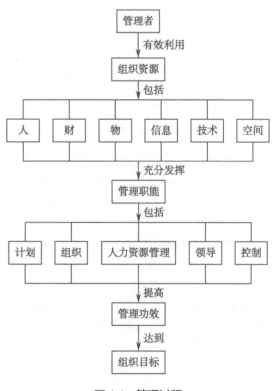

图 1-1　管理过程

过程。世界卫生组织(WHO)对护理管理的定义:护理管理是为了提高人们的健康水平,系统地利用护士的潜在能力和其他相关人员、设备、环境和社会活动的过程。美国护理学专家吉利斯(Gillies D. A.)认为护理管理过程应包括资料收集、规划、组织、人事管理、领导与控制。归纳起来,护理管理就是对护理工作的诸多要素(如人员、时间、信息、技术、设备等)进行科学的计划、组织、领导、协调、控制,从而使护理系统有效地运转,实现组织目标,并使护士的能力及素质得到全面发展的活动过程。

护理管理有 4 个特点。①广泛性:主要体现在管理范围广泛、参与管理的人员众多。②综合性:护理管理是对管理理论和护理实践加以综合应用的过程。③实践性:护理管理的目的是运用科学的管理方法来解决实际的临床护理管理问题。④专业性:护理管理要适应护理工作科学性、技术性、安全性的特点。

3. **管理学**(management science) 是由社会科学、自然科学和其他学科相互渗透、融合、交叉产生的一门综合性应用科学,主要研究管理活动的基本规律与方法,具有实践性、综合性、社会性的特点。在各种社会组织和日益丰富的管理活动中,都存在着一定的规律性,管理学就是运用科学的方法整理出关于管理一般原理、理论、方法和技术的知识,从而反映管理的规律性。

4. **护理管理学**(nursing management science) 是管理科学在护理管理工作中的具体应用,是在结合护理工作特点的基础上研究护理管理活动的普遍规律、基本原理与方法的一门科学。它既属于专业领域管理学,是卫生事业管理中的分支学科,又是现代护理学科的一个分支。

5. **管理者**(manager) 是指在组织中行使管理职能,承担管理责任,指挥协调他人活动,与他人一起或者通过他人实现组织目标的人,其工作绩效将直接关系到组织的兴衰成败。

6. **护理管理者**(nursing manager) 是从事护理管理活动的人或人群的总称,具体是指那些为实现组织目标而负责对护理资源进行计划、组织、人力资源管理、领导和控制的护士,其在提升护士素质、质量监控和管理、协调工作、人才培养等方面发挥着重要作用。护理管理者不仅需要通过协调和监管其他人的活动来达到组织目标,在必要的时候也需要承担非监管性的其他任务,如病房护士长或护理组长不仅要协调、监管护士的日常工作,同时也会参与一定的护理操作。

管 理 箴 言

管理不是"管理人"。
管理是"领导人"。
管理的目标是充分发挥和利用每个人的优势和知识。

——彼得·德鲁克

(二) 管理的内容

管理的内容主要包括 3 个方面:管理职能、管理对象和管理方法。

1. **管理职能**(management functions) 是对管理基本功能和活动内容的理论概括,是管理或管理人员所发挥的作用或承担的任务。20 世纪早期,法国的管理学家亨利·法约尔(Henri Fayol)首次提出,所有的管理者都要执行 5 项管理职能——计划、组织、指挥、协调和控制。20 世纪 50 年代中期,美国两位管理学家哈罗德·孔茨(Harold Koontz)和西里尔·奥唐奈(Cyril O Donnell)将计划、组织、人员配备、领导和控制 5 种职能作为管理教科书的框架。本教材将从目前公认的计划、组织、人力资源管理、领导、控制 5 个方面来论述管理职能。

(1) 计划(planning):是指为实现组织管理目标而对未来行动方案进行规划和安排的工作过程。具体而言就是确定做什么(what)、为什么做(why)、谁来做(who)、何时做(when)、何地做(where)和如何做(how)。计划是管理最基本的职能,也是实施其他管理职能的前提条件,严密统一的计划有助于组织中的各项活动能够有条不紊地进行。

(2) 组织(organizing)："组织"一词具有双重的含义。从静态方面看,组织即组织机构,是由任务、工作和责任关系以及联系组织各部门的沟通渠道所构成的系统模式,如医院、护理部、病房等;从动态方面看,组织即组织职能,是指为有效实现组织目标,根据计划对组织拥有的各种资源进行科学安排、设计和维持合理的组织结构。这两层含义在医院和护理管理中都要涉及到,本教材主要讨论的是动态方面的组织工作。组织职能的主要内容包括组织设计、组织运作、组织变革等。组织设计是指科学整合组织中人力、物力、信息和技术的工作过程;设计一个科学合理的组织结构,对于提高组织的管理效率起着重要作用。组织运作是指为成功地实现既定组织目标而采取的一系列活动,如确定组织目标、确认各项业务工作及分工、管理授权等。组织变革是指为适应组织所处的内外环境、技术特征和组织任务等方面的变化,对原有组织功能的调整、革新和再设计。组织是管理的重要职能之一,它使医院护理管理中的各种关系结构化,是完成计划的保障,也是进行领导、控制的前提。

(3) 人力资源管理(human resources management):是指管理者根据组织内部的人力资源供需状况所进行的人员选择、培训、使用、评价的活动过程,目的是保证组织任务的顺利完成。人力资源管理职能的核心为选人、育人、用人、评人和留人。高效率的管理在很大程度上依赖于对人力资源的充分利用与开发,这也使得人力资源管理成为近20年来管理学科中发展最为迅速的领域之一。

(4) 领导(leadership):是指管理者通过影响下属实现组织目标的行为过程,其目的是使下属心甘情愿地为实现组织目标而努力。领导是使各项管理职能有效地实施、运转并取得实效的统率职能,是联结计划、组织、人力资源管理和控制等各职能的纽带。领导职能发挥的关键是通过创造和保持一个良好的工作环境,正确运用领导者的影响力来激励下属的工作自主性、积极性和创造性,从而提高工作效率,保证组织目标的达成。

(5) 控制(control):是指按照既定的目标和标准,对组织活动进行衡量、监督、检查和评价,发现偏差,采取纠正措施,使工作按原定的计划进行,或者适当地调整计划,使组织目标得以实现的活动过程。控制与其他管理职能密切联系,其他职能为控制提供了条件,而控制则有助于评价其他各职能的优劣,从而推动新一轮的管理活动。

各项管理职能间存在着内在逻辑关系,即计划是前提,组织、领导是保证,人力资源管理是关键,控制是手段。五项职能间是相互联系、相互交叉的循环过程。

2. 管理对象 也称为管理客体,是指管理者实施管理活动的对象。在一个组织中,管理对象主要是指人、财、物、时间、信息、技术、空间等一切资源,而其中最重要的是对人的管理。

(1) 人:是保持组织有效运作的首要资源。如何充分发挥组织中人的主动性、积极性和创造性,提高组织劳动生产率,已成为当代管理思想的重要组成部分。人力资源管理旨在对人这一重要资源进行有效开发、合理利用和科学管理,不仅强调以人为本,而且重视对人的思想、心理和行为进行有效的管理,做到人尽其才、人事相宜。

(2) 财:是保持组织高速发展的社会生产力的基础,任何组织都可以通过财力资源的有效整合及运用,达到提高管理成效的目的。财力资源管理的目标就是通过对组织财力资源的科学管理,做到财尽其力,用有限的财力资源创造更大的社会效益和经济效益。

(3) 物:指组织中的有形资产和无形资产,如建筑设施、仪器设备、药品材料、能源、技术等,是人们从事社会实践活动的基础。管理者应根据组织目标和实际情况,根据事物发展的客观规律,对各种物力资源进行合理配置和最佳利用,开源节流,物尽其用。

(4) 时间:是一种特殊的、有价值的无形资源,清晰的时间成本效益观念是进行有效时间管理的基础。管理者对时间进行管理,就是在同样的时间消耗情况下,为提高时间的利用率和有效性而进行的一系列控制工作,在最短的时间内完成更多的事。

(5) 信息:随着信息化时代的到来,人类对各种资源的有效获取、分配和使用无一不是凭借对信息资源的开发和有效利用来实现的。信息资源管理就是对信息的获取、处理、传输、存储、开发等过程实施管理,使信息及时、准确、适时地发挥作用。管理者的主要任务是根据组织目标的要求,建立完善高效的管理信息系统,保证管理层和组织各环节互相沟通、联络组织活动所需的各种信息。

(6) 技术:是自然科学知识在生产过程中的应用,是改造客观世界的方法、手段。对于一个组织来说,技术资源包括两个方面:一是与解决实际问题有关的软件方面的知识;二是为解决这些实际问题所使用的设备、工具等硬件方面的知识。

(7) 空间:是空间环境中能够被开发利用的物质与非物质资源的总称。研究和开发空间资源,是为了更好地利用空间资源弥补地球资源不足的缺陷、优化资源配置、提高资源的综合利用水平,以拓展人类的生存与发展空间。

3. 管理方法 是指在管理活动中为实现管理目标、保证管理活动顺利进行所采取的具体方案和措施,是管理理论、原理的具体化和实际化。近些年来,随着科学管理理念的不断深入,管理方法也逐渐趋于数据化、标准化、系统化和民主化。

(1) 法律方法:也叫"制度方法",是指运用法律规范及类似法律规范性质的各种行为规则进行管理的一种方法。在管理的法律方法中,既包括国家正式颁布的法律,也包括各级政府机构和各个管理系统所制定的具有法律效力的各种社会规范。

法律方法有 3 个特点。①强制性:法律、组织规范同其他社会规范不同,它一般是由国家或组织强制实施的、人人必须遵守的行为规则,具有普遍的约束力和强制性。②规范性:法律、组织规范规定人们在什么情况下可以做什么或不应当做什么,并以此作为评价人们行为的标准。③概括性:法律、组织规范制约的对象不是具体的人,而是概括的人,故具有普遍适用性和相对稳定性。

(2) 行政方法:是指在组织内部以组织的行政权力为依据,运用行政手段,按照行政隶属关系来执行管理职能和实施管理的一种方法。行政管理方法是最基本、最传统的管理方法。

行政方法有 3 个特点。①时效性:以组织的行政权力为基础,以下级服从上级为原则,时效性强,见效快。②区域性:只能在行政权力所能够管辖的范围内起作用。③不平等性:行政管理方法是以组织权力为基础,以服从为原则,下级需要完全遵从上级的命令。

(3) 经济方法:是指以人们对物质利益的需要为基础,按照客观经济规律的要求,运用各种物质利益手段来执行管理职能、实现管理目标的方法。

经济方法有 3 个特点。①利益性:经济方法主要利用人们对经济和物质利益的需求来引导被管理者。②交换性:经济方法实际上是以一定的交换为前提的,管理者运用一定的报酬来引导被管理者去完成所承担的任务。③关联性:经济方法的使用范围十分广泛,与各个方面都有着直接或间接的联系,但它也有一定的局限性,因为决定人们行为积极性的并非只有对经济利益的追求,这一点需要管理者注意,避免产生"一切向钱看"的偏见。

(4) 教育方法:教育是按照一定的目的和要求对受教育者从德、智、体几个方面施加影响,使受教育者改变行为的一种有计划的活动。

教育方法有 3 个特点。①长期性:教育以转变人的思想、价值观为特征,以提高人的素质为目的,是一个缓慢的过程。②互动性:在教育过程中,教育者和受教育者相互学习、相互影响、共同进步。③多样性:教育的具体方法很多,如思想政治工作、企业文化建设、工作岗位培训、对员工的情感投资等都是行之有效的教育方法。

(5) 数量分析方法:是建立在现代系统论、信息论、控制论等科学基础上的一系列数量分析、决策方法。

数量分析方法有 2 个特点。①逻辑性:指在假定的前提条件下,运用一定的数理逻辑分析,针对需要解决的问题建立一定的模型。②客观性:在使用这些方法时,除了对前提条件的假设和对数量分析方法的选择外,在建立模型和进行推导的过程中,基本上不受人为因素的影响,具有较强的客观性。

(6) 系统方法:是按照事物本身的系统性把管理或研究对象放在系统的形式中认识和考察的一种方法。具体而言,即从系统的观点出发,着重从整体与部分(要素)之间、整体与外部环境之间、部分(要素)与部分(要素)之间的相互作用和相互制约的关系中考察对象,从而达到最佳处理问题的一种方法。

Note:

系统方法有 2 个特点。①整体性:组织中某部分的决策和行为将会影响组织的其他部分,各部分只有相互协调、共同运作才能保证目标的达成。②开放性:系统方法认识到组织并不是自给自足的,而是要依赖于它们的环境以获得至关重要的输入,同时也需要环境吸收它们的输出。

(7) 权变方法:也称为"情境方法",是指管理者在面对不同的组织情境时采用不同的管理方法。该方法强调不存在简单化的或普遍适用的管理理论和管理方法。

权变方法的特点是强调管理情境的特殊化,要求管理者掌握各种管理理论和技能,在实践中根据情况灵活使用。在组织管理中,管理者必须随着组织所处的内外条件变化而随机应变,这些内外条件包括组织规模、任务技术的固定化程度、环境的不确定性以及个体差异等。

(8) 人本方法:与传统的"以物为中心"的管理方法不同,人本方法是一种在深刻认识到人在社会经济活动中的重要作用基础上,突出人在管理中的地位,实现以人为中心、以谋求人的全面自由发展为终极目的的管理方法。

人本方法的特点是以人的全面自由发展为管理目标,以尊重人格为管理价值规范,强调在管理中尊重个人尊严、尊重他人、尊重自我,以团队精神为管理价值取向,激发团队成员的责任感,自觉以团队的整体性来约束自己的行为,并自愿将自己的聪明才智贡献给团队,同时使自身也得到更为全面的发展。

(三) 护理管理的内容

1. 护理管理的任务　我国护理管理目前主要承担的任务是借鉴国内外先进的管理理论、模式和方法,结合我国医疗改革和护理学科发展现状,建立适用于我国的护理管理体系,对护理工作中的人员、技术、设备及信息等进行科学管理,从而最终提高护理工作的效率和效果。具体内容包括:研究护理管理的客观规律、原理原则和方法;应用科学化的、有效的管理过程;构建和实践临床护理服务内容体系;建立护理服务评估体系;实施护理项目成本核算,实现护理成本管理标准化、系统化、规范化;持续改进临床护理质量,提供高品质的护理服务。根据工作内容不同,护理管理任务可分为护理行政管理、护理业务管理、护理教育管理、护理科研管理。

(1) 护理行政管理:是指遵循国家的方针政策和医院有关的规章制度,对护理工作进行组织管理、物资管理、人力管理和经济管理等,有效提高组织绩效。

(2) 护理业务管理:是指对各项护理业务工作进行协调控制,提高护士的专业服务能力,以保证护理工作质量,提高工作效率,满足社会健康服务需求。

(3) 护理教育管理:是指为了培养高水平的护理人才,提高护理队伍整体素质而进行的管理活动。护理教育管理应适应现代护理教育社会化、综合化、多样化、终身化的发展趋势。完整的临床护理教育体系应包括护理学历教育、护士规范化培训、毕业后护士继续教育、专科护士培训、护理进修人员培训等内容。

(4) 护理科研管理:是指运用现代管理的科学原理、原则和方法,结合护理科研规律和特点,对护理科研工作进行领导、协调、规划和控制过程。护理科研管理的主要工作内容包括规范科研管理流程,健全科研管理制度,指导科研开展方向,保证科研流程的可持续发展。

此外,随着信息成为组织中的重要资源,对信息的管理也成了现代护理管理的一个突出特点。无论是护理行政、业务、教育还是科研管理,在很大程度上都是对护理相关信息的管理。例如,护理行政管理中,护士长可利用计算机进行排班、考核护士工作质量;护理业务管理中,护士长通过信息系统制订护理计划,了解患者护理信息及医嘱执行情况;护理科研管理中,护士可以利用数据库收集特殊病例、科研数据,护士长也可以通过计算机管理护士的科技档案,如学习经历、论文发表情况等。

2. 护理管理研究的内容　护理管理研究的目的是寻找护理管理活动的基本规律和一般方法,运用科学管理的方法提高护理工作的效率和质量,进而推动整个护理学科的发展。护理管理的主要研究内容包括:

(1) 护理管理模式研究:传统的护理管理注重硬性命令和规定,强调对事的管理和控制,而现代护理管理则强调以人为中心,以信息技术为手段,注重人与事相宜。建立人性化、信息化的现代护理管

Note:

理模式,尊重个人的价值和能力,通过激励来充分调动员工的工作积极性,并运用科学化的信息管理手段以达到人、事、职能效益的最大化。

(2) 护理质量管理研究:护理质量是衡量医院护理服务水平的重要标志,也是护理管理的核心。随着社会发展、医学模式转变和人们生活水平的提高,护理质量被赋予更深层次的内涵,从传统的仅针对临床护理技术的质量管理扩展为对患者、护士、工作系统、经济效益等全方位的质量管理。护理质量管理研究着重于探讨各种护理质量评价指标或体系的构建、质量管理方法的选择和应用等,以保证优质高效的护理服务。此外,明确护士在质量管理中的作用、注重团队合作、注重过程管理和系统方法、强调持续改进等也是护理质量管理研究的重点。

(3) 护理人力资源管理研究:护理人力资源的合理配置与优化是护理管理研究的重要内容之一。护理人力资源管理要从身份管理逐渐向护理岗位管理转变,建立符合护理职业生涯发展规律的人力资源管理长效机制。随着护理人力资源管理精细化和专业化的发展趋势,探索护理教育三阶段培训体系,尤其是护士继续教育培训体系,深化专科护士培训并评价其效果也是护理管理研究的重点内容。

(4) 护理经济管理研究:随着全球经济一体化的发展,护理经济管理的研究成为护理领域一个新的课题,护理成本、护理市场需求及长期护理保险等护理相关经济政策方面的研究逐渐受到关注。护理管理者要有成本管理的意识,通过成本-效益分析合理使用护理资源,解决护理资源浪费和不足的问题。

(5) 护理信息管理研究:现代管理在很大程度上是对信息的利用和管理,尤其是随着大数据和精准医疗概念的提出,对护理相关信息进行研究成为必然趋势。管理者要提高信息管理意识,获取系统、科学的数据信息并寻找途径对其进行专业化处理,进一步开展移动护理的应用研究,从而做出更精准、更科学的临床护理决策,进一步优化流程,改善服务质量。

(6) 护理文化建设研究:医疗组织中的文化建设在凝聚员工力量、引导和塑造员工行为、提高组织效率等方面起到重要作用。积极探索现代医院护理文化的概念与内涵,建立既有鲜明护理行业特色,又充满竞争、创新意识的护理文化是促进护理行业发展的一大推动力。

(7) 护理管理环境研究:当今护理工作面临许多新的变化和挑战,护理管理者要及时关注国内外护理管理的发展动态,获取最新信息,并善于吸取先进的管理理念,以更好地应对内外环境变化所带来的一系列挑战,有效地解决不同环境中出现的多种问题。护理管理的研究内容之一就是探讨如何创建最佳的护理工作环境,并探索出适当的方式来驾驭环境的变化,在进一步提升工作效率和质量的同时,尽可能降低环境变化对护理工作造成的不利影响。

二、管理的基本特征

1. 管理的二重性 是指管理的自然属性和社会属性。

(1) 管理的自然属性:是指对人、财、物、时间、信息等资源进行组合、协调和利用的管理过程,包含着许多客观的、不因社会制度与社会文化的不同而变化的规律和特性。这种不因生产关系、社会文化的变化而变化,只与生产力发展水平相关的属性,就是管理的自然属性。例如,护理管理中总结出的各项技术操作程序、护理程序,反映了护理服务中有效、准确、安全生产的基本规律。管理的自然属性意味着各个国家间可以相互学习,为我们学习、借鉴发达国家成熟的管理经验提供了机会和理论依据。

(2) 管理的社会属性:是指人们在一定的生产关系条件下和一定的社会文化、政治、经济制度中必然要受到生产关系的制约和社会文化、政治、经济制度影响的特性。不同的生产关系、不同的社会文化和经济制度都会使管理思想、管理目的以及管理的方式呈现出一定的差别,从而使管理具有特殊性和个性。例如,不同社会性质的国家,在管理过程中管理者与被管理者之间的关系会有很大差别,这是由社会关系决定的。管理的社会属性告诉我们,不能全盘照搬国外的做法,必须结合国情,建立有中国特色的管理模式。

2. 管理的科学性与艺术性

(1) 管理的科学性:是指管理者在管理活动中遵循管理的原理和原则,按照管理客观规律解决管

 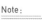

理中的实际问题。有效的管理活动必须建立在科学基础上,管理的科学性主要表现在3个方面。①规律性:管理是人类在长期从事社会生产实践活动中,对管理活动规律的科学总结。②程序性:管理活动往往表现为一种严格的程序化操作。③技术性:管理注重实用性,管理理论只有转化为适时的管理技术才能发挥作用。

(2) 管理的艺术性:是指管理者熟练地运用管理知识,针对不同的管理情境采用不同的管理方法和技能达到预期管理效果的管理行为。管理的艺术性主要表现在3个方面。①应变性:管理者需要有足够的应变能力来处理管理活动中出现的各种意外情况。②策略性:管理者既要运用智慧进行战略层面上的思维和动作,更需要策略层面上的灵活操作。③协调性:管理者的重要任务就是协调各种关系;其中,人际关系的成功协调是对管理者的重大考验。

管理的科学性和艺术性是辩证统一的。科学性在于解释和揭示事物的内在规律,是艺术性的前提和基础;艺术性则强调管理的实践性,是科学性的补充和提高。实践证明,有效的管理活动来自于渊博的管理知识和丰富的实践经验。

3. 管理的普遍性与目的性

(1) 管理的普遍性:管理广泛存在于人类各种活动中,与人们的各项社会活动、组织活动息息相关。管理的普遍性有两层含义:一是指管理是人类的一种普遍的社会活动,是人类社会任何发展阶段都具有的现象;二是指各种不同的管理活动具有共同的规律性。

(2) 管理的目的性:管理同其他社会实践活动一样,都是有意识、有目的的活动。管理的一切活动都要为实现组织目标服务。正是因为有了共同的目标,不同的管理职能、管理活动才能成为一个整体,组织才能求得生存和发展。

三、护理管理思想的形成与发展

护理管理作为专业领域的管理,是随着护理学科的发展而形成并不断演变的,二者相互影响,互为因果。护理管理思想的形成与发展,不仅顺应了护理学科发展的需要,同时也不断将新的管理理念引入护理领域,进一步促进学科发展。

(一) 国外护理管理思想的形成与发展

弗洛伦斯·南丁格尔(Florence Nightingale,1820—1910 年)被誉为近代护理学的创始人,也是护理管理学、护理教育学的奠基人。她首先提出医院管理需要采用系统化方式,创立护理行政制度,注重护士技术操作训练等。由于她的科学管理,护理质量得到极大提高,在 1854—1856 年的克里米亚战争期间,战伤死亡率从 50% 下降到 2.2%,创造了护理发展史上的奇迹,极大地推动了护理学科及护理管理的发展。她在她撰写的《医院札记》和《护理札记》(1859 年)中提出了"环境理论",即生物、社会性和精神对身体的影响,成为现代护理管理理论的基础。

第二次世界大战后,随着先进的管理思想和管理方法的传播和引入,护理管理逐渐由经验管理走上科学管理的轨道。进入 20 世纪以后,随着医学、护理学与管理学的进步,护理管理也得到迅速发展。各级护理管理组织逐渐完善,各项护理管理职能不断明确,护理管理的重要性日益得到重视。1946 年,美国波士顿大学护理系开始开设护理管理学课程,培养护士的行政管理能力。此后,许多国家医学院、护理学院纷纷开设护理管理学课程,甚至设置护理管理专业方向,专门培养护理管理人才。1969 年,美国护理学会(ANA)规定,护理管理人员的任职条件最低为学士学位,进一步促进了护理管理学的发展。20 世纪 70 年代后,在欧美等一些发达国家,各种现代化科学技术开始广泛引入到护理领域,护理工作由手工操作逐步向机械化、电子化、自动化方向发展,促使临床护理管理工作逐步进入现代化管理发展阶段。医院的护理管理组织体系进一步完善,护理管理人员的分工越来越明确。现代管理学的许多先进理论、观点和方法在护理管理实践中得到更加广泛的应用,护理管理实践中一些好的经验,也通过各种护理专业期刊和护理管理著作得到推广应用。随着经济的迅速发展,欧美等一些发达国家对护理管理人员的知识结构也提出了更高的要求,要求护士长不仅要具有护理管理学知识,还必须具有工商管理、经济学及财务预算等方面的知识。

（二）国内护理管理思想的形成与发展

我国近代护理学的形成与发展在很大程度上受西方护理的影响。18世纪中叶（鸦片战争前后），随着西医和宗教的传入，许多外国教会开始在中国各地建立了教会医院，西方的一些护理管理经验逐渐传入我国。早期的护理管理是从制度管理开始的，管理人员将一些杂乱的事务或业务工作渐渐归纳形成条文，并在实践中不断地修改、补充，使护士在工作时有章可循。20世纪20~30年代，随着医院发展和护理教育的兴起，一些医院形成了"护理主任—护士长—护士"的管理模式，成立了护理部，护理部设护理部主任、护理督导等，对护士长在业务上进行领导，护士长则接受科主任及护理部主任的双重领导。

中华人民共和国成立后，随着卫生事业的发展，我国护理工作进入了一个新的时期。随着护理组织的日趋健全，逐渐形成了比较全面、系统的管理制度，如明确护士的职责，建立护理工作的三级护理制度、三查七对制度、查房制度、换药制度、消毒制度、病房管理制度、医疗护理文书制度等，这些管理制度成为护理管理的重要依据。检查和督促规章制度的有效贯彻执行也成为护理管理者工作的重要内容。20世纪60年代，形成医疗护理技术操作常规及医院护理技术管理规范，使得制度管理与技术管理有机结合。20世纪70年代末，护理管理组织体系进一步完善，各医院相继恢复了护理部，根据床位数量，形成了"护理部主任—科护士长—护士长"的三级管理和"总护士长—护士长"两级管理的医院护理管理体系。20世纪80年代，卫生部明确规定护理部的职权范围是负责全院护理工作，承担全院护士的培训、调配、考核、奖惩、晋升等职权，护理部成为独立的医院职能部门。同时，我国护理高等教育恢复并进一步发展，在高等护理教育课程中开设了"护理管理学"，护理管理者也在借鉴国外先进的护理理论、管理方法的基础上积极探索适合我国国情的临床护理工作模式以及相应的护理管理模式，护理管理组织体系逐步完善，形成了初步的护理管理理论体系，护理管理逐渐从经验管理转向科学管理。20世纪90年代，我国出台了《中华人民共和国护士管理办法》，使护理管理进入法制化渠道。2008年，为维护护士的合法权益，规范护理行为，促进护理事业发展，保障医疗安全和人体健康，我国又颁布了《护士条例》；2020年3月27日，我国对《护士条例》进行了修订。

随着管理学的发展与进步，护理学与管理学不断交叉、融合，护理管理学也得到迅速发展。护理管理者对如何有效地管理各种护理组织资源及服务群体，做了大量实证研究并发表护理管理研究学术论文，出版了许多护理管理专著，有效地促进了我国护理管理学科的建设与发展，护理管理学也逐渐形成了自己的学科体系，护理管理工作逐渐朝现代化、科学化、标准化、制度化和法制化的方向发展。

知 识 拓 展

学习护理管理学的方法

1. 案例分析法 通过对现实中发生的典型管理事例进行整理并展开系统分析，更直观地体会在不同情境下，采用不同的手段和方法处理不同的管理问题，以掌握管理理论，提高管理技能。

2. 比较法 通过比较不同的管理理论或管理方法的异同点，总结其优劣，从而借鉴或归纳出具有普遍指导意义的管理规律。例如，对不同文化背景、不同文化水平条件下的管理加以比较研究等。

3. 历史研究法 对前人的管理实践、管理思想和管理理论予以总结概括，从中找出带有规律性的东西，实现古为今用。

4. 系统分析法 要进行有效的管理活动，必须对影响管理过程的各种因素及其相互之间的关系进行总体的、系统的分析，应综合考虑组织中各组成部分的相互关系，以及组织与周围环境之间的互动关系。

Note:

第二节　护理管理者的角色和素质

护理管理是护理工作的重要内容之一,是将管理学的科学理论和方法在护理管理实践中应用的过程,其主要任务是研究护理管理的特点并找出规律性,对护理管理工作中涉及的诸多要素(如人、财、物、时间、信息等)进行综合统筹,使护理系统实现最优运转,进一步提高护理工作效率。

一、护理管理者的角色

管理者角色(manager roles)是指管理者按照人们的预期在实践中展示的具体行为或表现。根据管理者的工作任务和特点,管理专家对管理者的角色模式做了不同的探讨和分析,这也为我们更好地认识护理管理者角色提供了依据。

(一)明茨伯格的管理角色模式

20 世纪 70 年代,亨利·明茨伯格(Henry Mintzberg)提出了著名的管理者角色理论,他将管理者在管理过程中需要履行的特定职责归纳为 10 种角色,并将这 10 种角色划分为 3 种类型,即人际关系型、信息型和决策型(图 1-2)。

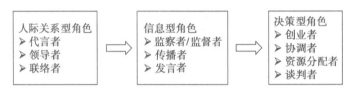

图 1-2　管理者在工作中担任的角色

1. 人际关系型角色(interpersonal roles)

(1)代言者:作为护理管理的权威,管理者必须履行有关法律、社会、专业和礼仪等方面的责任。例如,需要代表所属单位举行各种护理行政和护理业务会议,或者接待来访者,签署法定文件,履行许多法律和社会性的义务等。它们对组织能否顺利运转十分重要,不能被管理者忽视。

(2)领导者:作为领导者角色,护理管理者要通过自身的影响力和创造力营造一个和谐的组织环境,运用引导、选拔、培育、激励等方法和技能,充分发挥护士的潜能并促进其不断成长。对 21 世纪的护理管理者而言,发挥领导者角色时面临着新的挑战:一是明确自己的权力来源,是源于所处的职位、自己所具备的专家技能还是其他,这将有助于管理活动中的角色定位;二是创建下属对管理者的信任;三是对员工进行适当授权,增强基层护士参与工作的积极性;四是进行弹性领导,根据具体情境和社会发展不断调整管理风格。

(3)联络者:护理管理者在工作中需要不断地与护士、上级护理管理者、医师、其他医技人员、患者及家属、后勤等人员进行有效沟通,营造一个良好的工作氛围和利于患者治疗和康复的环境。护理管理者必须对重要的组织问题有敏锐的洞察力,建立广泛的学习合作关系,力求在组织内外建立有效的关系和网络。

2. 信息型角色(informational roles)

(1)监察者 / 监督者:作为监察者 / 监督者,管理者要持续关注组织内外环境的变化,以获取对组织发展有利的信息,尤其是内部业务、外部事件、分析报告、各种压力所致的意见和态度倾向等。管理者通过掌握分析这些信息,可以有效地控制组织各种资源,识别组织的潜在机会和威胁。因此,作为护理管理者,应该主动收集各种信息,监督并审核各项护理活动与资料,从不同角度评估护士的工作,保证各项工作顺利进行。

(2)传播者:管理者因其获取信息的特殊地位,可以控制和发布信息。作为传播者,护理管理者往往起到上传下达的作用。一方面将上层管理者或外部人员发布的信息,如文件、命令、政策、规章制度等传达给下级护士;另一方面还要收集护理工作中的各种信息,并对其进行整理分析,汇报给上层管理者或相关部门、人员。护理管理者要掌握熟练的公关和沟通技巧,保证信息传递的准确性、及时性和有效性。

(3)发言者:管理者可运用信息提升组织的影响力,把信息传递给单位或组织以外的个人,向外界、公众、护理对象、同行及媒体等发布组织的相关信息,以使组织内外部人员都对组织产生积极反应。例如,向社会推广医院新推出的护理服务项目,代表护士向医院领导提出职业发展和薪酬待遇的建议等。

3. 决策型角色(decisional roles)

(1)创业者:管理者的角色功能体现在需要适应不断变化的环境,能敏锐地抓住机遇,在观念、思想、方法等方面进行创新与改革,如提供新服务、发明新技术、开发新产品等,以谋划和改进组织的现状与未来。

(2)协调者:在日常护理工作中,或多或少总会发生一些非预期的问题或冲突,如护士之间或护患之间的冲突、护理资源损失、突发的危重患者抢救等。护理管理者的任务就是及时有效地处理非预期问题,维持正常的工作秩序,创建和谐的工作氛围。这就要求护理管理者善于观察环境中的变化,对工作中可能出现的危机进行预期,对护理工作矛盾或突发的护理事件及时采取有效的应对措施。

(3)资源分配者:护理管理者负责并监督护理组织资源的分配系统,结合组织的整体目标及决策,有效利用资金、时间、材料、设备、人力及信息等资源。例如,根据不同护理单元所承担的工作量及工作难度,评估和制订其所需的人力资源和其他资源,从而保证各项护理工作顺利进行。

(4)谈判者:护理管理者常代表组织和其他管理者与组织内外成员进行正式、非正式的协商和谈判,如向上级申请增加护士、增添医疗仪器设备、与护理院校商谈临床教学合作方式及法律责任等。护理管理者还需要平衡组织内部资源分配的要求,尽力使各方达成共识。

事实上,不同层级的管理者对各种角色的强调程度也有差别。一般而言,较高层的护理管理者更强调代言者、联络者、传播者、发言者和谈判者的角色,而对于病房护士长等基层护理管理者而言,领导者的角色更为重要。

(二)霍尔的"成功管理者"角色模式

霍尔(Holle)和布兰兹勒(Blatchley)提出关于护理管理者"成功管理者(competence)"角色的模式,认为护理管理者角色具有多方面的内涵,即专业的照顾提供者(care-giver professor)、组织者(organizer)、人事管理者(manager of personal)、照顾患者的专业管理者(professional manager of care)、员工的教育者(employee educator)、小组的策划者(team strategist)、人际关系的专家(expert in human relation)、护士的拥护者(nurse-advocator)、变革者(change-agent)、行政主管和领导者(executive and leader)。这些英文单词的首字母组成了单词 competence,即胜任的意思,是一名成功的护理管理者所承担的角色范畴。

(三)其他角色

1. 护理业务带头人 护理管理者除承担管理的责任外,还应该承担护理业务发展提高的任务。护理管理者在现代护理理论的学习、推广、运用,新业务、新技术的引进研发,疑难问题的解决,组织、指导抢救,计算机现代管理技术应用等方面均应作为带头人,推动护理事业向前发展。

2. 教育者 护理管理者承担着教育者的角色。作为护理业务技术的带头人,不仅要对下属护士、进修护士、护理学生进行指导、教育、业务训练和培训,不断提高护士的专业素质,还要对护士的专业精神、价值观进行培育。另外,病房是健康教育最直接的场所,护理管理者可利用巡视病房、召开患者会议等机会,向患者及家属进行康复指导和健康教育。

二、护理管理者的基本素质

管理者的基本素质是指管理者应该具备的基本条件,是工作方法与工作艺术的基础,涉及政治思想道德、理论思维、文化、心理、生理等多种因素。这些因素相互作用、相互融合,体现和决定着管理者的才能、管理水平及工作绩效。护理管理者的基本素质主要包括身体素质、政治素质、知识素质、能力

Note:

素质和心理素质。

1. **身体素质**　是管理者最基本的素质。护理管理者每天都要面对繁重的工作,没有健全的体魄和良好的身体素质,管理者就失去了事业成功最基本的条件。身体素质主要包括体质、体力、体能和精力。

2. **政治素质**　是指个人从事社会政治活动所必需的基本条件和基本品质。护理管理者需要具备对护理事业和管理工作的热爱和献身精神,树立"管理即服务"的管理理念,培养较强的事业心和责任感。护理管理者要正确处理国家、组织和个人三者之间的利益关系,不断提高自身的政治思想修养和道德品质水平。

3. **知识素质**　是提高管理者素质的源泉和根本。护理管理者不仅要具备医学、护理学等区别于其他专业领域的理论知识和技术方法,还要掌握现代管理科学知识以及与护理、管理相关的心理社会、人文科学知识,以适应高速发展的、日趋复杂的综合性护理工作和管理活动的需要。此外,除了对知识的掌握外,管理者更重要的是运用这些理论、知识和方法解决护理管理中遇到的实际问题。

4. **能力素质**　是管理者把各种理论和业务知识应用于实践,解决实际问题的本领,是护理管理者从事管理活动必须具备的、直接影响工作效率的基本能力特征。护理管理者的能力素质是一个综合的概念,包括以临床护理技能、护理工作程序管理技能及风险管理技能等为主的技术能力;以处理人际关系、识人用人、调动人的积极性等为主的人际能力;以发现并解决问题、决策、应变等为主的概念能力。不同层次管理者的能力要求并不相同,一般而言,高层护理管理者重在培养概念能力,中层护理管理者主要需要人际能力,而基层护理管理者则更偏重于技术能力。

5. **心理素质**　是一个广泛的概念,涉及人的性格、兴趣、动机、意志、情感等多方面内容。良好的心理素质是指心理健康或具备健康的心理,能够帮助管理者在面对繁重工作时保持稳定的情绪和工作热情。优秀的护理管理者要学会扬长避短,既要培养、增强优良的心理素质,如事业心、责任感、创新意识、心理承受能力、心理健康状况等,也要注意克服挫折心理、从众心理、偏见、急功近利等负面心理。

第三节　护理管理环境

组织存在于由各种因素构成的环境中,其运行和发展不可避免地要受到环境因素的影响,像自然界的动物通过保护色、冬眠等方式适应环境一样,管理者要使组织适应环境,必须了解其所处的环境,掌握环境的变化,分析环境对组织的影响,制订相应的对策,才能提高组织管理效率,实现管理效益最大化。

一、管理环境的概念及内容

（一）管理环境的概念

管理环境(management environment)是指存在于一个组织内部和外部并影响组织绩效的各种力量因素的总和。对于管理环境的定义,可以从以下两方面理解:

1. **管理环境是相对于管理组织和管理活动而言的**　任何一种组织都是社会系统中的一个子系统,即存在于一定的管理环境中,所有的管理环境都与组织特定的管理活动相关联,如与经济组织的管理活动相关的是经济管理环境,与医疗卫生组织的管理活动相关的即为医疗卫生管理环境。

2. **管理环境是处于不断变化之中的**　管理环境是复杂的综合体,是管理系统内外部一切相关事务和条件的集合体。其中,内部由管理组织及其活动组成,外部则由与此系统有关的一切事务和条件组成。管理系统内外部之间互相联系和作用,不断交换信息、物质、能量等,处于不断的变化之中。

（二）管理环境的内容

1. **组织外部宏观环境**　主要是指政治、经济、技术、社会等因素,可直接或间接地影响医院运转以及利益分配。例如,我国医疗卫生体制改革政策在很大程度上决定着医疗卫生服务的经营活动和服务方向,也明确了护理管理的重点和方向;科学技术的快速发展也促使管理者更加关注创新和科技在护理工作中的重要性。

2. 组织外部微观环境 又称为任务环境,主要是指医疗护理服务对象、公众及其他利益相关者。医疗卫生组织要面对众多的服务对象,如患者、家属、社区健康人群等,而不同的教育背景、经济水平和生活方式等使人们对医疗卫生组织的服务有不同的需求和要求,而管理的目的就在于及时调整服务方向和战略发展决策来满足服务对象的需求。

3. 组织内部环境 主要指组织内的人力资源、设备设施、后勤保障、管理者素质、组织文化等。拥有一支高素质的护理人才队伍对护理工作的顺利开展,实现护理管理目标有十分重要的意义。管理者的工作重点在于激发护士的工作积极性,提高工作效率,做到人尽其才、才尽其用。此外,任何组织的活动都需要借助一定的物质资源,包括具有物质形态的各种实物资产,包括仪器设备、生产资源、基础设施等。对组织来说,这些都是组织活动的后勤保障,管理的目的是实现合理分配和使用物力资源,以降低组织成本,实现最小的物质消耗,取得最大的效益产出。管理者自身素质也是影响管理效率的重要内部环境因素之一。优秀的护理管理者应该学会充分运用管理艺术来保证护理管理活动的高效率,要具有敏捷的思维和准确的判断能力,能够及时发现问题并做出正确决策。

知 识 拓 展

医药行业的 PEST 分析

分析外部环境最常见的方法是 PEST 分析方法,主要对政治(political)、经济(economic)、社会(social)和技术(technological)这四个方面,应用该方法对医药行业的主要外部环境因素进行分析。

政治法律环境:我国正建立医(院)、药(房)分离制度和非处方药(OTC)的管理制度;新型的社会保障体系已逐步取代传统的公费医疗制度。

经济环境:企业的融资渠道和方式趋向多样化,城乡居民收入持续上升,居民的保健意识不断提高,医疗保健支出比例上升。

社会文化环境:国民教育水平逐步提高,对药品和保健品的选择趋向理性,社会人口呈现老龄化,老年人的医疗保健需求增加。

科学技术环境:生物医学技术的发展促进新产品的研发。

二、护理管理环境的类型与特点

(一)护理管理环境的类型

1. 护理政治经济环境 国家的政治经济环境决定着组织的管理政策和管理方法,制约和限制着护理组织的活动。我国的医疗卫生组织属于公益性组织,其经济环境是指在政府宏观调控和管制下,政府对卫生领域的投资,以保障人民群众的基本医疗卫生服务需求,提高全民健康水平。我国现行的与护理相关的医疗卫生政策、法律法规、部门规章、诊疗护理规范及常规,这些政策、法律和规章制度共同构成了我国护理组织的政治环境,其制定和实施为维护护士的合法权益,规范护理行为,保障医疗安全和人类健康提出了行为准绳。护理管理者必须客观分析护理政治经济环境,使护理活动符合社会利益,并运用相关政策法规保护自己的合法权益,从而达到双赢的局面。

2. 护理科学技术环境 由护理科学技术创新、护理核心竞争力构成。技术和创新是护理组织发展的不竭动力,护理组织要提高工作效率,保持自身的竞争力,就必须关注技术环境的变化,借助科学技术的发展推动护理组织前进。护理管理者要从战略高度提升护理组织的科学技术创新能力,整合人力、物力及财力的优质资源,营造共同的护理文化氛围,培养和提升属于护理专业的核心竞争力,促

Note:

进护理学科长足发展。

3. 护理任务环境　由服务对象、资源供应者、竞争对手、政府主管部门和社会公众5个方面构成（图1-3）。护理服务对象从广义上来说包括个人、家庭、社区等，从狭义上来说主要指患者；资源供应者主要包括为护理组织提供护理人力资源、护理材料设备、资金、技术、信息和其他各种资源等组织与机构；竞争对手主要包括同类的其他医疗机构组织、社会养老机构、健康保健机构等；政府主管部门主要为国家和地方各级卫生健康委员会，对护理工作进行全面的管理与监督；社会公众主要为与护理相关的中国科学技术协会、中华护理学会、工会、各类新闻媒体等。

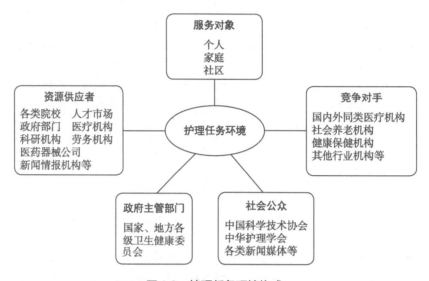

图1-3　护理任务环境构成

（二）护理管理环境的特点

1. 客观性　护理管理环境从根本上来说是客观存在的，不随组织系统中人们的主观意志而转移。管理环境的客观存在会对组织的管理活动产生影响，在一定条件下起着决定性的作用。例如，政治环境中的社会制度、党的方针政策、法律法规等，都是组织管理中必须面对的客观存在。因此，组织无论是利用环境还是改造环境，都必须以正确认识环境、遵循环境的客观存在性为前提。

2. 系统性　护理管理活动所处的社会是一个大系统，组织系统的外部环境和内部环境构成不同层次的子系统。任何子系统都要遵循它所处的更大系统的运动规律，并不断进行协调和运转，任何系统的变化都可能会引起其他系统的连锁反应。例如，完善的政治制度、良好的经济环境，需要健全的法律保障；而政治、法律、经济因素又会受到社会文化背景的影响；社会文化的发展反过来又受到政治、法律、经济等各种因素的制约。所以护理管理者进行环境分析时，必须统筹兼顾，注重管理环境的整体性和系统性。

3. 动态性　护理管理活动需要从外部环境中获取必要的人力、物力、信息等资源，同时向外部环境提供自己的产品或服务，这种活动使得管理环境自身处于不断运动变化之中，这就是护理管理环境的动态性。环境的动态变化可能给组织带来新的机遇，也可能给组织带来新的挑战。作为护理管理者，应善于跟踪和观察护理组织内外环境的变化，及时修订自己的管理方案，以适应环境的动态性变化。

第四节　护理管理面临的挑战及发展趋势

一、护理管理面临的挑战

随着我国经济社会发展、疾病谱变化以及人口老龄化进程的加快，人民群众对医疗卫生服务有着更多样化、更高层次的需求,我国护理管理事业也面临着一系列的挑战。

（一）社会环境变迁的挑战

1. **疾病谱和人口结构变化的影响**　随着社会经济和医疗技术的发展,疾病谱及社会人口结构均发生了明显的变化,与生活方式、心理、社会因素密切相关的慢性非传染性疾病的发病率逐年增高,已成为威胁社会人群健康和生活质量的重要因素之一。人口老龄化进程不断加快,我国目前老年人口规模已超 2 亿,对康复护理、老年护理等的需求日益突出;同时,随着三孩生育政策的实施,新增出生人口也将逐渐增加,对妇产、儿童、生殖健康等护理服务亦提出了更高的要求。因此,制订与社会及群众需求相适应的护理战略目标,发展适于我国国情的护理服务和管理模式迫在眉睫。

2. **经济全球化的影响**　经济全球化改变了护理工作模式、卫生保健服务形式以及护理教育的环境和方式。护理领域中日益扩大的国际交流与合作为专业发展提供了机遇,但同时也给管理者带来了一系列有关人才流失和人才引进的工作挑战。经济全球化进程中最为显著的特征就是对人才的竞争,因此,如何在进一步加强国际交流与合作以适应国际间技术、服务、人才相互开放的同时,吸纳并保留更多的高水平护士是管理者必须思考的问题。

3. **信息化时代的影响**　云计算、大数据、人工智能等信息化技术的快速发展,为信息收集、优化医疗卫生服务流程、提高工作效率等提供了有利条件,这也必将推动护理服务模式和管理模式的深刻转变。管理者需要运用先进的信息化技术对资源进行优化配置,大力推动移动护理的发展和应用,建立新型护理服务模式并对其进行持续改进。

（二）医疗卫生体制改革的挑战

1. **护理人力资源**　随着我国高等护理教育的飞速发展,我国护理人才队伍总数增长迅速,整体素质显著提升。但相比广大人民群众日益提高的健康服务需求以及国家对医疗卫生服务体系的要求,我国的护理人力仍处于相对缺乏的状况,不仅表现在护士整体数量上,高素质护理人才尤其是护理学科带头人也存在严重不足。此外,由于目前我国护理管理者大多来自基层护士,缺乏专门系统的管理培训,经验式管理模式较为普遍,与发达国家科学化、专业化的护理管理队伍相比,仍存在较大差距。

2. **护理管理体制**　随着医疗卫生体制改革的深化,卫生服务由医疗卫生组织内扩展到医疗卫生组织外,工作内容也由单纯的医疗性服务扩大到对人民群众生活方式的保健服务,护理工作重点从医院延伸至社区,从患者扩展到健康人群成为必然的发展趋势。而随之而来的必然是护理管理体制的改革,即从以往单一的临床护理管理体制扩展为针对医院、社区、家庭的全方位管理,尤其是要进一步完善老年护理、慢性病护理、临终护理等领域的行政管理体制建设。因此,改革护理行政管理体制,建立长效的护理服务体系运行机制,满足社会对护理服务的高品质化和多元化的需求,成为护理管理者需要深入思考的问题。

3. **护理经营模式**　护理作为不可替代的医疗服务项目,由其工作价值带来的经济效益一直未得到应有的体现。护理服务成本在很大程度上反映了护理服务的社会效益和经济效益,是反映医院工作质量的一个重要指标。管理者要重视护理价值的研究,将经济学的经营管理理念和知识渗透到护理管理工作中,利用现代化信息管理手段,构建我国的护理成本核算模型,真实体现护士的工作价值。

（三）护理学科发展的挑战

1. **护理教育改革**　护理学自 2011 年成为一级学科后,进一步提高了护理教育的要求,更加注重以实践和社会需求为导向的人才培养目标,强调发展具有护理专业特色的学科和教育模式,以培养科研和专业能力并重的实用型护理人才为目标,而这也对护理管理者提出了更高的要求,毕竟具有丰富临床经验的护理管理者是学科体系构建和教育改革队伍中不可或缺的重要力量。此外,2016 年,国家卫生和计划生育委员会颁布了《新入职护士培训大纲(试行)》,进一步推动了"院校教育、毕业后教育、继续教育"三阶段临床护理人才培养体系,也使得护理管理者面临着诸如培训模式、轮转计划、绩效考核等一系列新的管理问题。

2. **临床护理实践**　随着护理学科范围扩展及专业方向的细化,临床护理工作内容及形式也日趋多样化和专业化,临床护理工作日益向专科化方向发展。近些年来,专科护士的培养和使用已成为护理管理者关注的重要议题。此外,随着循证护理在临床实践中的重要性日益被认可,如何将护理科研成果与临床护理实践进行有机结合,如何在遵循证据的基础上规划临床实践和管理活动,也是管理者面临的重要挑战。

3. 护理科研创新　护理服务技术性强、内涵丰富且具有一定的风险性,需要有科学的理论和研究作为基础或指导。尽管近些年来,护理研究发展迅速,但具有学科特色的理论研究仍相对滞后,研究问题、研究方法等在深度和广度上也存在较大局限。在经济飞速发展和医疗技术不断进步的大环境下,护理管理者要抓住机会,善于发现新的护理现象和护理问题,采用适宜的护理研究方法和手段进行科研创新,用科学的证据指导临床实践,以加快护理学科的发展进程。

二、护理管理的发展趋势

护理工作涉及患者就医的各个环节,在保障医疗质量、促进医患和谐等方面发挥着越来越重要的作用。因此,加强医院护理队伍的科学管理,提高管理效率,促进护理事业发展以适应社会经济发展和人民群众健康服务需求不断提高的要求,是护理管理未来的发展方向。

（一）管理队伍专业化

护理管理队伍的专业化水平是决定管理效果的重要因素。"专业化"主要体现在以下3个方面:

1. 完善的管理体制　在医院护理管理改革中,要培养和建设一支政策水平高、管理能力强、综合素质优的护理管理专业化队伍,以护理管理职能为导向,按照"统一、精简、高效"的原则,建立完善的责权统一、职责明确、精简高效、领导有力的护理管理体制及运行机制。

2. 管理的科学性　为了适应日益变革的护理管理体制和履行多元的护理管理者角色,护理管理者需要从经验型管理转向科学型管理,注重国内外先进理论或模式的学习和应用,创新管理理念,推动多学科知识的交叉以及跨学科的团队合作。

3. 依法进行管理　卫生法律法规是医疗护理工作顺利开展、医患双方合法权益的重要保障,护理管理者应进一步增强法制观念,掌握并运用各项法规,健全护理管理制度,在保障患者安全的同时也能够维护护士的合法权益。

（二）管理手段信息化

随着"新医科"建设进程的推进,以及信息技术在医疗领域的普及,未来护理管理的重点必然是信息系统的建立以及对大数据的管理和应用。将信息化手段全面应用于临床护理及护理管理工作,能够优化护士的工作流程,保证护理安全,提高工作效率;把计算机技术与科学化管理有机地结合起来,把综合开发利用信息资源与全面实现人、财、物、信息的数字化管理相结合,对提高护理科学化水平和加快护理学科发展具有重要意义。目前,多数医院在护理信息系统的建立和使用上都取得了较大成效,尤其是在护理工作模式转变、护理质量管理、人力资源管理、物资管理、教育培训以及患者安全管理等方面都探索出了各自的特色和经验。未来的护理信息化管理将着重于构建系统化、多功能、广覆盖的数字化信息网络平台。信息化体现在以下方面:

1. 护理管理方面　建立护理管理信息系统,包括护理质量管理、护理人力资源管理、护理研究、教学管理、考核评价等。

2. 临床工作方面　建立临床护理信息系统,如包含护理电子病历管理、医嘱管理系统、病房信息系统、药品管理、病情观察、危机预警、费用管理等的 PDA 移动护士工作站,临床护理记录系统,健康宣教系统等。

3. 患者安全管理方面　运用信息化手段,从身份识别、用药安全、供应室无菌物品信息全流程追踪管理、自动包药机等方面保证患者安全。

此外,通过信息技术平台还能进一步促进"医院 - 社区"护理服务信息共享与业务协同。近些年,加强信息安全防护体系建设也将成为护理管理未来的发展重点。

Note:

（三）管理方式弹性化

弹性化管理是现代管理发展的重要趋势。单一固定的组织系统和管理模式已不再适用于当今日益变化的社会环境，未来的管理体制和模式应趋于灵活且富有弹性。护理管理的弹性化主要表现为：

1. 因地制宜的管理模式 随着护理工作范围从医院延伸到社区，从患者扩大至健康人群，护理管理的工作模式和内容也要随之转变。

2. 人性化的管理方法 人是弹性管理的核心，现代管理更强调用"柔性"方法，尊重个人的价值和能力，提供个人自我管理和自我提升的空间，充分调动员工的工作积极性。护理管理者应树立以人为本的管理理念，构建多元的护理组织文化，适应不同护士管理的需求，以最大限度地发挥管理效益。

3. 弹性化的激励方案 以护士需求及职业发展为导向进一步完善绩效评估体系，建立科学的弹性化激励方案，进一步提高护士的工作积极性和职业满意度。

知 识 拓 展

南 风 法 则

南风法则又称为"温暖"法则，源于法国作家拉·封丹的一则寓言：北风和南风比威力，看谁能最先让行人把大衣脱掉。北风首先展示威力，吹了一阵寒风凛冽的大风，结果行人为了抵御寒冷，将身上的大衣裹得更紧了。而南风则徐徐吹动，天气变得风和日丽，行人顿时感到春暖上身，便开始解开衣扣，脱掉大衣。最终南风获得了胜利。由此可见，温暖胜于寒冷。管理者要尊重和关心下属，建立以人为本的管理模式。

（四）人才培养国际化

为了适应经济发展及人类活动全球化趋势，国内护理人才培养需要具有国际视野，加强护理领域的国际交流与合作，有助于推动我国护理事业的持续发展。护理管理者应积极创造条件为有发展潜力的护士提供出国（境）深造、参加国际国内会议交流的机会，从而更好地学习和借鉴国内外先进的护理理论、临床护理实践和管理技能。随着医学科学技术的飞速发展和新兴边缘学科的不断出现，我国临床医学专业的内部分工也日趋精细，临床护理工作也日益向专科化方向发展。未来的护理人才培养模式将逐渐从通科培养转向以拥有某特定临床专科领域的知识和技能的专科护士培养，以适应护理学科专业化发展的趋势。

（五）护理人力使用科学化

按照社会主义市场经济体制的要求，通过市场机制来促进护理资源的合理配置和有效利用。护理管理者要进一步强化护士分层级管理模式，优化人力资源配置，充分、全面发挥各层级护士的能力，全面保障护理安全，提升护理质量。同时，健全以聘用制度和岗位管理制度为主要内容的用人机制，完善岗位设置管理，积极推行公开招聘和竞聘上岗制度，从而促进人才成长发展和合理的人才流动。此外，护理管理者还应建立以服务质量、服务数量和服务对象满意度为核心、以岗位职责和绩效为基础的考核和激励机制，以科学的管理方法促进护士的工作积极性，提高工作效率。

 ─────────────── 导入情境分析 ───────────────

对本章的导入情境进行分析，两位护理部主任的管理方式各有特点：王主任的管理方式以柔性管理为主，注重人在组织中的作用，以激发员工的工作积极性为重点。本案例中，王主任表现出的管理者角色主要有领导者角色、联络者角色、创业者角色等。李主任的管理方式以严格、严谨为特点，注重规则的建立和遵守。本案例中，李主任表现出的管理者角色主要有领导者角色、监察者/监督者角色、资源分配者角色等。优秀的护理管理者应充分考虑社会环境变迁、医疗卫生体制改革以及护理学科发展所带来的挑战,从管理手段、管理方式、人才培养与使用等方面做出积极应对。

(吴欣娟)

思　考　题

1. 管理活动具有哪些基本职能?
2. 护理管理学研究的内容主要有哪些?
3. 如何成为一名优秀的护理管理者?
4. 护理管理环境有哪些类型? 有何特点?

案例分析题

刘主任的管理经验

[案例介绍]

刘主任是一家三甲医院的护理部主任,从事护理工作35年来,凭借精湛的专业技术和敏锐超前的管理意识,一直被视为医院护理工作的标杆人物。

在临床护理管理工作中,刘主任深刻认识到,传统的经验型管理模式已不再适用于当今医疗环境,她率先将"全面质量管理理论(TQM)"应用于护理质量管理工作,鼓励各科室开展品管圈活动,提供机会展示优秀团队成果并给予奖励,充分调动了护士人人参与质量管理的积极性,使得医院的护理质量管理工作处于国内领先水平。此外,刘主任还多次利用每周的护士长例会,邀请各领域研究者进行理论授课,积极探讨如何将科学的管理理论与临床实际工作进行有机结合,以提高管理效率及效果。

刘主任重视护理人才的培养,大力扶持新人成长,为新护士制订周密的入职培训和轮转计划,给临床护士提供大量的参会和培训机会,而且每年都派优秀的护士去国内外进修学习。刘主任积极探索和推行护士岗位准入和分层级使用办法,将岗位职责、技术要求与护士的分层次管理结合,做到人尽其才、才尽其用,全方位调动护士工作积极性,提升护理人力资源管理的科学化水平。此外,她还制订一系列激励措施鼓励临床护士积极开展科研活动。在刘主任的带领下,该院涌现出了一批护理技术、管理和科研骨干,形成了较为完整的人才梯队。

当然,刘主任也深刻地明白,要想当好护理大家庭的掌门人,自身业务能力及整体素质过硬是最重要的保障。她积极关注国内外护理专业理论和技术发展新动态,拓展临床护理科研方向,承担多项护理科研项目,在国内外护理学术会议发言并发表多篇高水平护理论文,学术能力和影响力受到业界广泛认可。

在刘主任的带领下,医院护理团队朝气蓬勃,工作蒸蒸日上,护理部连续多年获得"医院优秀集体"称号。

[问题提出]

1. 请结合案例,阐述优秀护理管理者应具备哪些基本素质?
2. 刘主任在管理工作中扮演了哪些角色? 运用了哪些管理职能进行有效管理?
3. 请根据案例阐述你对护理管理的认识。

[分析提示]

案例分析思考要点:①结合管理者基本素质和管理角色模式的相关内容,对照分析刘主任所体现出的素质特点及承担的角色。②结合管理的五大职能,对照分析刘主任在工作中采取的各项管理措施。③综合本章所学知识,结合案例阐述对护理管理的认识。

URSING

第二章

管理理论和原理

02章 数字内容

— 学习目标 —

- 知识目标：
  1. 掌握管理的基本原理和原则。
  2. 熟悉古典管理理论和行为科学理论的主要内容。
  3. 了解现代管理理论的主要学派与理论观点。
- 能力目标：
  能结合管理的基本原理和原则，对护理管理实践中的问题进行分析。
- 素质目标：
  具有全面看待管理理论的评判性思维能力与主动运用管理理论指导实践的管理意识。

———— 导入情境与思考 ————

新手护士长的困惑

小王,本科毕业,在临床工作几年后一次偶然的机会竞聘成为另一个科室的护士长。当她接任新的管理岗位后,突然发现自己面临很多问题:①新接手科室的原护士长是一位有着三十多年临床经验的老护士长,科室工作都在她的领导和控制下,其他人很少参与,因此科室其他护士对科室护理管理知之甚少,如耗材、物品管理等。②科室护士都是在老护士手下工作多年,由于护士长强势,护士都言听计从,有所不满也很少有机会表达,也很少有人对个人发展有所考虑。③科室多年来工作稳定,很多要求都是护士长多年口口相传的结果,真正落在制度和规程方面的东西与护士每天的实际操作存在很大距离。④科室以往多按传统经验进行管理和提供护理服务,护士对于创新和变化有一些抵触和恐惧……当小王进入这样的科室工作,很显然,过去老护士长的经验管理方法在很多方面已不适用。

请思考:

这些问题彼此是否存在联系?在提出解决方案及决定解决问题的策略时,需要运用哪些管理理论和原则呢?

管理是人类社会存在的一种方式,人类有了社会生活与劳动,就有了管理,也就萌发了管理思想。管理思想源于人类的实践活动,是管理经验的概括和总结。管理理论是管理实践中积累起来的经验的提炼和总结,逐步形成对管理活动系统化的认识,它的形成受到管理活动所处的历史环境与社会发展阶段的影响,管理理论反过来又对管理实践活动起到指导与推动作用。

管理理论出现前,管理思想可分为两大阶段,即早期管理实践与管理思想阶段和管理理论产生的萌芽阶段。这一时期的管理思想朴素、直观,主要停留在经验描述或类比思维的阶段,不具有系统的理论形式。19世纪末20世纪初,管理科学成为一门独立的学科后,管理学的发展经历了3个发展阶段,即古典管理理论阶段、行为科学理论阶段、现代管理理论阶段。近年来也有部分管理学家将20世纪80年代至今称为当代管理理论阶段。

第一节　古典管理理论

古典管理理论是管理理论的最初形成阶段,这一阶段侧重于从管理职能、组织方式等方面研究工作效率,其观点比较注重管理的科学性、准确性、纪律性和法理性,对人的心理因素考虑很少。这一阶段以泰勒的科学管理理论、法约尔的一般管理理论和韦伯的行政组织理论为代表,这些管理理论是古典管理理论阶段的经典管理理论。

一、泰勒的科学管理理论

费雷德里克·泰勒(Frederick W. Taylor,1856—1915),美国人,科学管理理论的创始人,1911年出版了《科学管理原理》一书,被公认为是"科学管理之父"。他18岁从一名学徒工开始,逐步被提拔为车间管理员、小组长、工长,最后到总工程师。在此过程中,他不断在工厂实地进行试验,系统地研究和分析工人的操作方法和动作所花费的时间,逐渐形成科学管理的理论体系。科学管理理论(scientific management theory)的基本出发点是通过对工作方法的科学研究来提高劳动生产效率,其重要手段是运用科学化、标准化的管理方法代替昔日的经验管理。

知 识 拓 展

泰勒的"科学试验"

　　1898 年,泰勒开展了著名的"搬运生铁块试验"和"铁锹试验"。公司生铁由 75 名工人搬运。泰勒对搬运操作进行研究,寻求"一流工人最佳工作方法和最大工作量"的疲劳试验。通过改进操作方法,按新方法训练工人,结果一名工人每天搬运由不到 12.5 英吨增加到 47.5 英吨,搬运量提高 3 倍,工人工资由每天 1.15 美元,增加到每天 1.85 美元。此外,泰勒还进行了搬运矿砂和煤屑试验。他设计了两种不同大小的铁锹,装卸铁矿砂时用小锹,装煤屑时用大锹。训练推广后,工人数量减少;同时,通过规定工人工作定额,配合奖金发放,搬运量从每人每天从 16 英吨提高到 56 英吨,工人工资大幅提高。这一系列试验,都是从研究工人或工具的负荷量、最好的工作方法,测量动作的精确时间,从而提出"一流工人"应该完成的工作量。泰勒用科学调查研究和科学分析方法代替传统凭经验管理,成为实践科学管理的良好开端。

（一）泰勒的科学管理理论的主要观点

1. **动作研究**　通过动作方式和工作时间研究对工人工作过程的细节进行科学的观察与分析,制订科学的操作方法,用以规范工人的工作方式。

2. **科学挑选员工**　细致地挑选工人,并对他们进行专门的培训,培训工人使用标准的操作方法进行工作,提高劳动生产效率。

3. **改革工资报酬制度**　真诚地与工人们合作,确保劳资双方均能从生产效率提高中得到好处。在工资制度上实行差别计件制。根据工人完成工作定额的情况,按不同的工资率计件支付工资,采用刺激性的工资报酬制度来激励工人努力工作。

4. **管理职能划分**　明确管理者和工人各自的工作和责任,把管理工作称为计划职能,工人劳动称为执行职能。计划职能和执行职能分开,以科学的方法取代经验方法。

（二）泰勒的科学管理理论的主要贡献

1. **最早采用试验方法研究管理问题**　泰勒对管理问题的研究是基于在工厂环境中做了大量著名的试验,使得管理学变成了一门严谨的科学。采用的实证方法为管理学研究开辟了一片无限广阔的新天地。

2. **开创对工作流程的分析,是流程管理学的鼻祖**　泰勒的贡献还在于选取整个现场作业管理中的某个局部,从小到大地来研究管理,该方法与实证方法相配合,对单一或局部工作流程进行研究,成为研究和改进管理工作的主要方法。

3. **率先提出用科学管理法代替经验管理,开拓了管理视野**　科学管理理论首次提出要以效率、效益更高的科学管理,取代经验型管理,使人们认识到在管理上引进科学研究方法的重要性和必要性。

4. **率先提出工作标准化思想,是标准化或基准化管理的创始人**　泰勒以作业管理为核心的管理理论,其目的是为了达到现实生产条件下最大的生产效率,但其研究成果却是以标准化为表现形式,开启了标准化管理的先河。标准化管理已经成为现代管理一个普遍性核心构成部分。

5. **首次将管理者和被管理者的工作区分开来**　泰勒在工作和研究中强调分工和专业化对于提高生产效率十分重要,管理者职责主要在计划,被管理者主要职责在执行,把管理从生产中分离出来,是管理专业化、职业化的重要标志,管理因此被公认成为一门独立科学。

（三）科学管理理论在护理管理中的应用

泰勒的科学管理理论在护理管理中被广泛应用。例如,护理管理者将护士按工作内容进行分工,分别执行不同的护理工作职责,比如主要完成医嘱处理与分工的主班护士;主要完成患者直接护理任

Note:

务的护理班护士;主要进行药物领取、核对和发放的药班护士;还有进行患者各项治疗任务的治疗班护士等。他们各自有不同的工作分工,能力要求和工作流程也不尽相同,形成护理工作中的功能制护理模式。这种模式的特点就是护理管理者按照工作内容分配护士的工作,发挥护士各自特长,分工明确,大大提高工作效率。

同时,在护理各项工作中制订护理技术的操作标准和护理工作流程,并对护士进行针对岗位需要的针对性的培训和考核,通过提高护理技术操作的标准化,大大提高护理服务质量。近年来随着医院管理更看重医疗质量与医疗效率,在护理管理中标准化、流程化更受到管理者的青睐,从临床路径的建立到护理业务流程重组的应用,其核心都是将复杂的护理工作流程化、简单化,然后进行重新的梳理,进行条理化,最后标准化,并且通过教育培训、管理制度约束、信息化等管理手段使每一位护士了解并且执行,这不仅确保了护理工作质量与效率,更重要的是体现了护理管理者的价值。

二、法约尔的一般管理理论

亨利·法约尔(Henri Fayol,1841—1925),法国人,早期就参与企业的管理工作,并长期担任企业高级领导。法约尔的研究以企业整体作为研究对象。他认为,管理理论是有关管理得到普遍承认的理论,是经过普遍经验检验并得到论证的一套有关原则、标准、方法、程序等内容的完整体系。法约尔作为西方古典管理理论在法国的杰出代表,被称为"现代经营管理之父"。法约尔的著述很多,1916年出版的《工业管理和一般管理》是其最主要的代表作,标志着一般管理理论(general management theory)的形成。法约尔的一般管理理论主要探求管理的原则,从管理实际出发,建立一套管理的理论,作为管理者的行为准则。

(一) 法约尔的一般管理理论的主要观点

1. 区别了经营和管理　法约尔主张将管理活动从经营职能中提炼出来,他认为,管理是普遍存在的独立活动之一,有自己一套知识体系,由各种职能构成,管理者通过完成各种职能来实现目标。

2. 明确提出了管理的五大职能　法约尔将管理活动分为计划、组织、指挥、协调和控制五大管理职能,并进行了相应分析和讨论。管理的五大职能并不是管理者个人责任,是分配于领导人与整个组织成员之间的工作。

3. 倡导管理教育　法约尔认为,管理能力可以通过教育来获得,每一个管理者都要按照自己的方法、原则和个人经验行事,管理能力需要通过教育来获得。

4. 归纳了十四项管理原则　法约尔的十四项管理原则包括:

(1) 管理分工:专业化可提高员工的工作效率,增加了工作产出。

(2) 权利和责任的一致:管理者必须有命令下级的权力,职权赋予管理者的就是这种权力。责任是权力的孪生物,凡行使职权的地方就应当建立责任。

(3) 严明的纪律:下属必须遵守和尊重统治组织的规则,良好的纪律由有效的领导者造就。明智地运用惩罚来对付违反规则的行为。

(4) 统一指挥:每一个下属应当只接受来自一位上级的命令。

(5) 统一领导:每一组具有同一目标的组织活动,应当在一位管理者和一个计划的指导下进行,在引导管理者与下属时,组织的行动准则应该一致。

(6) 个人利益服从集体利益:任何组织内个人或群体的利益不应当置于组织的整体利益之上。

(7) 个人报酬公平合理:对下属的劳动必须付给合理的酬劳。

(8) 集权与分权相适应:集权是指下属参与决策的程度。决策的规则是集中还是分散,需要考虑适度原则,管理者的任务是找到每种情况下最适合的集中程度。

(9) 明确的等级制度:从最高层管理到最低层管理的直线职权代表了一个等级链,信息应当按等级链传递。当遵循等级链会导致信息传递的延迟时,则允许信息的横向交流。

(10) 良好的工作秩序:人员和物品应当在恰当的时候处在恰当的位置上。

Note:

（11）公平公正的领导方法：管理者应当和蔼和公平地对待下属。

（12）人员任用稳定：员工的高流动率会降低组织效率，管理者应当平衡人员的稳定和流动，制订有规划的人事计划，保证有合适的人选接替职务的空缺。

（13）鼓励员工的创造精神：允许员工发起和实施计划将会调动员工极大的工作热情。

（14）增强团体合作和协作精神：鼓励团队精神有助于在组织中营造出和谐和团结的氛围。

（二）法约尔的一般管理理论的主要贡献

1. 提出管理的"普遍性"　法约尔对管理"普遍性"的认识和实践在当时是一个重大的贡献。同时，他把管理活动从经营中提炼出来，作为一个独立的职能和研究项目，在更广泛的视野里看到管理活动的普遍性。

2. 管理理论的"一般性"　法约尔的管理理论具有概括性，该理论所述管理形式和对象均是普遍条件下有关管理的一般理论。由于其更具有理论性和一般性，因此，被称为"一般管理理论"，对管理理论发展有很大的影响。

3. 为管理过程学派奠定了理论基础　法约尔的一般管理理论的价值在于对现代管理理论的深远影响。法约尔的一般管理理论最先将经营与管理分开，最先归纳了管理的五大职能，在管理学史上是一个重要的里程碑，为管理科学提供了一套科学的理论构架，成为管理过程学派的基础理论。

（三）一般管理理论在护理管理中的应用

法约尔的十四项管理原则在今天的护理管理中仍然适用，如管理分工、权利和责任的一致、严明纪律、统一指挥、统一领导、个人利益服从集体利益、个人报酬公平合理、集权与分权相适应、明确的等级制度、建立良好的工作秩序、人员任用稳定、鼓励护士创造精神、增强护理团队的合作和协作精神等。对于护理管理中经常强调的管理重点，如在护理管理中充分认识人的作用和价值，建立能够激励下属的薪酬制度，制度应公平化，强调管理中奖罚分明，需要护理技术标准和规范来保证护理服务的一致化等，法约尔的管理过程理论均给予了很好的论述和说明。

护理管理者在管理过程中承担计划、组织、协调和控制等各项工作事宜，这些工作相互联系、相互影响。护理计划是做好护理工作的基础，组织是护理工作有效进行的保障。护理工作是团队化工作，强调团队成员之间的和谐统一与通力合作，因此必须要有一个正式的护理组织管理体系与架构给予保障，每一层级和岗位的人员都各司其职，每一个人在各自岗位上都需要权责对等，分工合作。护理部主任是医院护理组织中最高的管理者，各医院护理工作必须围绕护理部的总体目标共同努力。

三、韦伯的行政组织理论

马克斯·韦伯（Max Weber，1864—1920），德国人，曾担任过教授、政府顾问、编辑，对社会学、宗教学、经济学与政治学都有相当高的造诣。他在管理思想方面最大的贡献在于《社会和经济组织的理论》一书中提出的理想行政组织体系理论，对后来的管理学发展有着深远的影响，被称为"行政组织理论之父"。韦伯的行政组织理论（theories of bureaucracy）的出发点在于行政管理方面，从行政管理的角度对管理的组织结构体系进行深入研究，目的是解决管理组织结构优化的问题，创立了全新的组织理论。

（一）韦伯的行政组织理论的主要观点

1. 权力是组织形式的基础　韦伯认为，任何组织都必须以某种形式的权力作为基础，没有权力，任何组织都不能达到自己的目标。人类社会存在三种权力，即传统权力、超凡权力和法定权力。其中，传统权力是传统惯例或世袭而来。人们对其服从是因为领袖人物占据着传统的权力地位，同时，领袖人物也受着传统制约。领导人的作用只为了维护传统，效率较低，不宜作为行政组织体系的基础。超凡权力来源于别人的崇拜与追随，带有感情色彩，并不依据规章制度，超凡权力也不宜作为行政组织体系的基础。法定权力是以对法律确立的职位或地位权利的服从作为基础。韦伯认为，只有法定权力才能作为行政组织体系的基础。

Note：

2. 理想行政组织体系的特点　理想的行政组织体系至少应具备以下特征：

（1）任务分工：组织中的人员应有固定和正式的职责，并依法行使职权。组织根据合法程序制订并明确目标，依靠完整的法规制度，组织与规范成员的行为，以期有效地达到组织目标。

（2）等级系统：组织内各个职位，按照等级原则进行安排，形成自上而下的等级系统，按照地位高低规定成员间命令与服从的关系。

（3）人员任用：每一职位均根据资格要求，按自由契约原则，经公开考试合格进行人员任用，务求人尽其才。

（4）专业分工与技术训练：对成员进行合理分工，明确各自工作范围及权责，通过技术培训提高工作效率。

（5）成员的工资及升迁：按职位支付薪金，并建立奖惩与升迁制度，使成员安心工作，培养其事业心。

（6）组织成员间关系：成员间的关系是对事不对人的关系。

韦伯认为，具有上述特征可使组织表现出高度理性化，组织成员的工作行为能达到预期效果，组织目标也能顺利达成。

（二）韦伯的行政组织理论的主要贡献

1. 明确系统地指出合法权力是有效维系组织和确保目标实现的基础　韦伯的最大贡献在于对行政组织模式的阐述，为行政组织指明了一条制度化的组织准则。理想的行政组织理论的实质在于以科学、明确、法定的制度规范，作为组织协作行为的基本约束机制，依靠外在合理合法的理性权威实施管理。

2. 描述了行政组织的基本特征　韦伯的行政组织理论另一创新之处在于展示官僚体制的连续性、纪律性、验证性和可靠性的特征。

3. 为社会发展提供了一种高效、理性的管理体制　在韦伯之前，组织管理还处于混沌状态，凭借个人力量协调组织的状况非常普遍。韦伯界定了权力和个人的关系，使得每个人能够借助组织管理的力量，发挥最大的功效。韦伯的行政管理体制经过时间的验证，成为现代管理体制的基础，也奠定了其在古典管理理论中不可动摇的地位。

（三）行政组织理论在护理管理中的应用

根据行政组织理论，护理管理的重点为以下 3 点：

1. 护理部应采用层级结构的方式进行管理　如三级医院实行护理部主任—科护士长—护士长三级管理制度，上下级关系是明确的，由组织层级和组织结构决定了护理管理者管理权限的大小，因此必须慎重考虑管理幅度与管理层级。因为护理管理者的人数和精力均有限，若管理幅度过大，对管理者素质的要求也随之提高，同时还会导致护理管理者精力分散，负担过重，影响管理者的管理效率和管理效果；若管理幅度过小，则需要增加管理者人数，管理成本提高且容易造成多头指挥，加之管理级别增多，会增加许多不必要的管理环节，降低管理效率，管理标准也难以统一。

2. 组织层次分明，依照个人专长分工　每个人均有明确的岗位和责任范围，每一层次分工明确，职责与权力对应，并有一定的规章及程序。不同层级的管理者有相应的职责范围，如护理部主任更多承担本院护理工作发展的规划与战略的制订，帮助科室解决具体问题的战术方案的制订；科护士长承上启下，协助护理部主任完成医院护理战略方向和具体实施方案的制订和落实；护士长更多的是在科室层面落实完成护理部、科护士长制订的护理工作计划，在科室层面制订完成医院护理工作计划的具体实施方案，并领导护士执行，其管理责任与权力是相对的。

3. 奖罚分明，明文规定奖惩制度和执行程序　由于管理的根本是基于岗位职责进行评价，因此应做到"对事不对人"，同时，在调整岗位（如晋升人员）时除了考虑学历、经验等情况以外，还必须参考工作表现和奖罚记录等。护理部依据行政组织理论建立护理部组织架构、规范护理职责及工作范围、护理常规、人员选聘与晋升、护士考核制度等。

第二节　行为科学理论

20 世纪 30 年代,传统科学管理理论开始受到批判与挑战。因为传统科学管理理论是建立在以追求最大经济利益为活动目的的"经济人"假说基础上,它漠视了人的特点和需要,只重视管理体制、组织机构、规章制度、职能权责等,压制了人的积极性和创造性,也无法进一步提高生产效率。行为科学理论研究个体行为、团体行为与组织行为,重视研究人的心理、行为等对高效率地实现组织目标的影响作用。行为科学理论的代表包括梅奥的人际关系理论、马斯洛的需求层次理论、赫茨伯格的双因素理论、麦格雷戈的 X 理论和 Y 理论等。20 世纪 60 年代后,出现了组织行为学的名称,专指管理学中的行为科学。

一、梅奥的人际关系理论

梅奥(George Elton Myao,1880—1949),原籍澳大利亚,美国行为科学家,人际关系理论创始人。1927 年,他在美国哈佛大学工商管理学院从事工业管理研究时,应邀到美国西方电气公司霍桑工厂,主持组织管理与生产效率之间关系的试验,也就是著名的霍桑试验。1933 年发表了《工业文明的人类问题》,又在 1945 年发表了《工业文明的社会问题》。这两本著作对霍桑试验进行总结,也是梅奥人际关系理论(human relation theory)的代表性论著。

知 识 拓 展

霍 桑 试 验

1924 至 1932 年间,梅奥在西方电气公司霍桑工厂进行了霍桑试验。试验分 4 个阶段。首先是照明试验。该试验选择两组工人,分别在不同照明强度下和照明度始终维持不变的条件下工作,结果照明度对生产效率没有影响。接着的继电器装配工人小组试验,研究各种工作条件变动对生产率的影响。第三阶段是大规模访谈与调查。研究者两年内调查全公司 2 万多人次,并规定在谈话过程中要耐心倾听并记录工人对厂方的各种意见和不满,不准反驳和训斥。"谈话试验"发现,工厂产量大幅提高,其原因是工人长期以来对工厂管理制度和方法的诸多不满得以发泄,从而感到心情舒畅,干劲倍增。在接下来的接线板接线工作室试验中,以集体计件工资制刺激工人,企图形成"快手"对"慢手"的压力来提高效率。试验发现,工人既不会成为超定额的"快手",也不会成为"慢手"。其原因是生产小组无形中形成默契,大家担心标准再度提高,怕失业,保护速度慢的同伴等。通过 4 个阶段近 8 年的霍桑试验,研究者发现人们的生产效率不仅受到生理、物理等因素影响,更重要的是受到社会环境、社会心理等方面的影响,这与"科学管理"只重视物质条件,忽视社会环境、社会心理对工人影响相比较而言,则是一个重大发现。

霍桑试验的初衷是试图通过改善工作条件与环境等外在因素,找到提高劳动生产率的途径。从 1924 年到 1932 年,先后进行了 4 个阶段的试验:照明试验、继电器装配工人小组试验、大规模访谈与调查以及接线板接线工作室试验。但试验结果却出乎意料,无论工作条件是否改善,试验组和非试验组的产量都会不断上升;在探讨计件工资对生产效率的影响时,发现生产小组内有一种默契,大部分工人有意限制自己的产量,否则就会受到小组其他成员的冷落和排斥,奖励性工资并未如传统管理理论认为的那样会使工人最大限度地提高生产效率;而在历时两年的大规模访谈试验中,职工由于可以不受约束地畅谈个人想法,发泄内心郁闷,从而态度有所改变,生产率得到相应提高。对此,梅奥认为,影响生产效率的根本因素不是工作条件,而是工人自身。当工人意识到归属感时,有助于其建立整体观念以及有所作为和完成任务的观念,从而提高劳动生产率。在决定工作效率的因素中,工人的融洽

Note:

性和安全感比奖励性工资更重要。霍桑试验表明,工人不是被动、孤立的个体,影响生产效率的最重要因素不是待遇和工作条件,而是工作中的人际关系。梅奥的人际关系理论是在霍桑试验的基础上,霍桑试验对古典管理理论进行了大胆突破,第一次把管理研究重点转移到研究人的因素,对古典管理理论做了修正和补充,开辟了管理研究的新理论,也为现代行为科学的发展奠定了基础。

（一）梅奥的人际关系理论的主要观点

1. 工人是社会人　传统组织理论把人当作"经济人",认为金钱是刺激人积极性的惟一动力。梅奥认为,人们的行为动机并不是单纯地追求金钱,还有社会、心理方面的需要,即追求人与人之间的友情、安全感、归属感和受人尊敬等,而后者更为重要。因此,不能只重视技术和物质条件,而必须先从社会心理等方面考虑合理的组织与管理。

2. 组织中存在非正式组织　传统组织理论只重视组织结构、职权划分、规章制度等正式组织的相关问题,但梅奥通过霍桑试验发现,一切组织中除了存在正式组织外,还存在非正式组织,即在正式组织的共同劳动过程中,因相同的兴趣、爱好、利益等而结成的自发性群体组织,具有群体成员自愿遵从的不成文规范和惯例,对成员的感情倾向和劳动行为具有很大的影响力。这两种类型的组织相伴相生,相互依存。因此,作为管理者来说,必须正视非正式组织的存在,并利用它来影响人们的工作态度,为正式组织活动和目标服务。

3. 新型领导重视提高工人的满意度　传统组织理论认为生产效率主要受工作方法、工作条件、工资制度等制约,只要改善工作条件、采用科学的作业方法、实行恰当的工资制度,就可以提高生产效率。梅奥通过试验证明,生产率的提高很大程度上取决于工人的积极性、主动性和协作精神,取决于对各种需要的满足程度,满足程度越高,士气就越高,劳动生产率也就越高。新型领导应尽可能满足工人需要,不仅要解决他们物质生活或生产技术方面的问题,还要善于倾听工人意见,沟通上下的思想,适时、充分地激励工人,以最大可能地提高工人士气,从根本上提高生产效率。

（二）梅奥的人际关系理论的主要贡献

1. 修正了古典管理理论的缺陷　梅奥的人际关系理论开辟了管理理论研究的新领域,为现代行为科学奠定了基础。

2. 发现了霍桑效应　霍桑效应是由"受注意"引起的效应,提示管理者应重视员工由于受到额外关注而提高绩效或努力工作的现象,选择适当的管理方法和手段。

3. 人才是组织发展的源动力　梅奥用实证的方法揭示了作为管理主体和客体的人在组织中的重要地位和作用,指出了人的需要、思想情感、行为方式等对于提高生产效率的重要作用,为管理学的研究拓展了新领域,也为行为科学学科的形成奠定了坚实的理论基础。

4. 有效沟通是管理的重要方法　霍桑访谈试验中,梅奥发现有效的沟通不仅有助于营造和谐的工作氛围,还可以提高员工的满意度,使其努力地为实现组织目标而努力。

5. 组织文化的重要作用　梅奥的人际关系理论的重要贡献是发现了非正式组织,管理者应重视非正式组织对员工的影响,只有当个人和组织利益均衡时,才能最大限度地发挥个人潜能。培养共同的价值观,创造积极向上的组织文化是协调好组织内部各利益群体关系,发挥组织协同效应和增加组织凝聚力最有效的途径。

（三）梅奥的人际关系理论在护理管理中的应用

人际关系理论在护理管理中得到广泛应用。护理管理者应充分认识到护士是社会关系中的"人"而非简单的"经济人",因此在绩效管理中,不要过分强调物质奖励的作用,很多时候护士感知到的理解、信任、尊重,以及科室组织文化和工作氛围对他们有着更长久的激励和促进作用,如在护士人力资源管理中,护士稳定是一个非常重要的话题,很多护士留在一个科室或某一岗位,不是只单纯考虑薪酬、夜班费等经济因素,更多的还要考虑科室人际关系、护士长的领导风格、在科室中获得的成就感、是否受到尊重,以及工作中学习、进修和个人成长空间。

此外,护理管理者应该重视人本管理方法,善用建设组织文化和维护科室良好的人际关系,尽量减少粗暴、简单的命令式管理,更多采取说服式、参与式或授权式的管理方式,给护士提供更多参与决策的机会。同时,注意科室中非正式组织的存在,引导这些组织目标与科室工作目标保持一致,但当出现目标分歧时,应注意防范非正式组织对科室工作目标的威胁与不良影响。此外,护理管理者应注重护理组织文化建设,用共同的价值观和目标协调好护理组织内部各方面的利益和关系,发挥组织内的协同作用,激发组织的强大凝聚力,确保组织目标更好地实现。

二、麦格雷戈的 X 理论和 Y 理论

麦格雷戈(Douglas M. McGregor,1906—1964),美国著名的行为科学家,是人际关系学派最具影响力的管理学家之一。1957 年,麦格雷戈在美国《管理理论》杂志上发表的《企业的人性面》一文中提出了两大类可供选择的人性观,即著名的 X 理论和 Y 理论。他认为管理者应从两种不同的角度看待员工,并相应地采取不同的管理方式。

(一) 麦格雷戈的 X 理论和 Y 理论的主要观点

1. X 理论对人性的假设　①人们生来好逸恶劳,常常逃避工作。②人们不求上进,不愿负责任,宁愿听命于人。③人生来以自我为中心,淡漠组织需要。④人习惯于保守,反对变革,把个人安全看得高于一切。⑤只有少数人才具有解决组织问题所需要的想象力和创造力。⑥人缺乏理性,易于受骗,随时可能被煽动者当作挑拨是非的对象,做出一些不适宜的行为。

基于以上假设,以 X 理论为指导思想的管理工作要点:①管理者应以利润为出发点来考虑对人、财、物等生产要素的运用。②严格的管理制度和法规,处罚和控制是保证组织目标实现的有效手段。③管理者要把人视为物,把金钱当作激励人们工作的最主要手段。

2. Y 理论对人性的假设　①人并非天性懒惰,要求工作是人的本能。②一般人在适当的鼓励下,不但能接受责任而且愿意担负责任后果。③外力的控制和处罚不是使人们达到组织目标的唯一手段,人们愿意通过实行自我管理和自我控制来完成相应目标。④个人目标和组织目标可以统一,有自我要求的人往往把达到组织目标视作个人报酬。⑤一般人具有相当高的解决问题的能力和想象力,只是其智力潜能还没有得到充分发挥。

基于上述假设,以 Y 理论为指导思想的管理工作要点:①管理者要通过有效地综合运用人、财、物等要素来实现组织目标。②管理者对人的行为管理任务在于给人安排具有吸引力和富有意义的工作,使个人需要和组织目标尽可能地统一起来。③鼓励人们参与自身目标和组织目标的制订,信任并充分发挥下属的自主权和参与意识。

(二) 麦格雷戈的 X 理论和 Y 理论的主要贡献

X 理论和 Y 理论(X-Y 理论)阐述了人性假设与管理理论的内在关系,人性假设是管理理论的哲学基础,提出了管理理论都是以人性假设为前提的重要观点,揭示了人本管理原理的实质。X-Y 理论提出了管理活动中要充分调动人的积极性、主动性和创造性,实现个人目标与组织目标一体化,鼓励参与管理、丰富工作内容等,对现代管理理论的发展和管理水平的提高具有重要的借鉴意义。

(三) 麦格雷戈的 X 理论和 Y 理论在护理管理中的应用

护理管理的一项重要工作在于通过对护士人性的判断与认识,选择采取适当的管理方法与管理行为,提升组织绩效。护理组织绩效离不开护士的个人绩效,护士个人绩效是护理组织绩效的基础,而人又有不同的特点、追求、目的和价值观等。X-Y 理论指出,不同人性假设对提高管理绩效具有不同意义。

根据 X 理论,认为护士人性是被动的,本性好逸恶劳,胸无大志,对待工作消极,常常因为不得不做才完成工作,尽可能逃避工作,满足于平平稳稳的完成工作,所以对组织漠不关心,缺乏投入感,不喜欢具有压迫感的创造性工作,也抵触组织的变革与创新。坚持 X 理论观念的护理管理者强调管理对护士的作用,她们会认为仅用奖赏方法不足以战胜护士抵触或厌恶工作的倾向,必须通过强制、监督、命令来指挥,并利用惩罚进行威胁。

Y 理论则认为,人并不是天生懒惰和好逸恶劳,他们对工作的喜欢或憎恶决定于工作对其来说是一种满足还是一种惩罚,在正常情况下,人愿意承担责任,热衷于发挥自己的才能和创造性。坚持 Y 理论观念的护理管理者认为,护士积极对待工作,护理管理者必须清楚护士个人特性与环境特性之间的关系。在适当激励下,护士能激发自己的创造力。外界控制不是促使护士努力工作的唯一方法,护士在自我承诺与参与决策中,可以进行自我控制。管理者需要通过富有创造力的管理工作增强护士对工作的责任感,通过丰富工作内容以及建立适当的授权制度,来鼓励护士承担责任。Y 理论对人性的假设比 X 理论更实际、更有效。Y 理论建议护士更多参与决策,强调护理管理者要为护士提供富有挑战性和责任感的工作,并建立和维护良好的人际关系,这些工作中护理管理者的态度起到主导作用。

护理管理者应该将护理组织当成一个"家庭"来建设,在管理中采用人本观点,关心每一位护士的成长,包容他们偶尔的过失或过错,不轻易对人下定论,要用发展的眼光和心态看待护士,与护士之间建立充分尊重与信任的人际关系,结合护士不同的人性特点,采取有针对性的激励手段,从而调动其工作积极性、能动性和创造性。只有当每一位护士在组织中都能积极主动地提升个人绩效,才能最终提高组织的整体绩效,这也是护理管理者的价值所在。

第三节　现代管理理论

20 世纪 40 年代到 80 年代,随着现代科学和技术的日新月异,生产和组织规模的急剧扩大,生产力迅速发展,生产的社会化程度加深,管理理论受到普遍的重视与关注。许多学者在前人理论和实践经验的基础上,结合自己的专业,从不同学科的角度对管理产生了许多不同的想法,从而形成许多管理学派。其中,主要的代表学派包括管理过程学派、管理科学学派、社会系统学派、决策理论学派、系统管理学派和权变理论学派等。这些管理学派研究方法众多,管理理论不一,各个学派都有各自的代表人物以及所主张的理论内容和方法。1961 年美国管理学家哈罗德·孔茨(Harold Koontz,1908—1984)发表了《管理理论的丛林》一书,提出现代管理学派林立,形成了"管理理论丛林"的说法。

一、管理理论丛林的主要学派

(一) 管理过程学派

管理过程学派,又称为管理职能学派、经营管理学派。该学派主要在法约尔围绕管理的过程、概念结构以及管理的原则构建管理理论的基础上,由美国加利福尼亚大学的教授哈罗德·孔茨等提出。孔茨继承了法约尔的理论,并把法约尔的理论更加系统化、条理化,使管理过程学派成为继科学管理理论与行为科学理论提出后各管理学派中最具有影响力的学派。

1. 管理过程学派的主要观点　管理过程学派认为,无论组织性质和组织所处环境有多么不同,管理人员所从事管理职能却是相同的。该学派将管理职能分为计划、组织、人事、领导和控制,而把协调作为管理的本质。利用这些管理职能对管理理论进行分析、研究和阐述,最终得以建立管理过程学派。

管理过程学派的核心主张主要基于以下 7 个方面:①管理是一个过程,对管理职能的分析可以从理论上实现对管理内涵的深入剖析。②从长期的管理经验中可总结出部分管理的基本原理,进而促进对管理工作的改进和认识。③围绕这些基本原理开展管理研究,可确定其实际效用的大小,进而促进其在实践中的进一步应用。④这些基本的管理原理可作为形成管理理论的若干要素。⑤管理人员如果遵循管理原理,则管理工作和技能可以逐渐得到改进。⑥管理人员如果违背某些管理原理,则可能给管理工作造成损失。⑦管理人员的职能和任务会受到社会文化、物理环境等方面的影响,因此管理理论也可从其他相关学科中汲取知识。

基于以上信条,管理过程学派认为,管理是让他人和自己去实现组织目标的过程;管理过程的职能包括 5 方面,即计划、组织、人事、领导(含激励职能)和控制;管理职能具有普遍性,各个组织机构中的各级管理人员均要执行管理职能,但管理职能的侧重点则可因管理级别而不同;管理活动应具有灵活性,要因地制宜、灵活应用各项管理的基本原理。

2. 管理过程学派的主要贡献

(1) 为管理理论发展提供了概念框架:管理过程学派所提出的管理理论具有较强的综合性与实用性,着眼于管理规律性的研究,主张应按照管理职能确立管理研究的问题,为管理理论的进一步发展提供了更为宽广的概念框架。

(2) 对管理实践的指导作用:管理过程学派认为,各项管理职能以及基本的管理原理适用于任何组织及其管理活动,也使管理者明确了在管理工作中应该做什么,以及如何去做才能使管理工作更为有效,因此对管理实践活动具有指导意义。

3. 管理过程学派相关理论在护理管理中的应用　护理管理活动涉及护理工作的方方面面,贯穿于护理工作的全过程。科学的管理是促进护理学科发展,提高护理质量的重要保障。护理管理者应认真履行计划、组织、人事、领导和控制五大管理职能,首先应根据护理活动范围制订合理的工作计划,并通过组织活动为计划的实施提供支持和保障,在计划实施的过程中,管理者要遵循护理管理的基本原则充分发挥领导职能,做好指挥和协调工作,善于发现人才,并通过激励机制合理使用人才,充分调动每位护理人员的工作积极性,保证护理活动优质、高效地进行。

在执行各项管理职能的过程中,护理管理者应及时检查并监督计划的执行情况,创设积极有利的内部与外部环境,使各项管理职能的作用最大化。在不断的管理实践中,护理管理者也应及时总结经验与教训,把握管理规律,主动学习相关学科的理论知识,遇到问题时应按照出现问题的管理职能模块确立管理研究的问题,积累管理经验。

(二) 管理科学学派

管理科学学派,又称为数量管理科学学派、数量学派,是主张通过运用数学、统计学的方法和电子计算机的技术,为现代管理决策提供科学依据,通过计划和控制以解决组织中生产与经营问题的理论。该理论是泰勒科学管理理论的继承和发展,主要目标是探求最有效的工作方法或最优方案,以最短的时间、最少的支出,取得最好的效果。该学派的代表人物是美国的埃尔伍德·斯潘赛·伯法(Elwood Spencer Buffa)等,其代表作是《现代生产管理》。

1. 管理科学学派的主要观点　管理科学学派是以定量分析为主要方法的学派,注重对模型的研究和运用,主张将科学的理论、方法与工具三者相结合,应用于管理的各项职能活动中,通过数学和统计模型进行最优求解,以降低管理决策的不确定性,最终实现组织目标。该学派的特点:①建立数学模型,通过定量分析,以增强决策的科学性。②用系统的观点考虑管理问题,从组织整体利益考虑,力求做出"最优化"决策。③将决策主体视为"理性人",借助计算机的强大运算功能和处理能力辅助科学决策。

2. 管理科学学派的主要贡献

(1) 将自然科学的工具和技术引入管理领域:促使管理者将管理领域视为一个逻辑过程,通过不断检查和改进信息源和信息系统,帮助管理者更清晰地发现问题和解决问题,也通过对目标实现效果的度量,赋予数学以切实的管理意义。

(2) 为管理者科学决策提供了定量思维的框架:管理科学学派认为,决策的过程就是建立和运用数学模型的过程,因此该学派为解决以数量表现的管理问题提供了科学决策的框架。

(3) 通过管理的信息化提高管理效率:随着社会的发展,管理者所面对的管理问题也日趋复杂,用以解决管理问题的数学模型也更趋复杂。管理科学学派主张使用电子计算机作为辅助手段,运用其强大的运算功能和处理能力,提高数学模型的运算速度,为科学决策和管理效率的提高提供保障。

3. 管理科学学派相关理论在护理管理中的应用　管理科学理论为护理管理者提供了以科学的研究方法对护理业务和管理职能进行改进的方法。随着办公网络化以及护理信息系统的不断完善,计算机已逐渐应用到护理业务和护理管理的各个方面。在护理业务管理中,计算机信息系统可以辅助医嘱处理、患者病情的监测与记录,以及患者医疗费用管理等。在护理行政管理中,管理者可使用计算机辅助完成各护理单元人员的需要量及劳动生产率统计、护理人力计算与排班、物资请领与库存盘点、质量检查及考核等,工作自动化程度的提高也大大提高管理效率和护理工作质量。但在应用管理科学学派相关理论时,护理管理者还应注意,管理和决策是一个复杂的过程,用量性研究思维解决管理问题时不应机械地照搬数学模型,也不应忽视管理中人的因素。

（三）决策理论学派

决策理论(decision-making theory)学派的主要代表人物赫伯特·西蒙(Harbert A. Simen)是美国管理学家和社会科学家,1978 年获得诺贝尔经济学奖。他著有大量论著,对决策过程进行了深入的讨论,形成了系统的管理决策理论。该理论学派吸收了系统理论、行为科学、运筹学和计算机科学等学科的研究成果,着眼于合理的决策,研究如何从各种可能的抉择方案中,选择一种"令人满意"的行动方案。该学派的理论基础是经济理论,特别是消费者抉择理论,即在一定的"合理性"前提下,通过对各种行为的比较和选择,使总效用或边际效用达到最大。

1. 决策理论学派的主要观点

(1) 管理就是决策:决策的制订包括 4 个主要阶段。①找出制订决策的根据,即收集情报。②找到可能的行动方案。③在诸行动方案中进行抉择,即根据当时的情况和对未来发展的预测,从各个备择方案中选定一个方案。④对已选择的方案及其实施进行评价。这 4 个阶段中的每一个阶段本身就是一个复杂的决策过程。

(2) 决策分为程序化决策和非程序化决策:程序化决策是带有常规性、反复性的例行决策,可以制订出一套例行程序来处理的决策,如护理常规、会议制度等。非程序化决策是对过去尚未发生过,或其确切的性质和结构尚捉摸不定或很复杂,或其作用十分重要,需要通过临时决定的方式加以处理的决策,如某项护理新技术的引进或病房某项新服务的开展等。但有时两类决策没有明显的分界线。

(3) 不同类型的决策需要不同的决策技术:决策技术又分为传统技术和现代技术。传统技术是一种古典技术,是从有记载的历史到目前一直为某些管理者和组织所使用的方法或技术。现代技术是第二次世界大战后发展起来的一系列新的如统计学、统筹学等方面的技术。

2. 决策理论学派的主要贡献　西蒙对于决策过程理论的研究工作是开创性的。西蒙也是管理方面唯一获得诺贝尔经济学奖的人。该理论突出了决策在管理中的作用,系统阐述了决策的原理,强调了决策者的作用。决策理论目前已经引入到管理学的不同分支,成为了现代管理理论的基石之一。但由于现代企业和现代技术的发展,组织特征已经发生了根本性变革。在现代组织中,非程序性工作日益成为基层工作的特征,因此决策的重心正在由高层向基层转移。尽管如此,西蒙的决策理论仍然是理解和分析人类行为的重要手段。

3. 决策理论学派相关理论在护理管理中应用　管理就是决策,决策贯穿于管理活动的各项职能中,在护理管理的计划、组织、人力资源管理、领导和控制职能中,处处需要护理管理者做出决策。例如,在计划职能中,结合国家卫生政策、医疗市场环境和护理事业发展现状等大背景,高层护理管理者要制订护理事业发展的长期规划,医院护理部主任需要在护理事业大的发展规划下,根据医院自身情况,考虑本医院护理工作发展的长期目标是什么? 近期目标是什么? 完成目标的难度有多大? 如何选择更适宜的行动方案? 接下来的组织职能中,思考什么样的组织结构能更好地实现组织目标? 这种组织结构应设计哪些岗位? 这些岗位的职责是什么? 组织有多大程度的集权和授权? 在组织运作中,如何实现有效的领导? 怎样调动下属的积极性? 需要对现有护理工作制度、流程、规范等进行何种变革? 如何提高组织工作绩效? 在实现组织目标中要进行哪方面的控制? 这些控制需要哪些手段和方式? 偏差的最大允许程度是多少? 组织通过什么样的系统得到信息反馈? 这些问题涉及护理管理活动中的各项职能,均离不开科学和合理的决策,都需要在目标、资源间,在各种备选方案间进行比

Note:

较,选择更为有效或更有价值的方案或手段,以确保组织目标的实现。

(四)系统管理学派

系统管理学派是将组织作为一个有机整体,把各项管理业务看成相互联系的一种管理学派。该学派重视对组织结构和模式的分析,应用一般系统理论的范畴、原理,全面分析和研究组织的管理活动和管理过程,并建立起系统模型以便于分析。代表人物是美国的弗里蒙特·卡斯特(F. E. Kast)、罗森茨威克(J. E. Rosenzweig),其主要著作有《系统理论与管理》和《组织与管理:系统与权变方法》等。

1. 系统管理学派的主要观点　系统管理理论是指运用系统理论的原理和范畴,对组织中的管理活动和管理过程,尤其是组织结构和模式进行分析的理论。组织作为一个系统,包含多个相互关联的要素,又称子系统。系统与子系统之间可以相互转变,系统可分解为子系统,子系统相互融合即为系统,该特点便于管理者依据组织实际情况,进行组织管理问题的分析与解决。此外,系统与外界环境进行物质、能量、信息交换,在不断循环往复中,系统实现自我调节、自我修复,从而实现自身目标。系统管理学派认为,以往的管理理论都只侧重于管理的某一个方面,如侧重于生产技术过程的管理,或者侧重于人际关系,或者侧重于一般的组织结构问题,而系统管理学派的产生就是为了解决组织整体的效率问题。运用系统管理的方法,可以全面高效的控制整体效率,为管理者提供有效的切入点,使管理活动更为灵活、有效。

2. 系统管理学派的主要贡献

(1) 指出了系统论在管理学中具有普遍意义:管理活动中各组成部分之间相互作用,整体和部分功能间相互联系、相互依存。

(2) 明确了管理的整体性及其各部分的相互关系:管理系统与环境相互作用,能帮助人们深刻认识管理的整体性和各部分之间的关系,从而从本质上更深刻地认识管理系统。

3. 系统管理学派相关理论在护理管理中的应用　医院管理和护理管理工作是一项复杂而系统的工程,管理者需要建立系统和整体的观念,明确系统的目的性,建立目标管理;运用系统的相关性,建立基于岗位管理的人力资源管理和绩效管理;把握系统的动态性,在管理目标的引导下实行动态管理,根据反馈及时调整系统中不合理的环节和做法,逐步完善管理的系统性,提高管理的效能。例如,在临床人力资源管理中,护理人力配置一直是困扰护理管理者的重要问题之一,护理人力配置的前提是基于医院的工作目标和医院发展规划,决定医院护理工作的目标、计划和任务;基于任务的多少决定护理工作内容、数量、难度等,管理者需要将这些护理工作内容进行分析,建立岗位管理制度,再根据不同护理岗位完成的护理工作内容的数量、难易度等决定每个岗位护理人力配置的数量、配置人员资质和条件,同时还决定了每个岗位具体的工作方法,科室工作流程和工作模式;根据护士自身的特点和条件与岗位进行匹配,基于护士岗位胜任力的要求,对护士进行有针对性的培训和职业生涯规划指导。以上这些均是基于管理的系统理论,是对工作计划、工作任务、岗位设置、人员配置、人员使用、人员教育培训、职业生涯管理等一系列管理活动进行系统化的过程,这也保证了护理人力资源管理与其他管理内容有效衔接。

(五)社会系统学派

社会系统(social system)学派主张将组织看作一个社会系统,从系统理论出发,运用社会学的观点,从社会学的角度来分析各类组织。该学派将组织看作是一种社会系统,是组织成员之间相互关联所形成的一种协作体系,是社会大系统中的一部分,受到社会环境各方面因素的影响。美国的切斯特·巴纳德(Chester Barnard)是社会系统学派的创始人,他的著作《经理的职能》对该学派有很大的影响。

1. 社会系统学派的主要观点　社会系统学派认为,人与人之间的相互关系就是一个社会合作系统,组织就是通过人们在意见、力量、愿望以及思想等方面所形成的合作关系。组织的存在和发展需具备3个条件:共同的目标、协作的意愿和良好的沟通。因此,管理者要有效地行使管理职能,取得下属的同意、支持和合作至关重要。管理者在组织中的主要作用就是要充分利用内部和外部环境中各种物质、生物和社会因素,通过沟通和激励把内部平衡和外部适应有效地统一起来。

2. 社会系统学派的主要贡献

(1) 从行为的角度对组织进行定义:相对于传统的从组织结构角度将组织定义为人的集合体而言,社会系统学派是从人的行为角度将组织视为由两个及以上的人组成的协作系统,有利于管理者管理职能的履行。

(2) 建立了现代组织理论的基本框架:社会系统理论从协作系统的角度对组织定义,并提出了组织存在和发展所需的3个基本条件,奠定了现代组织理论的基础。

3. 社会系统学派相关理论在护理管理中的应用　医院以及各护理单元均属于护理组织,医医之间、护护之间以及护患之间的关系就是一个社会合作系统。在护理管理中,护理管理者应在履行管理职能的过程中,处理好组织中人与人、人与物之间的关系,充分考虑组织中不同护士个体的独立性和个体需求。例如,在护理工作计划制订阶段应注意与护士群体保持的良好沟通,将护士的个体需求与组织目标进行系统考虑,形成共同的目标,并通过获得护士的支持和合作,来促进组织目标实现。

此外,护理管理者还应充分考虑各种内外环境对整个组织系统产生的影响,意识到组织中任何部分或任何功能的活动必然会影响其他部分或功能,从整个系统出发,充分考虑到各个部门和各个因素,做出对整个组织最有利、最优化的决策。例如,护理管理者在制订组织发展计划时应充分考虑社会经济和医疗技术的发展,疾病谱及社会人口结构变化所引发的人民群众健康需求的变化,紧密结合国家相关卫生政策的要求,使护理决策更能适应目前"大健康""新医科"的时代背景;在制订人员招聘计划时,护理管理者则要考虑护理教育的发展与护理人才供给情况,结合医院内不同护理单元和工作岗位的需求特点,实施人才招聘计划;在制订薪酬计划时应充分考虑社会经济发展与其他竞争单位的薪酬情况等,充分考虑内外环境的影响,使薪酬更具激励性和竞争力。

(六) 权变理论学派

权变理论(contingency theory)形成于20世纪60年代末70年代初,是在经验主义学派基础上发展起来的管理理论,是西方组织管理学中以具体情况及具体对策的应变思想为基础而形成的一种管理理论。其代表人卢桑斯(F. Luthans)在1976年出版的《管理导论:一种权变学》是系统论述权变管理的代表著作。

1. 权变理论学派的主要观点　该理论学派指出,每个组织的内在要素和外在环境条件各不相同,在管理活动中不存在适用于任何情景的原则和方法,在管理实践中要根据组织所处的环境和内部条件的发展变化随机应变,没有什么一成不变的、普适的管理方法。管理者要根据组织所处的内部条件和外部环境来决定其管理手段和管理方法,要按照不同的情景、不同的组织类型、不同的目标和价值,采取不同的管理手段和管理方法。成功管理的关键在于对组织内外状况的充分了解和有效的应变策略。该理论的核心是研究环境与组织之间的关系,确定各种变量的关系类型和结构类型,强调管理要根据组织所处的环境随机应变,不同环境要有相应的管理模式。权变理论的精髓在于"变",关键是管理者能否敏锐地观察到内外环境的变化对组织各方面的影响,从而对管理方式和方法进行创新。

2. 权变理论学派的主要贡献

(1) 强调了组织应适应环境变化:随着环境日益复杂、市场需求更加细化,管理者需要领导专业的团队深入评估业务领域,掌握市场和环境的动态变化,针对需求,提供满足供需的服务。

(2) 强调管理者的管理方式要适应环境变化:随着管理实践环境的不断变化,管理者要根据组织所处的内外部条件随机应变,针对不同的具体条件寻求最合适的管理模式、方案或方法。

3. 权变理论学派相关理论在护理管理中的应用　当前医院环境和护理服务环境受到内外部环境变化的影响,这里既包括社会环境,如日益严重的老龄化,也包括卫生政策与改革的影响,如医疗卫生体制改革。护理管理者应随内外部环境的需要和要求变化而选择最佳的管理模式,提高自身的领导力,能够随机应变,做到因时制宜、因地制宜、因人制宜和因势制宜。

在新形式下,护理管理者应对管理模式和管理手段大胆革新,提高管理效率。例如,医疗机构在

Note:

实行分级诊疗制度、医保、付费方式等的改革中,不断将提高医疗护理服务质量、提升医疗机构服务效率作为改革的重点突破口,医疗机构在确保医疗护理质量的同时,将压缩住院日、提高床位使用率作为提升医院运行效率的重要手段,如增加外科门诊手术、缩短住院手术患者的术前在院时间、重点解决内科住院患者的急性期问题等,这些提高运行效率的手段对传统的护理实践和管理工作形成了挑战,如术前的健康教育、术前访视等。这就需要护理管理者与时俱进,及时根据环境条件的变化,研究并制订新的护理流程重组方案。例如,将外科科室的术前健康教育迁移至门诊,但这也会引发门诊护理人力配置、门诊术前健康教育流程与管理等一系列新的问题,需要管理者、管理制度和管理组织结构发生相应的一系列变化。

二、现代管理理论

(一)学习型组织理论

学习型组织理论(learning organization theory)的代表人物是美国的彼得·圣吉(Peter M. Senge)。该理论认为学习型组织是通过培养弥漫于整个组织的学习气氛、充分发挥员工的创造性思维能力而建立起来的一种有机的、高度柔性的、扁平的、符合人性的、能持续发展的组织。1990年,他发表的论著《第五项修炼:学习型组织的艺术与实践》中提出了构建学习型组织的五项基本修炼:①培养"自我超越"的员工。②改善心智模式。③建立共同愿景。④促进有效的"团队学习"。⑤形成"系统思考"。这五项修炼相互融合,缺一不可。"修炼"的境界并非靠强制命令就能实现,必须精通整套理论、技巧,进而付诸实践。学习每一项修炼,就向学习型组织的理想更进一步。

学习型组织具有持续学习的能力,具有高于个人绩效总和的综合绩效。学习型组织理论认为,企业应建立学习型组织,当企业面临剧烈的外在环境变化时,组织应力求精简、扁平化、弹性应对、终身学习、不断自我组织再造,以维持竞争力。因此,当今组织的首要任务是如何变革组织中的人力资源,充分训练员工、培育员工、启迪员工,挖掘企业组织内的知识、创新知识,促进知识的流动与共享,提高企业组织员工的适应与变革能力。建设和形成学习型组织应注意:①组织成员通过终身学习,能够不断超越自我。②善于容纳别人,改善心智模式。③建立共同愿景,努力追求卓越。④开展深度会谈,发挥团体智慧。⑤学会系统思考,敏锐洞察变化。

(二)业务流程再造理论

业务流程再造理论(business process reengineering,BPR)于1990年首先由美国著名企业管理大师迈克尔·汉默(Michael Hammer)首先提出,是当今企业和管理学界研究的热点。业务流程再造是指一个全新的企业经营过程,该过程不受现有部门和工序的制约,以一种最简单、最直接的方式设计企业经营过程,在经营过程基础上设置企业的组织结构,以实现企业的再造。业务流程再造理论的特点:以客户为中心;注重整体流程最优化的系统思想;重视发挥每个人在整个业务流程中的作用;强调利用信息技术手段协调分散与集中的矛盾;面向客户和供应商来整合企业业务流程。

业务流程再造的过程大致分为以下5个阶段:①对原有流程进行全面分析,发现存在的问题,其评价依据包括紧迫性、重要性和可行性3个方面。②设计新的流程改进方案并进行评估。③制订与流程改进方案相配套的组织结构、人力资源配置和业务规范等方面的改进规划。④形成系统的业务再造方案。⑤实施新流程并对其进行持续改进。

业务流程再造的根本目的:①通过对原有业务流程的重新塑造,包括调整相应的资源结构和人力资源结构,改善盈利水平、生产效率、产品开发能力和速度、服务对象满足度等关键指标,从而提高组织竞争力。②通过对业务流程再造使组织提高业绩的同时,实现服务模式和管理方式的根本改革。

(三)战略管理理论

战略管理(strategic management)的概念在1962年由美国著名管理学家钱德勒(Alfred Chandler)提出,并在分析环境、战略与组织结构之间相互关系的基础上,提出"结构追随战略"的观点,认为组织战略要适应环境的变化,组织结构也要适应战略的要求,随战略发展而改变。1965年,伊戈尔·安索夫(H. Igor Ansoff)提出 SWOT 战略分析框架,并进一步明确了战略管理的实施步骤,把组织战略管理过程分为战略制订和战略实施两个方面。1980 年,迈克尔·波特(Michael E. Porter)提出了对产业结构和竞争对手进行分析的战略管理理论,强调组织外部环境分析的重要性,尤其是行业结构的分析,并提出了用于产业结构分析的五力模型,以及 3 种通用竞争战略。该理论认为,产业结构是决定组织盈利能力的关键因素,组织可以通过选择和执行某种基本战略影响产业中的五种竞争力,以提高组织的竞争优势。1984 年,沃纳菲尔特(Birger Wernerfelt)发表了《公司资源学说》一文。他认为:相对于外部环境,内部环境(如资源、知识的积累等)对于组织获取和保持竞争优势更具决定性作用。

近年来,一些管理学者还在不断从不同的角度丰富和完善战略管理理论。管理者作为组织战略的主要制订者,应高瞻远瞩,面向未来,着眼于组织全局的发展,深谋远虑,力求制订出对组织发展有指导性、纲领性、适应性的战略决策,以促进组织的发展。

第四节　管理的基本原理和原则

管理原理从管理学中抽象出来,作为管理理论的基础,着重研究管理学的基本理论、基本原理、基本原则。管理的基本原理是对客观事物的实质及其运动规律的基本表述。学习和掌握基本原理,对做好管理工作有着普遍的指导意义。现代管理原理是一个涉及多领域、多层次的重大理论问题,真正做好管理工作需要掌握与基本原理相应的管理原则。管理原则是反映客观事物的实质和运动规律,而要求人们共同遵守的行动规范。管理原理、管理原则是进行管理活动的行动指南,是实施管理职能的理论依据。

一、系统原理

系统是指由相互作用和相互依赖的若干组成部分或要素结合而成的,具有特定功能的有机整体。它在更大的系统中,与其他相关系统有输入与输出关系。明确系统的特征是认识系统的关键,系统有 4 个特征。①目的性:每个系统都应有明确的目的,不同的系统有不同的目的。根据系统的目的和功能设置子系统并建立子系统之间的联系,在组织、调整系统的结构时,要强调子系统应服从系统的目的。由于种种原因,在已有的系统中常常存在没有明确目的的子系统,它们是产生内耗的根源。因此,必须及时调整,使每个子系统都有确定的功能,为实现系统的目的而共同努力。应注意一个系统通常只有一个目的,如果一个系统有多个目的,必然相互干扰。②整体性:整体性是指具有独立功能的各子系统,围绕共同的目标而组成不可分割的整体。任何一个系统要素不能离开系统整体而孤立地发挥作用,要素之间的联系和作用必须从整体协调的角度考虑。对系统进行控制时,只有从系统整体的目的出发,局部服从全局,才能使系统整体功能超过系统内各要素的功能之和。③层次性:层次性是系统的本质属性,是指系统内各组成要素构成多层次的递阶结构,通常呈金字塔形。④环境适应性:环境适应性是指系统要适应环境的变化。任何一个系统都存在于特定的环境中,都要与环境进行物质、能量和信息的交换。环境的变化对系统有很大的影响,只有经常与外部环境保持最佳适应状态的系统,才是理想的系统,不能适应环境变化的系统是难以生存的。

(一) 系统原理的主要内容

从管理的对象分析,任何管理对象都是一个特定的系统。现代管理的每一个基本要素都不是孤立的,而是根据整体目标相互联系,按一定的结构组合在一起,既在自己的系统之内,又与其他各系统发生各种形式的联系。因此,为了达到管理的最优目标,必须对管理对象进行细致的系统分析,这就是管理的系统原理。

系统原理认为,任何管理对象都是一个整体的动态系统,而不是一个孤立分割的部分,必须从整体看待部分,使部分服从整体;同时还应当明确,不仅管理对象是一个整体系统,而且这个系统还是更大系统的一个构成部分,应该从更大的全局考虑,摆好自身位置,使之为更大系统的全局服务。

运用系统原理来分析具体管理对象时,应将管理对象看作一个系统,分析多个方面。①系统要素:分析系统是由什么组成的,要素是什么,可以分为怎样的子系统。②系统结构:分析系统内部的组织结构,各要素相互作用的方式。③系统功能:明确系统及其构成要素具有什么功能。④系统集合:明确维持、完善与发展系统的源泉和因素。⑤系统联系:研究这一系统与其他系统之间的联系。⑥系统历史:研究系统的产生、发展阶段及发展前景。

（二）系统原理的相应原则

系统原理是贯穿整体管理过程中的第一个基本原理,这个原理在实践中可具体化为若干管理原则。

1. **整分合原则**　是对某项管理工作进行整体把握、科学分解、组织综合,包括:①首先,必须对完成整体工作有充分细致的了解。②在此基础上,将整体科学地分解为一个个组成部分,明确分工,制订工作规范,建立责任制。③进行总体组织综合,实现系统的目标。管理者的责任在于从整体要求出发,制订系统的目标,进行科学的分解,明确各子系统的目标,按照确定的规范检查执行情况,处理例外,考虑发展措施。由此可见,分解是关键,分解正确,分工就合理,规范才能明确、科学。

2. **相对封闭原则**　是指对于一个系统内部,管理的各个环节必须首尾相接,形成回路,使各个环节的功能作用都能充分发挥。对于系统外部,任何闭合系统又必须具有开放性,与相关系统有输入输出关系。既然管理在系统内部是封闭的,管理过程中的机构、制度和人都应是封闭的。管理机构应该有决策机构、监督机构、反馈机构和执行机构。执行机构必须准确无误地贯彻决策机构的指令,并设有监督机构。没有准确的执行,就没有正确的输出,为了检查输出,还要有反馈机构,才能保证决策的准确,形成封闭系统。管理中的人也应是封闭的,要一级管一级,一级对一级负责,形成回路才能发挥各级的作用。不封闭的管理是没有效能的。

（三）系统原理在护理管理中的应用

系统原理在护理管理中被广泛应用,如护理系统是由不同层次的护理部门分工合作而形成的。护理系统的总目标和总效率是单个护士或单个护理部门独立活动所无法达到的,各级护理部门必须分工协作,并需要有明确的权利范围和责任制度来保证。同时,护理部门还是医院大系统中的一个子系统,护理部门的各项工作应与医院目标一致,并且与相关部门协调一致,而不能过分强调护理的独立性,只有与其他部门协调发展、通力合作,才能更好地完成医院的工作目标。再比如,医院护理系统中从上至下有护理部主任、护理部副主任、科护士长、护士长、副护士长以及护士,不同的职位有着不同的职责、权利和待遇。从最高管理层一直贯穿到组织最低层,做到责权分明,分级管理,护理组织内部权责对应才能确保组织系统的高效运转。

二、人本原理

（一）人本原理的主要内容

1. **管理的核心是人,管理的动力是人的积极性**　人本原理认为,一切管理均应以调动人的积极性,做好人的工作为根本。人本原理要求每个管理者必须明确,要做好整个管理工作,管好资金、技术、时间、信息等,就必须紧紧围绕做好人的管理工作,这是管理工作的基础。管理者应使全体人员明确整体目标、自身职责以及相互之间的关系,从而使他们主动地、创造性地完成自己的任务。

2. **强调把人的因素放在首位,尽可能发挥人的能动性**　人本原理强调把人的因素放在第一位,重视处理人与人的关系,创造条件尽可能发挥人的能动性。护理管理者要强调和重视人的作用,就要善于发现人才、培养人才和使用人才,树立新的人才观念、民主观念、行为观念和服务观念,做好对人的管理。

（二）人本原理的相应原则

人本原理是强调以人为核心的管理,与之相应的要研究人的能级原则、动力原则和行为原则。

1. **能级原则**　是指按一定标准、规范和秩序将管理中的组织和个人进行分级。管理的能级使管理有规律地运动,不以人们意志转移而客观存在。管理的任务是建立一个合理的能级,使管理内容处于相应能级中。有效的管理能级原则应注意:①管理能级必须具有分层、稳定的组织形态。任何一个系统结构都分层次,管理层次不能随便划分,各层次也不可以随便组合。稳定的管理结构应是一个正三角形。层次的划分可以指导人们科学地分解目标。②不同能级应该表现出不同的、相对应的权力、物质利益和精神荣誉,这才符合封闭原则。有效的管理不是消除或拉平权力、利益和荣誉上的差别,而是必须根据合理的能级给予相应的待遇。③各类能级必须动态地对应:人有各种不同的才能,管理岗位有不同的能级,各类人才只有处于相应能级的岗位上,管理系统才处于高效运转的稳定状态。

2. 动力原则 管理动力是管理的能源。正确运用管理动力可以激发人的劳动潜能和工作积极性。管理动力也是一种制约因素,它能够减少组织中各种资源的相互内耗,使各种资源有序运动。

管理中有 3 种不同而又相互联系的动力。①物质动力:是通过一定的物质手段,推动管理活动向特定方向运动的力量。对物质利益的追求而激发出来的力量是支配人们活动的原因。对管理中的人进行物质激励,是开发人力资源,促使其努力工作的最基本的手段。②精神动力:是在长期管理活动中培育形成的,大多数人认同和恪守的理想、奋斗目标、价值观念和道德规范、行为准则等,对个体形成推动和约束的力量。精神动力可以补偿物质动力的缺陷,在特定情况下,可成为决定性的动力。作为管理者,要激发下属的利益动机,就必须把工作绩效和物质奖励挂钩;要激发人们的精神动机,就必须把工作绩效和精神奖励挂钩。③信息动力:把信息作为一种动力,是现代管理的一大特征。当今社会是信息社会,信息是组织活动的神经,是关键性资源,是推动组织发展的动力。对每一个管理系统,3 种动力都是同时存在的,要注意综合、协调运用。

3. 行为原则 是指管理者要掌握和熟悉管理对象的行为规律,从而进行科学的分析和有效的管理。深入认识人的行为规律,加强对人的科学管理必须注意两个方面:①激发人的合理需要和积极健康的行为动机,及时了解并满足人们的合理需要,充分调动人的积极性。②注意不同个体的个性倾向和特征,积极创造良好的工作和生活环境,以利于人们良好个性的形成和发展,同时用人之所长,避人之所短,科学地使用人才,从而提高管理效果。

(三)人本原理在护理管理中的应用

护理管理是对人的管理,在管理活动中重视人的因素的决定性作用,把人作为管理的中心。在护理管理中,应引入激励机制,建立以人为本的科学合理的绩效考评制度。管理中应注意:

1. 精神鼓励 护理管理者应改变传统、严厉的工作方式,减少对护士的指责,应注意发现护士的长处,对护士辛勤的劳动及时肯定,多加赞美,激励下属发挥自身的工作热情与潜能,变被动工作为主动工作。

2. 重视授权 授权的意义在于表明护理管理者对护士的鼓励与信任,知人善任,用人所长,不仅可使护士充分发挥其聪明才智,同时让护士参与管理,可以大大提高其工作积极性和主动性,激发工作热情。

3. 物质鼓励 奖金的分配应当与工作绩效挂钩,使奖金分配相对合理,应更多采用正向激励,但对工作有疏忽、麻痹大意的护士,也应进行适当的惩罚,但应结合说服教育等其他管理手段,以促使其对错误进行改进。

三、动态原理

(一)动态原理的主要内容

动态原理是指管理者在管理活动中,注意把握管理对象运动、变化的情况,不断调整各个环节以实现整体目标。管理对象是个系统,任何系统的正常运转,不但受系统本身条件的制约,而且受到环境的影响和制约,经常发生变化。随着系统内外环境的变化,人们对系统的目标认识也在不断变化,不仅会提出目标的更新与变换问题,而且衡量目标的准则也会发生变动。因此,管理者必须根据管理对象、目标的发展变化,用变化观点去研究和适应。

（二）动态原理相应的原则

面对瞬息万变的管理对象,管理者要想把握动向,保证不离目标,就必须遵循与动态原理相应的反馈原则和弹性原则。

1. **反馈原则**　是指管理者应及时了解所发指令的反馈信息,及时做出反应并提出相应的建议,以确保管理目标的实现。反馈是指由控制系统把信息输送出去,又把其作用结果返送回来,以便对信息的再输出产生影响,从而起到控制的作用。正如没有反馈信息不断输入大脑,人体运动就不能协调,同样,没有反馈,管理就缺乏效率和效果。在现代管理中,无论实施哪种控制,为使系统达到既定目标,必须贯彻反馈原则,而且为了保持系统的有序性,必须使系统具有自我调节的能力。任何一种调整在开始时都不会很完善,但只要有反馈结构,就可以在不断调节过程中逐步完善,直到最优状态。

2. **弹性原则**　是指任何管理活动都要有适应客观情况变化的能力,都必须留有余地。管理必须遵循弹性原则的原因在于:①管理所碰到的问题,是涉及多因素的复杂问题,人不可能完全掌握所有因素,管理者必须承认自己认识上的缺陷,管理必须留有余地。②管理活动具有很大的不确定性,管理者与被管理者都有思维活动,处于不断变化中,某种管理方法也许非常适应一种情况,但如果把这种方法僵化起来,没有弹性,在另外情况下可能就不起作用。③管理是行动的科学,影响管理因素多变,一个细节的疏忽都可能产生巨大的影响,管理从开始就应保持可调节的弹性。

（三）动态原理在护理管理中的应用

随着现代护理模式的发展,新的卫生政策、管理制度、管理方法的出现,护士的思想、观念、行为方式、知识结构的不断变化,对护理工作不断提出了新的要求,护理管理者必须把握上述变化,收集信息,及时反馈,对管理目标及管理方式进行调整,因地制宜,保持充分弹性,有效地进行动态管理,以适应社会环境的变化对护理的要求。例如,护理部每年在年初都会制订详细的年度工作计划,对全年的日常工作和特殊工作进行计划和部署。

随着医疗环境的不断变化,医院也要不断调整自身发展方向,改变工作重心以应对不断变化的新形势需要,医疗可能会不断有新的工作部署和安排,这需要护理管理者有敏锐的洞察力,对年度工作计划进行相应调整。一方面,在制订年度计划时,护理部就要对计划的执行留有余地,以应对计划赶不上变化的可能;另一方面,不断根据新的形势需要及时调整工作计划,是护理管理者应有的动态管理能力。再比如,护理部都会对科室护理工作进行质量监督,会定期反馈质量检查的结果,护士长应有针对性地提出整改方案,并予以实施,督促护士"查漏补缺";同时,护士长还应该对问题持续改进的情况进行自查,通过自查结果,反馈整改措施的效果,以决定下一步的工作重点。

四、效益原理

（一）效益原理的主要内容

效益原理是指组织的各项管理活动都要以实现有效性、追求高效益作为目标。现代社会中任何一种有目的的活动,都存在着效益问题,它是组织活动的综合体现。影响效益的因素是多方面的,如科学技术水平、管理水平、资源消耗和占用的合理性等。管理的目标就是获取高效益。有效地发挥管理功能,能够使资源得到充分利用,带来组织的高效益,反之则会造成资源的损失和浪费,降低组织活动的效率,影响组织效益。现代管理者运用效益原理时应注意:

1. **社会效益和经济效益相统一**　管理者在讲求自身经济效益的同时,应注重其活动所引起的社会效益,并且以追求社会效益为最高目标。

2. **坚持整体性原则**　既要从全局效益出发,又要着眼于局部的效益,以获得最佳的整体效益。

3. **强化时间观念**　管理者在思想上必须强化时间观念,充分认识到时间也是一种极为珍贵的资源,只有节约时间,提高单位时间的价值,才能在激烈的市场竞争中立于不败之地。

4. **长远目标与当前任务相结合**　要善于把长远目标与当前任务相结合,增强工作的预见性、计划性,减少盲目性、随意性,从而达到事半功倍的效果。

（二）效益原理相应的原则

与效益原理相对应的原则是价值原则。价值原则是指在管理工作中通过不断地完善自身结构、组织与目标，科学地、有效地使用人力、物力、财力、智力和时间资源，为创造更大的经济效益和社会效益而尽心工作。

价值应是客观效用与消耗的比值，既不是单纯的商品价值，也不是单纯的经济价值，而是经济价值和社会价值的统一，是更高意义上的价值概念。耗费包括物力资源、智力资源和时间资源的综合支出，现代管理工作若不重视和不考虑智力和时间的耗费，就不可能正确地运用价值原则。

（三）效益原理在护理管理中的应用

管理的效益原理指在管理中要讲求实际效益，以最小的消耗和代价，获取最佳的社会效益和经济效益。护理管理者在工作中往往对效益原理重视不够，如在质量管理中，国内有些医院的护理部倾向于抽调护士进行专职的质量监督和检查，检查重点往往是结果质量，而忽略对过程质量的管理，很多结果质量指标缺乏循证证据，缺乏这些指标与护理质量相关的依据，浪费了大量的人力、物力、财力等进行检查和监督，而这些付出是否真正提高了护理服务的质量，其结果并不确定。因此，在质量指标和评价方法的选择上，同样需要进行成本 - 效果和成本 - 效益等分析，选取与护理服务质量相关的指标，采用适宜的评价方法和频次，避免质量管理中不必要的资源浪费。

 导入情境分析

对本章的导入情境进行分析，小王与老护士长相比，年龄、经验、经历等的不同决定了小王不能沿用老护士长的领导风格与领导方式，小王需要以管理学中常用的管理理论为指导，在工作中做好以下几方面的工作：①融入新集体，尽快在新科室中建立良好的人际关系与团队合作关系是取得管理成功的第一步。②建立健全科室的各项工作标准、制度、规程等，使用制度管理，而非过去的经验型管理。③建立护理岗位及基于岗位的工作分工，注意护士职责权利的统一。④小王比老护士长年轻，工作中确定威信的第一步应该是照章办事，但是也应该根据管理对象的不同注意使用更适当的领导方式。⑤适当使用激励、授权等管理手段，增加护士对科室工作的参与意识，提高个人工作绩效。同时，小王还必须意识到科室管理是一个系统，各项管理活动都有必然的联系，即管理的系统原则，但一切管理必须基于人本原则，发挥人在管理活动中的积极性和主动性，同时，所有的管理方法和措施都必须在实践检验中不断验证与修改完善，即基于动态原则，当然一切管理最终目标是提高管理效果，产生管理效益。

（马伟光）

思 考 题

1. 泰勒的科学管理理论的主要观点及贡献有哪些？
2. 梅奥的霍桑试验可以用于解释管理学中的哪些问题？
3. 如何应用管理的基本原理和原则指导护理管理实践？

案例分析题

VIP 病区的筹建与管理

［案例介绍］

某三甲医院根据社会需求打算设立一个 VIP 病区。医院和护理部首先通过公开竞聘的方式，最终选择了在心内科担任十余年病房管理工作的李护士长作为新的 VIP 病区科护士长。护理部

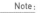

刘主任亲自与李护士长谈话,希望她尽快熟悉新的全科工作,并表示护理部会作为她开展管理工作的坚强后盾。刘主任还特别指出,从病房护士长到大科科护士长,特别是 VIP 病区科护士长,管理范围和对象都发生了深刻的变化,也就要求管理者尽快转变观念,跳出单个病房的范畴,站在更高的高度,纵览全科,要从全科利益出发,充分考虑大科整体的利益最大化,集中全科各个病房和护理团队的优势为全科护理工作开创新局面。

李护士长果然不负众望,她参与筹建的 VIP 病区更注重营造患者良好的就医环境,拥有完善的生活、娱乐与通信设施。在护理管理方面,李护士长既严格执行各项规章制度又对病区进行灵活管理,她提出护士可以根据患者需要采用弹性排班,允许患者选择护士为其进行护理操作。各班护士严格交接班,认真记录,及时巡视,保证护理任务按时完成。经过一年的试运行,病区患者满意度明显提高,社会反响良好,同时也为医院带来了较好的经济效益。

［问题提出］

1. 李护士长在参与筹建的 VIP 病区中哪些方面发生了变化?

2. 李护士长在自身转变过程中体现了哪些管理的基本原理与原则?

［分析提示］

案例分析思考要点:①应用本章管理理论中的动态原理进行分析和解决问题,注意管理对象、管理范畴和服务对象等方面的变化。②结合案例,可着重从动态原理与人本原理等管理的基本原理与原则方面思考李护士长管理工作的合理性与有效性。

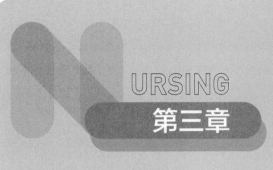

第三章

计　划

03章　数字内容

── 学 习 目 标 ──

- 知识目标：
  1. 掌握计划的概念、种类及形式，目标管理的概念、特征及过程，时间管理的概念及过程，管理决策的概念及程序。
  2. 熟悉目标管理与项目管理的异同，管理决策的原则及影响因素。
  3. 了解计划、时间管理的作用，管理决策的类型。
- 能力目标：
  1. 能运用计划的步骤，合理规划自身生活、学习、工作；能运用时间管理方法，提升自身生活、学习、工作效率。
  2. 能根据目标管理的过程，制订可达成的目标管理方案；能运用决策的基本程序及方法，对护理管理问题做出科学决策。
- 素质目标：
  具备统筹规划、正确决策、高效落实的护理管理专业精神。

　　　　　　　　　　　　　　——————— 导入情境与思考 ———————

忙碌的护士长

　　1个月前,护士王某应聘到内科病房担任护士长。她每天的工作就像"救火队员",不是帮助护士执行医嘱,就是帮助护士做静脉输液、肌内注射等操作,还要接大量的电话以及参加各种会议,而且她乐于助人,别人找她帮忙,她不好意思拒绝,统统答应下来,就这样她每天忙忙碌碌,经常加班。但年终总结时,病区的专业水平提升、护理质量控制、病区护士培养等重要工作都没有做出成绩。护士们颇有微词,表示护士长没有制订明确的病区发展规划,护士们找不到努力的目标。王护士长也很有挫败感,自己的辛苦得不到大家认可,想调换科室。

　　请思考:

　　王护士长目前工作中存在什么问题,她应如何解决?

———

　　古人云:"凡事预则立,不预则废",其中的"预"就是指计划,是人们对未来的筹划与安排。管理的过程是从计划开始的,计划是管理工作中最基本的职能,它既是组织管理工作的基础,也是实现组织目标的保证。一个好的计划,可以使组织的工作事半功倍,反之,则事倍功半,甚至一事无成。

第一节　概　　述

一、计划的概念及作用

(一)计划的概念

　　计划(plan)是根据需要解决的问题,经过科学预测,权衡客观的需要和主观的可能,提出未来要达到的目标及实现目标的方法。计划有狭义和广义之分。狭义的计划仅指计划制订的过程。广义的计划指计划制订、计划实施、检查和评价计划的三阶段工作过程。例如,全院护理工作年度计划包括护理部制订全院护理工作年度计划的"计划制订"过程,护理部、科护士长和护士长组织逐级落实的"计划实施"过程,以及通过三级护理质量监控网络进行定期检查的"评价计划"过程。

　　计划通常用5W1H来表示。What:决定做什么? 指设立目标和内容,明确计划工作的具体任务和要求。Why:说明为什么要做? 弄清原因和理由,明确计划的宗旨、目标和战略。Who:由何人来做? 落实执行人员,规定计划的每个阶段由哪些部门和人员来负责、协助、监督执行等。Where:在什么地方做? 确定实施计划的地点和场所,掌握和控制环境条件和空间布局。When:什么时间开始做? 明确计划的开始及进度,以便进行有效的控制和对能力及资源的平衡。How:用什么手段方式来完成? 制订实施措施,对人、财、物等资源合理使用和分配。

(二)计划的作用

　　1. 明确工作目标　护理工作繁杂琐碎,但每一具体问题都与组织目标相联系,通过护理计划所设立的总目标,细化分解目标任务,使每一位护士明确自身承担的任务、要求和努力的方向,可为实现护理总目标形成合力。

　　2. 有效规避风险　计划虽无法消除环境变化和未来不确定因素的影响,但管理者在计划制订过程中,必须预期未来的可能变化,预测变化对活动的影响,制订适宜变化的最佳方案,有效规避风险,减少工作中可能的失误,保证组织长期稳定发展。

　　3. 提高管理效率　护理计划提供了明确的工作目标和实现目标的最佳途径,护士能够按照实施方案对人力、物力、财力、时间和信息等资源进行合理分配,最大程度避免重复和浪费,有利于提高护理管理效率,获得最佳效益。

Note:

4. 利于控制工作 控制和计划密切相连,是管理职能中两个重要环节。计划为组织活动提供了目标、任务内容、工作要求、时间进度等,是管理工作中控制活动的标准和依据。管理者可根据计划要求进行对照,发现问题和偏差,及时采取措施纠正,修订和调整原计划以保持正确的方向。例如,护理质量检查,就应该按照计划中制订的护理质量标准,评价计划落实的效果。

二、计划的种类及形式

(一) 计划的种类

1. 按计划的规模分类 主要可分为战略计划、战术计划两种类型。

(1) 战略计划:指决定整个组织的目标和发展方向的计划。战略计划是对如何实现战略目标所进行的谋划,也是制订其他计划的依据。一般由高层管理者制订,时间跨度较大,对组织影响深远,涉及的职能范围较广。例如,中国护理事业发展规划、医院人才队伍建设规划等。

(2) 战术计划:是战略计划的实施计划,较战略计划更加具体。一般由中层管理者负责制订,通常按照组织的职能进行制订,涉及的范围是指定的职能领域,时间跨度较短。例如,病区护理业务学习计划、专科护士培养计划等。

2. 按计划的时间分类 主要可分为长期计划、中期计划和短期计划三种类型。

(1) 长期计划:一般指 5 年以上的计划,是建立在对未来发展趋势的一定预测、评估论证的基础上,规定了组织各个部门在较长时期内从事某种活动应达到的目标和要求,制订了组织长期发展方向、方针和蓝图。由高层管理者制订,对组织具有一定的战略性、纲领性和指导性意义,如《全国护理事业发展规划(2021—2025 年)》。

(2) 中期计划:一般介于长期和短期计划之间,根据组织总体目标的完成要求进行制订,衔接短期计划和长期计划,如《新入职护士培训大纲》的培训时间为 24 个月。

(3) 短期计划:一般指 1 年或 1 年以内的计划,是具体工作部署、活动安排和应达到的要求,为各组织成员在近期内的行动提供了依据,具有战术性特点,如护士年度个人计划。

3. 按计划的约束程度分类 主要可分为指令性计划和指导性计划两种类型。

(1) 指令性计划:是由主管部门制订,以指令的形式下达给执行单位,要求严格按照计划的方法和步骤执行,具有强制性的计划。指令性计划易于执行、考核及控制,但缺少灵活性,如护理部年度绩效考核计划。

(2) 指导性计划:由上级主管部门下达给执行单位,按照计划完成任务、目标和指标,对完成计划的具体方法不做强制性规定,如《关于促进护理服务业改革与发展的指导意见》等。

(二) 计划的形式

从计划种类中可知,计划包含了组织将来行动的目标和方式,因此,计划的内容涉及广泛,存在形式多种多样。美国管理学家哈罗德·孔茨和海因·韦里克从抽象到具体,把计划划分为目的或使命、目标、战略、政策、程序、规则、方案或规划、预算等。

1. 目的或使命 它指明一定的组织机构在社会上应发挥的作用、所处的地位,是社会赋予一个组织机构的基本职能,它决定组织间的区别。目的或使命使一个组织的活动具有意义,如世界卫生组织提出护士的职责任务是"保持健康、预防疾病、减轻痛苦、促进健康"。

2. 目标 是在抽象和原则化的目的或使命基础上,进一步具体化、可测量成果,目标不仅是计划工作的终点,也是组织全体成员共同努力所要达到的结果,目标必须具体、可测量和可评价。例如,本年度的护理质量目标是全院护士护理技术考核合格率≥95%、患者健康教育落实率 100%。

3. 战略 是为了实现组织总目标而采取的行动和利用资源的总计划,指出工作的重点和顺序,以及人力、物力、财力、时间、信息等资源的分配原则,是实现目标的指导和行动方针。例如,为了应对老龄化社会的养老难题,《中国护理事业发展规划(2016—2020 年)》中提出了大力推进老年护理,把老年护理服务列为重大工程项目。

4. 政策　是组织为了达到目标而制订的一种限制活动范围的计划,具体规定了组织成员行动的方向和界限。政策一般比较稳定,由组织高层管理者确定。政策能帮助组织事先决定问题的处理方法,比目标更加具体,操作性更强,如医院护士休假政策、绩效考核政策等。

5. 程序　是根据时间顺序确定的一系列互相关联的活动,它详细列出处理问题的例行办法、步骤,是执行政策的具体实施方法。组织中每个部门都有程序,越到基层组织,程序数量越多,越具体化。例如,完成护理计划的过程,就是运用护理程序,详细规定护理工作中处理问题的方法和步骤。

6. 规则　是根据具体情况对是否采取某种特定行为所做出的规定。规则通常是最简单形式的计划。它详细、明确地阐明行动要求,约束和管理执行者的行为,起到行动的指导作用,成为员工实现目标而遵守的行为规范,如各类规章制度、技术操作规则、护理常规等。

7. 方案或规划　是一个综合的计划,包括目标、政策、程序、规则、任务分配、步骤、资源分配以及为完成既定行动方案所需的其他因素。通常情况下,一个主要方案或规划可能需要很多派生计划或支持计划。例如,护理部制订全院的护士分层培养方案中,不同职称、岗位的护士应制订不同的培养方案,包括培训目标、培训方法、时间安排、经费支持、政策规定等。

8. 预算　是一份用数字表示预期结果的计划。预算是文字计划实施的支持和保障,通过预算起到控制和指导工作的作用,使计划更加精准和科学,如护理部关于科研经费的预算。

三、计划的步骤及应用

(一) 计划的步骤

计划是管理的基本职能,根据社会需要以及组织自身能力,通过计划确定组织在一定时期内的奋斗目标,有效地利用组织的人力、物力、财力等资源,协调安排好组织的各项活动,以取得最佳的经济效益和社会效益。计划是一种连续不断的程序,经过此程序,组织可预测其发展方向,建立目标并采取适宜行动方案以达到组织目标。计划的步骤分为 7 个阶段。

1. 分析形势　计划工作的第一步是对组织现存形势进行分析评估,可以采用 SWOT 分析法。S (strength) 指组织内部的优势;W (weakness) 指组织内部的劣势;O (opportunity) 指来源于组织外部可能存在的机遇;T (threats) 指来源于组织外部可能的威胁或不利影响。通过分析评估组织现存形势和资源,外部条件和内部条件,组织自身优势和劣势等,预测未来可能出现的变化,认识到组织发展的机会,组织利用机会的能力,以及不确定因素对组织可能发生的影响等,由此做出科学决策。

2. 确定计划目标　在认识机会的基础上,为整个组织、所属的下级单位及个人确定目标。计划的主要任务就是将组织目标进行层层分解,以便落实到各个部门、各个活动环节,形成组织的目标结构,为组织整体、各部门和各成员指明方向,通过目标进行层层控制,作为标准可用来衡量实际的绩效。

3. 拟定备选方案　综合多种因素集思广益,运用创造性思维从不同角度出发,拟定几个高质量的备选方案,要体现方案的合理性、适宜性和创新性。方案不是越多越好,对可供选择方案的数量应加以限制,以便集中主要精力在可行性方案论证上。拟定备选方案应考虑方案与组织目标的相关性、可预测的投入和效益之比、可接受程度、时间因素等。

4. 比较备选方案　认真考查、论证、综合评价每一个方案,包括方案的可靠性、科学性、可行性、经费预算合理性、效益显著性等。评估可供选择的方案要注意考虑到每一个计划的制约因素和隐患;要用总体的效益观点来衡量计划;既要考虑可量化的因素,又要考虑到无形的定性因素;动态地考察计划的效果,特别注意潜在的、间接的损失。

5. 选定最优方案　选择方案是最重要的抉择阶段。备选方案根据上述步骤的分析、比较及优先次序的排列后,结合组织、部门或成员的实际情况和可以完成的具体条件,选择出最优的计划方案。

6. 制订辅助计划　方案选定后,还需要制订辅助计划来帮助总计划的落实。辅助计划是以总计划为核心编制的分计划,要清楚地确定和描述分计划,确保有效执行并达到预期总计划。例如,医院

Note:

引进一项新技术,相应的辅助计划包括采购计划、设备安装计划、设备维修计划、人员培训计划等。

7. 编制预算 编制预算实质是对组织资源的分配计划,包括人员、经费、物资、时间等方面的内容。在确定计划后,最后一步就是把计划转变成预算的形式,使计划数字化。编制预算,一方面是为了计划的指标体系更加明确,另一方面是使组织更易于对计划执行进行控制,也成为衡量计划完成进度的重要标准。

（二）计划的应用

计划在护理工作中应用广泛,围绕护理管理的工作重点,计划制订主要涉及以下几个方面:

1. 护理发展战略规划 主要指决定整个组织的目标和发展方向的计划,通过预测组织生存发展的外部环境发展而制订。面对国家医疗卫生体制改革等一系列内外环境的变化,社会对医疗护理服务日益增长的需求,护理管理者必须要顺应时代发展,预测护理发展趋势,提升护理战略规划能力,做到未雨绸缪。国家卫生健康委员会每5年制定护理发展规划纲要,医院护理部应根据上级主管部门的规划要求,结合医院的实际情况,制订适合护理自身发展需求的规划,确定发展战略,明确目标任务,指明护理团队努力方向。

2. 护理行政管理计划 主要指促进护理组织高效有序运转的行政统筹规划,围绕组织管理、物资管理、人力管理、经济管理等方面制订。临床常用的有护理部年度工作计划、病区护理部年度工作计划、病区护理人力资源调配方案、护士绩效考评、奖惩计划、护理设备采购计划等。护理部主任制订本院护理发展规划,各病区护士长制订相应实施计划,护士落实具体方案,各层级护士各负其责、共同协作,以实现全院的护理发展目标。

3. 护理业务计划 主要指针对护理服务目标制订的质量提升计划,围绕保障患者安全、提高护理专业能力、护理服务质量、职业防护意识等方面制订。例如,护理服务行动改善计划、优质护理服务计划、降低不良事件发生率计划、护理质量控制计划、应急突发事件及风险应对方案、锐器伤防护培训计划等。护理业务计划将针对护理活动中存在的薄弱环节,持续质量改进,以保证护理服务质量,提高工作效率,满足社会健康服务需求。

4. 护理教育计划 主要指针对护理人才培养目标制订的教育教学进度安排,围绕培养对象、培养目标、培养内容、培养时间、培养方式等要素制订。临床常用的有年轻护士规范化培训计划、护士分层培养计划、专科护士培养计划、护士进修计划、护理管理人才培养计划等。由于护理人才成长周期较长,教育计划可根据不同的培养对象、培养目标制订相应的中长期规划、短期计划,形成不同的培养方案。

5. 护理科研计划 主要指为了提高护理科研水平而进行的人、财、物统筹管理规划,围绕护理科研目标、科研进度安排、科研经费分配、预期科研成果、支持保障措施等方面制订。例如,护理学科建设规划、护理科研基金申报计划、重点专科经费使用计划等。由于科研水平提升是一个缓慢的过程,科研探索存在着不确定性,所以科研计划制订需要有一定的弹性。

第二节 目 标 管 理

一、目标管理的相关概念及特征

（一）目标管理的相关概念

1. 目标（object） 指在目的和任务指导下,整个组织要达到的可测量的、具体的成果。

2. 目标的作用

（1）导向作用:目标是活动的预期目的及预期结果的设想,帮助引导组织成员形成统一的行动,为全体人员指明共同努力实现的方向,并通过实践活动实现目标。

（2）激励作用:只有在员工明确了行动目标后,才能调动其潜力,使其尽力而为,创造最佳成绩。

员工也只有在达到了目标后,才会产生成就感和满足感。

(3) 凝聚作用:目标明确了组织内部各成员的具体任务及工作范围,使组织成员间思想和行为更加统一,有利于激发组织成员的工作热情、责任感,有助于相互配合提高工作绩效。

(4) 标准作用:目标可以成为衡量工作成效的尺度,用可观察、可测量的工作结果作为衡量组织成员工作绩效的标准。例如,"抢救物品100% 完好率"就是科室在抢救物资管理方面的一个目标和评价标准。

3. 目标管理(management by objects,MBO) 是指组织中管理者与被管理者共同参与目标制订,在工作中自我控制,努力完成工作目标的一种管理方法。

目标管理亦称"成果管理",俗称责任制。它既是一种思想,也是一种管理办法。与传统的管理模式不同,目标管理重视人的因素,把个人需求与组织目标结合起来,通过将组织的整体目标逐级分解,转换为各单位、各员工的分目标,这些目标方向一致,环环相扣,相互配合,形成协调统一的目标体系。只有每个人员完成了自己的分目标,整个组织的总目标才有完成的希望。在目标管理制度下,监督的成分很少,而控制目标实现的能力却很强。

知 识 拓 展

目标管理的产生

目标管理(MBO)是在泰勒的科学管理理论的基础上,由美国管理专家彼得·德鲁克(Peter F. Drucker)1954年在其名著《管理实践》中最先提出。第二次世界大战后,西方经济由恢复转向迅速发展,目标管理的运用大大调动了员工积极性,并提高了企业竞争力,在美国得到广泛应用,并很快为日本、西欧国家的企业所推崇,被公认为是一种加强计划管理的先进科学管理方法。

彼得·德鲁克认为,"企业的使命和任务,必须转化为目标",管理者应该通过目标对下级进行管理,当组织最高层管理者确定了组织目标后,必须对其进行有效分解,转变成各个部门以及各个人的分目标,管理者根据分目标的完成情况对下级进行考核、评价和奖惩。

(二) 目标管理的特征

1. 全员参与管理 目标管理是员工参与管理的一种形式,由上下级共同商定,依次确定各种目标。例如,目标的制订,由护理部与基层护士长一起共同完成,包括实现目标的措施及目标的评价方法,让目标的实现者同时成为目标的制订者。

2. 强调自我管理 目标管理是一种民主的、强调员工自我管理的管理制度,用自我管理代替"压制性管理",这种自我管理可以成为更强烈的动力,促进员工经常对照标准"自我评价",改进工作中的错误和不足,尽自己最大努力把工作做好。

3. 重视成果管理 目标管理将评价重点放在工作成效上,工作成果是评定目标完成程度的标准,也是人事考核和奖评的依据。通过目标管理产生的成果,成为评价管理工作绩效的唯一标志。

4. 重视整体性管理 目标管理是将总目标逐级分解,各分解目标要以总目标为依据,方向要一致,每个部门、每个成员需要相互合作、共同努力、协调一致,保障完成总体目标。

二、目标管理的过程及应用

(一) 目标管理的过程

目标管理的具体实施分三个阶段:第一阶段为目标的设置(制订目标);第二阶段为目标实施的执行过程(实施目标);第三阶段为检查与评价(考核目标)。三个阶段周而复始,呈螺旋状上升,不断达到新的目标。

1. 制订目标 目标的设置是目标管理过程中最重要的阶段,这个阶段可以细分为4个步骤。

(1) 高层领导制订总体目标:根据组织的计划和客观环境条件,管理者与下级充分讨论研究后制订出总体目标。

(2) 审议组织结构和各层级职责分工:目标管理要求每一个分目标都有确定的责任主体。因此预定目标之后,需要重新审查现有组织结构,根据新的目标分解要求进行调整,明确目标责任者。

(3) 设定下级目标和个人目标:在总体目标指导下,结合实际情况制订相应具体的下级目标和个人目标。有效目标的要求:①目标陈述规范,应表达为"主体 - 行为 - 行为标准或行为结果"。②有明确的实现目标时间期限。③目标设定适当,兼顾挑战性和实用性,执行者通过努力可以达到。④目标具有可测量性,用数量指标或质量指标具体描述,便于作为标准进行监督检查。

(4) 形成目标责任:上下级在实现各项目标所需的条件,以及实现目标后的绩效考核达成共识,并签署协议。上级授予下级相应的资源配置的权力,实现责任与权利的统一。

2. 实施目标　目标管理者采用自我管理的办法,按照目标总体要求、目标规范及权限范围,调动各种积极因素,发挥自身能力,落实并确保目标实现。上级管理者主要是协助、指导、咨询、监督、支持以及为下属创造良好的工作环境。

3. 考核评价　在达到预定的期限后,上下级一起对目标完成情况进行考核和评价。评价方式依目标的性质而异,可采取自我评价、上级评价、同行评价等方式。目标考核的重点在于以下几方面:

(1) 考评成果:以目标及目标值为依据,对目标完成情况进行成果验证,评价绩效。

(2) 实施奖惩:根据评价结果实行绩效考核,做到奖优罚劣,实现赏罚预案,最大限度地调动员工的工作热情和工作积极性,达到激励目的。

(3) 总结评价:总结目标管理中的经验教训,如果目标没有完成,要及时分析原因,制订改进措施,修正更新目标,进入新的管理循环。上级管理者要主动承担责任,并和下级共同探讨和分析,形成彼此信任和团队促进的氛围,为完成下一个管理循环奠定基础。

(二) 目标管理的应用

1. 制订目标科学合理　科学合理的目标是目标管理的前提和基础,在护理部制订总任务目标后,作为护士长,要对护理部提出的总目标有充分的理解和认识,在此基础上可以对总目标提出不同见解和修改,以期更加合理和可及。总目标一旦确定,科室或病房要制订出分目标以及每一位护士的个人目标。用总目标指导分目标,用分目标保证总目标的实现。

2. 明确目标责任主体　各层级责任目标制订后,护理部应组织全院各护理相关科室或病房建立完整的目标实施体系,责任到人,使每位护士的工作直接或间接地同护理部、科室总目标联系起来,明确各层级护士实施目标管理的任务和时间进度,了解自己的工作价值,增强护理团队凝聚力,有效提高工作效率。

3. 强调全员自我管理　护理部在组织全体护士参与目标制订的过程中,通过上下级之间的协商和讨论,尊重护士的个人意志和愿望,消除意见分歧,在具体、特定、明确的目标上达成协议,改变由上而下摊派工作任务的传统做法,可以调动护士的工作主动性、积极性和创新性,有利于护士自我承诺、自我控制、自我管理,为实现共同护理目标努力。

4. 控制目标管理过程　在进行目标管理过程中,同时要建立完善的指导及管理体系,协调落实人、财、物、技术及信息等各类资源,指导落实目标管理内容、方法、任务,把控时间进度,跟踪目标进展,督促检查及考核必须贯穿始终,丝毫的懈怠和放任自流都可能导致目标管理措施不落实或未见成效。实施目标管理期间,应定期召开会议,了解进度,发现问题及时分析、协商、处理,及时采取正确的补救措施,确保目标运行方向正确、进展顺利。

5. 注重工作成果考核　目标管理属于结果导向型的考评方法之一,以实际成果或结果为基础,考评的重点是护士的工作成效。按照目标管理方案建立一套完善的绩效考核体系,可选择执行力强的护理管理者严格考核,客观评价护士实际贡献大小和工作成效,对完成目标管理成效显著、成绩突出的科室或个人按章奖励,对未达到目标、失误多、影响整体工作的科室或个人按章处罚,真正达到表

Note:

彰先进、鞭策落后、奖优罚劣的目的。

6. **确保全员统一认识** 高层护理管理者要对目标管理有全面统一的认识,实施目标管理前,应加强宣传教育工作,清晰地说明护理部实施目标管理的目的,让各级护士了解目标管理的方法、作用、意义和内涵,明确各级护士的任务、工作标准、资源及限制条件等,上下统一认识,保证总体目标的实现。

第三节 项 目 管 理

项目管理起源于美国,是第二次世界大战后期发展起来的重大新管理技术之一。项目管理的发展经历了潜意识的项目管理、传统的项目管理和现代项目管理几个阶段,并在各个行业得到广泛应用。随着信息时代的到来,支撑项目管理的工具和技术日渐成熟,项目管理的发展逐渐全球化、多元化和专业化。

一、项目管理的概念及内容

(一) 项目管理的概念

项目管理(project management)是通过项目相关人的合作,把各种资源应用到项目中,实现项目目标和满足项目相关人的需求。美国项目管理学会标准委员会在《项目管理知识体系指南》(1996)中对项目管理的定义:项目活动中运用专门的知识、技能、工具和方法,使项目能够实现或超过项目相关人的需要和期望。

项目管理具有以下特性:

1. **一次性** 项目有明确的起始、结束时间,没有完全照搬的先例。

2. **独特性** 每个项目过程总是独一无二的,不可重复。

3. **目标的确定性** 项目有明确的时间性目标、成果性目标、约束性目标。

4. **活动的整体性** 项目中的一切活动都是相关联的整体。

5. **组织的临时性和开放性** 为了完成项目而设立的组织没有严格的边界,其成员、人数、职责是变化的。

6. **成果的不可挽回性** 项目在一定条件下启动,一旦失败永远失去重新进行原项目的机会,具有较大的不确定性和风险。

(二) 项目管理的内容

项目管理与多个要素相关联,包括项目、项目相关人、资源、目标、计划与进度、需求等。

1. **项目** 是为创造独特的产品、服务或其他成果的一次性工作任务。例如,护理部拓展服务领域,开展"互联网 + 护理服务"行动,作为项目管理,从提出创意到真正实现护士上门服务,项目结束。

2. **项目相关人** 包括参与项目的各方人员,通过合同和协议联系在一起,共同参与项目。例如,"互联网 + 护理服务"行动的项目相关人员涉及到护士、护理管理者、医院管理者、软件工程师、网络运营商等,还可能包括政府有关部门、合作伙伴、患者、家属等。

3. **资源** 围绕项目建设所需的一切具有现实和潜在价值的资源,分为自然资源和人造资源、内部资源和外部资源、有形资源和无形资源。例如,"互联网 + 护理服务"行动的项目建设中需要护理人力资源、网络平台资源、医院的经费支持、政府的政策保障等。

4. **目标** 是项目需要达到的最终结果。可分为必须满足的规定目标和附加获取的期望目标。前者包括质量目标、时间目标、利润成本目标等;后者包括有利于开辟市场、获得支持及减少阻力等目标。例如,"互联网 + 护理服务"行动的项目预期达到的结果是项目建设完成时间、护士实施上门服务的期限、护士上门服务的质量标准、服务产生的效益、社会的认可度、家庭的满意度等。

5. **计划与进度** 项目计划和进度是项目成功的最重要的因素。为了达到特定目标,预先策划好的具体实施方法,按照日期先后进行顺序排列活动启动和完成的日期,如果进度延期,项目成本增加等风险因素将不可控制。

6. 需求 项目发起人或顾客的要求是制订项目目标的前提,由于对项目的需求和期望不同,要求项目管理者统筹兼顾,加以协调,与项目相关人员密切配合,保证项目顺利完成。

二、项目管理过程及应用

（一）项目管理的过程

1. 项目的提出和选择 项目的提出来源于社会发展趋势、技术发展驱动、社会大众需求、工作中有待改进之处等,面对各种需求产生,需要辨明做什么项目可以满足需求,进行项目识别,由此提出项目。项目选择过程包括 3 个阶段。

（1）项目构思的产生和选择:通过调查和研究,形成具有创新性的构思,对项目构思进行比较、筛选,综合分析多种因素,明确选择项目。

（2）建立项目的目标和明确项目定义:包括项目的构成、界限的划定以及项目说明。

（3）项目的可行性:提出实施方案,针对实施方案进行全面论证,论证结果作为确定立项的依据。

2. 项目的确定和启动 针对拟定的项目,以书面形式报请上级主管部门批准。书面文件包括项目建议书和可行性研究报告。通常情况下,项目建议书包括项目目标、项目必要性、市场现况和发展趋势、可产生的效益、项目方案、所需要资源和条件、优劣分析、效益评估等。可行性报告一般包括技术、组织体系、财务及经济 4 个方面的可行性。书面文件经上级主管部门认可,方可启动项目。

3. 项目的计划和制订 项目计划是项目实施的基础和依据,决定着项目的成败、优劣,能够保证项目在合理的工期内,用尽可能低的成本和尽可能高的质量完成。在项目计划制订过程中必须明确5 个基本问题:项目做什么,即项目要实现什么样的技术目标;如何做,制订工作分解结构图,将技术目标分解到具体的可实现的工作清单中;谁去做,即明确人员使用计划,并在工作分解结构图中注明;何时做,即明确进度计划,在何时实施、需要多长时间、需要哪些资源等;怎样做,即明确费用计划,实施项目需要多少经费。

4. 项目的实施和控制 准备项目实施,建立项目管理组织机构,负责组织管理工作,协调项目内各子系统和项目内外的关系,保障项目顺利实施。项目管理者应进行项目控制,持续监测项目进度,分析项目进展情况,提供项目进展报告。

（二）项目管理的应用

项目管理为临床护理管理者提供了新的思路和管理工具,护理管理者在运用项目管理时需要把握以下关键点:

1. 确定项目管理内容 项目实施前应做好充分的准备,确定项目管理内容,具体如下:

（1）项目范围管理:是为了实现项目的目标,对项目范围的界定、规划及调整等工作内容进行控制的管理过程。

（2）项目时间进度管理:是为了确保项目最终按时完成所采取的一系列管理过程,包括项目活动排序、进度安排及时间控制等具体活动。

（3）项目成本费用管理:是为了能够按照预算完成项目,保证实际成本和费用不超过预算成本和费用的管理过程,包括资源的合理配置和使用,成本、费用的预算分析及控制等工作。

（4）项目质量控制管理:是为了确保项目达到目标所规定的质量要求,对质量规划、质量控制和质量保证所实施的一系列管理过程。

（5）项目人力资源管理:是为了保证所有项目关系人充分发挥作用,达到最大工作效能的管理过程,包括组织规划、项目团队建设、各类人员选聘和合理使用等一系列工作。

（6）项目沟通管理:在项目管理过程中,对项目规划、进度报告及各类措施等进行适时沟通,以确保项目信息的合理收集和传输,保障信息准确及畅通。

Note:

（7）项目风险应对管理：是对项目可能遇到各种不确定因素进行管理，包括风险识别、风险量化、制订对策、风险控制等。

（8）项目采购管理：是对项目实施的资源和服务需求采取的管理措施，包括采购计划、采购与征购、资源的选择以及合同的管理等。

（9）项目集成管理：是为了整体掌控项目进展，对项目的实施和变化做出全局性的管理和控制，确保项目各项工作协调开展。

例如，护理部决定在一个月内组织申报临床重点专科，在项目实施之前，需要成立以护理部主任牵头、护理部干事为负责的项目小组，根据申报材料需要提交的内容，确定资料收集的范围、申报材料准备的时间节点、参与申报筹备的相关人员，由护理部干事负责沟通协调全院各职能科室、各级护士，把控申报材料质量，护理部主任统筹管理，组织全体项目成员通力合作，确保项目申报成功。

2. 设置项目管理机构和人员　针对项目的规模、复杂程度、专业要求等因素，设置项目管理的专门机构及项目专职人员。项目主管部门、主管人员全权负责项目的计划、组织与控制，加强组织协调与配合，对任务进行联系、督促和检查，不断处理和研究解决新技术、新情况、新问题，通过项目团队成员互相合作，准时、优质完成全部工作，实现项目目标。

3. 明确目标和计划　明确目标是完成项目管理的首要任务。对目标细化，做出周全的计划是项目成功的基础。计划包括项目范围、质量要求、时间进度、工作量计算、预算费用、管理支持性工作等详细的实施方案，明确界定的目标和计划是避免走弯路和造成资源浪费的保证。

4. 明确项目管理者的角色　项目的管理者必须了解整个项目需求、项目选择、计划落实直至收尾的全过程，并在时间、成本、质量、风险、合同、采购、人力资源等各个方面对项目进行全方位的管理，还要及时处理需跨领域解决的复杂问题。

5. 打破传统管理思路　在项目管理中应运用矩阵结构的组织形式，对项目进行综合管理。矩阵结构就是由纵横两套管理系统组成的矩形组织结构。部门职能系统为纵向组织，项目系统组成的是横向组织。在运行中，横向项目系统与纵向部门职能系统两者互动交叉重叠起来，充分发挥矩阵组织的强大力量。因此要打破传统管理思想中的条块分割、各行其是的局面，使项目在某一职能部门负责下，做好全方位沟通，部门间协调配合，共同解决问题，确保项目顺利完成。例如，医院感染管理科要建立院内感染监测系统，需要组成临床科室医生、护士和医院管理者共同参与的项目组织。医务科、护理部、感染管理科是医院的职能部门，医生和护士是临床科室人员，分别归属于医务科和护理部管理，因此，由感染管理科牵头，临床科室医生、护士组成的院内感染上报小组，完成院内感染控制。

6. 加强项目监测评估　定期监测项目实际进程，明确实际进程与计划进程的差距和变化，及时调整是有效完成项目管理的关键。当项目完成后，护理管理者应针对项目团队和完成情况进行反馈，对项目绩效进行评价，总结经验和不足，为今后的项目管理提供可借鉴的建议和意见。

第四节　时　间　管　理

时间是一项特殊、不可替代、不可或缺的资源。富兰克林曾说："时间是构成生命的要素"。快节奏的工作是现代社会的一个特点，护理工作更是如此。由于工作繁杂，常有意外事件出现，护士的时间经常被非计划性事件占用。因此，学会管理时间，科学有效利用时间，才能提高工作效率。

知 识 拓 展

第克泰特时间

长期操纵着世界经济的犹太人习惯把上班后的一个小时，定为"第克泰特时间"，在这段时间里，必须将昨天下班到今天上班之间接到的信函、传真、E-mail 等全部回复，用电脑打好并发出，

Note：

或者用电话回复。现在"第克泰特时间"这句话,在犹太人之间的言外之意是"谢绝会客"。犹太人之所以注重"第克泰特时间",是因为在激烈的商战中,他们以"马上解决"作为工作的座右铭。在能力卓越的犹太人的办公桌上,看不见"未决文件"。犹太人在很大程度上避开了毫无意义的推杯换盏,代之以精练的工作语言和干练的工作作风。

"第克泰特时间"指工作时,一定要全身心投入,不要浪费时间,更不要把工作场所当成社交场合,妨碍工作。

一、时间管理的概念及作用

(一) 时间管理的概念

时间管理(time management)是指在同样的时间消耗情况下,为提高时间的利用率和有效率而进行的一系列控制工作,包括对时间的计划和分配,以保证重要工作的顺利完成,并能够及时处理突发事件或紧急变化。

(二) 时间管理的作用

1. **提高时间价值** 时间的价值是以一个人(或社会群体)在一定时间里取得的成果及对社会的贡献与作用来测量的。成功者与不成功者所具有相同的时间,但时间的价值却不尽相同。对于成功者来说,其取得的成果愈多,对社会贡献愈大,其时间价值也就愈大。人们期望通过时间管理,在有限的时间里创造更多的成果,更好地提高时间价值。

2. **有效利用时间** 时间往往并不能完全由个人来掌握或控制,可分为可控和不可控的两个部分,即被动时间和可支配时间。被动时间又称响应时间,是个人不可控的时间,是用于响应其他人提出的各种请求和要求,或处理各种意外事件的时间。可支配时间又称自由时间,是指个人可以控制的时间。时间管理的重点就是如何利用好这一部分时间。越是中下层的管理者,可支配时间在其工作时间中所占的比重越小。学会灵活运用时间管理方法,可对时间资源进行合理分配和使用。

3. **提高工作效率** 时间管理实质上就是"自我"管理。我们不能控制时间的流逝,但可以管理自己的时间。时间管理需要抛弃陋习,引进新的工作方式和生活习惯,包括制订目标、妥善计划、分取时间、权衡轻重、权利下放、自我约束、持之以恒等,以提高效率,事半功倍。时间管理的本质就是一种个人的作业计划,教会人们学会管理时间,增强个人能力,提高工作效率。

4. **提高时效观念** 从某种意义上来看,护士做好时间管理具有更为重要的意义。因为护士不仅运用着自己的时间,而且直接或间接地影响着患者等其他人的时间。在时间的安排和运用上,时机的选择是否正确或及时,往往会产生不同的影响。在某些时候,时间不仅受个人支配,而且受多种因素的支配,因而驾驭时间就显得更为困难,需要做更大的努力。更应注重时间管理,做到精于安排时间,使时间的浪费减少到最低限度。

5. **提升生命价值** 探索如何提高时间的效率和克服时间浪费,一方面是由于发展生产力的客观需要,时间管理有利于提高生产力,促进未来发展;另一方面,时间管理的作用不只在节省多少时间,而是帮助人们寻求更好的策略及方法提高自身的能力,把握现在,追求生命的价值。

二、时间管理的过程及应用

(一) 时间管理的过程

1. 评估

(1) 评估时间使用情况:了解自身时间的分配和使用情况,按照时间顺序罗列和记录一定时间内的活动、活动的原因、计划使用的时间、实际消耗的时间、是否有紧急和不可控时间的花费等。可将活动进行分类,计算每一类活动所付出的时间占总体工作日时间的比例,判断时间分配的合理性,寻求时间管理方案的修正点并进行调整。

Note:

（2）掌握和利用自己的生物特性：从生理学角度，一个人的青壮年时期是最佳工作年龄时区；当管理者一般35~55岁是最佳时区。根据人的生物学说，每个人都有自己的生物钟，应掌握自己每天身体功能的周期性，何时精力最充沛，何时处于低潮。每日、每周、每月不同时间脑力、体力都不同，其工作效率是不同的。掌握自己的生物周期变化，也就掌握了自己的效率周期，充分利用精力最佳时间做最重要的工作，把日常事务和次要工作安排在生物钟处于低潮的时段，提高时间利用率。

（3）评价浪费时间并分析影响因素：浪费时间是指花费的时间对实现组织和个人目标毫无意义的现象。评价浪费时间是时间管理的重要环节，以便有针对性地克服。浪费时间的原因可分为主观和客观两方面。常见的主要因素见表3-1。

表 3-1　常见浪费时间的主要因素

客观因素	主观因素
1. 计划外的来访、电话、会议等打扰	1. 缺乏有效使用时间意识
2. 过多的社交活动	2. 主次不分、计划不周或缺乏计划
3. 会议过多或不精，耗时低效	3. 未制订明确目标和优先顺序
4. 工作疲于应付	4. 授权不足而忙碌被动
5. 沟通不畅，导致误解、推诿	5. 不善于拒绝
6. 协作者能力不足	6. 缺乏决策力
7. 突发事件干扰	7. 处理问题犹豫不决、缺乏果断
8. 工作程序要求不清晰	8. 文件、物品管理无序
9. 政策、程序、要求不清	9. 目标不清，盲目决策或缺乏决策能力
10. 文书档案繁杂	10. 个人不良习惯延误

2. 时间管理方法及运用

（1）ABC时间管理分类法：美国著名时间管理专家作家阿兰·拉金（Alan Lakein）指出，为了有效管理及利用时间，管理者必须将自己的目标分为3个阶段，即五年目标（长期目标）、半年目标（中期目标）及现阶段的目标（短期目标）。然后，将这些目标分为ABC三类。ABC时间管理法是要抓住关键因素，解决主要矛盾，保证重点，兼顾一般。

首先是建立工作时间表，将目标首先分为三类（表3-2），将每一组目标都整齐排列，最优先项目就是A，所有A和B都做完后才做C类目标。或采用编号方式，或用标色法，如最优先的划上红线，中等优先者为蓝线，依此类推。如果把A、B两类事情办好，就完成了工作的80%，这也是意大利著名经济学家巴瑞多的80/20原则的运用，该规则说明一组项目中80%的价值通常集中在该组项目的20%上，也就是说完成20%的目标可能获得80%的效果。所以要优先处理每天工作时间表上最重要的项目。

表 3-2　ABC 时间管理分类

分类	特征	要求
A 类	最迫切、紧急、重要；如果不处理，对完成组织目标影响大	亲自、立刻、花时间去做好
B 类	应该做，迫切、较重要；如果不处理，对完成组织目标有一定的影响	最好亲自去做，但也可以授权让下属去做
C 类	可做可不做，不紧急或不重要；如果不处理，对完成组织目标影响不大	有时间时去做，没有时间时拒绝或延迟去做，或授权去做

Note:

(2) 四象限时间管理法：美国著名管理学家史蒂芬·科维(Stephen Covey)提出了时间管理四象限理论，一般可按照四象限管理法分为四类，将工作按照重要和紧急两个不同的程度划分为四个"象限"：既紧迫又重要、重要但不紧迫、紧迫但不重要、既不紧迫也不重要(图 3-1)。必须做的是非常重要的或非常紧迫的；应该做的是重要并且紧迫的事情；有时间就要做的是不紧迫的事情；可授权给他人做的是不重要的事情。前两类分别为 A、B 类事情，后两类可归入 C 类。如果能够较好地把事情分类，完成 A、B 两类工作，就等于完成全部的 80%，若临时催问 C 类的事，就可将此事列入 B 类，若持续或者有人亲自催问，就可划此事列入 A 类，即"有计划的拖延"。俗语说："天有不测风云"，事先安排的行事历程，必要时仍需有所更改，只要把握原则，任何调整都心安理得。如果 A 类事情太复杂或工作量太大，可将部分工作授权别人去做，或采取将事情分为若干阶段逐点解决的方法。最主要的是要将时间用于最重要的工作上，在适当的情况下要有勇气并机智地拒绝不必要的事情。

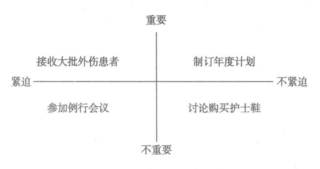

图 3-1　四象限时间管理法

3. 效果评价　对时间管理的效果进行综合分析，一般情况下可采取某一时段进行评价，如每日、每周、每月等，评价时间安排的合理性、活动主次安排、时间利用的程度、有无浪费时间及时间管理过程等。要关注时间投入后产出的成果，分析能否用最少的时间获得最大的效益和效果。通过时间管理的评价帮助管理者找出有力控制时间的手段，提升管理者的时间掌控能力，提高工作效率。

(二) 时间管理的应用

人总是无时无刻面对"时间运用"问题。如何"善用时间"，提高时间的利用效率，技巧如下：

1. 遵循时间管理程序

(1) 列出目标：即为自己或所管理的部门设定目标，拟定计划，目标应具体、明确、可以达到，要有时间限制，有时目标可以具有弹性。

(2) 决定优先顺序：按照重要程度对目标进行排序，决定先后次序。在有限的时间内，要确保对最重要的目标给予优先权。

(3) 列出具体活动顺序：明确为实现目标所必需进行的活动及先后顺序，如列出工作清单，划分ABC 分类，填写分类表，准备实施。

(4) 规划活动日程：按照事件的优先顺序，安排活动日程，每天开始工作前或前一天下班前列出一日工作，思考后按重要性和程度排列工作的先后次序，安排好时间表。

(5) 落实行动：按照计划中的排列顺序将活动日程付诸实施，消除浪费时间的因素，增加节约时间的手段。

(6) 评价成果：活动结束后回顾一下时间的运用情况，利用记事本、手册、台历等做好时间记录，便于分析浪费时间的因素，总结经验，对以后的工作起到指导作用。

2. 合理安排时间　为提高时间使用效率，管理者不能给一项工作安排过多的时间，否则就会使工作缓慢进行，直到用完安排的所有时间。因此，管理者安排工作任务时应进行时间预分配，执行者对自己实际的时间支出要合理安排，有效控制。

3. 保持时间利用的相对连续性和弹性　根据心理学家研究，人们专心做一件事或思考一个问题

Note:

时,最好能连续完成,避免把整块时间拆散。为了充分利用时间,应把一天中工作效率最高的时间段作为整块的可支配时间来安排。在此期间,尽量减少一切干扰。为防止干扰,集中处理不重要的事情,并安排在效率周期的低谷阶段。在计划时间时要留有余地,以防出现意外情况。同时,注意劳逸结合,以保持工作的持久性。

4. 学会授权与拒绝　管理者很多工作不可能事必亲躬,应正确应用授权,将任务分解,将一部分工作用适当授权的方法交给下属完成,以节省自己的时间。此外,为保证时间的有效利用,避免不必要的事务干扰正常工作,应采取适当和巧妙的拒绝策略。例如,当要求完成的工作不符合个人的职务、专业目标,不属于自己职责范围,或需要完成的工作非自己力所能及,或承担了该项工作会影响自己正常职责范围内的工作等情况,应该果断拒绝。

5. 养成良好的工作习惯　护理管理者应培养自身的时间成本观念和时效意识,提高掌控时间的能力,能够灵活运用时间管理的技巧。例如,在工作中养成立即行动的高效作风;仔细分析任务,设定完成期限;加强工作的计划性;攻坚克难,从难完成的任务入手;充分利用自己的最佳工作时限解决最重要和最紧迫的事务;改善工作环境,保障信息畅通,各种流程清晰简化,分工明确;要少开会、开短会,抓住中心议题控制会议时间;采取各种信息化手段,减少面谈面议等谈话时间;谈话及电话要抓住要点,减少时间拖延;做好各种记录和档案管理,及时处理、阅读和解决问题;同时要有弹性工作的理念,及时应对突发事件等。

第五节　管理决策

一、管理决策的概念及类型

决策作为管理的重要职能,贯穿于整个管理活动过程,是科学管理的核心。决策理论代表人物美国管理学家西蒙(Harbert A. Simen)指出,"管理就是决策"。因此决策是管理者的一项基本职能。在计划形成和实施过程中,决策是计划工作的核心和前提,计划是决策的组织落实过程。护理管理者要引导和组织下属实现一定的目标,必须掌握和提高决策水平。

(一) 管理决策的概念

管理决策(management decision making)指管理者在管理活动中,为了实现预期目标,选择合理方案的分析判断过程。广义的决策可以理解为决策者制订、选择、实施方案的整个过程,狭义的决策专指决策者对行动方案的最终选择。

(二) 管理决策的类型

1. 根据决策所涉及的问题划分　可分为程序化决策与非程序化决策。程序化决策又称常规决策,是针对日常业务活动和管理工作中经常、反复出现的常规性实践和问题做出的决策,可形成一套常规的处理办法和程序,不必每次重复决策。非程序化决策又称非常规决策,是针对非重复性的新事件或新问题所做出的决策。通常是过去未发生过,无先例可循、无经验可参考、无程序可依的决策,一般与战略决策有关。管理的层次越高,非程序化决策越多。

2. 根据环境因素的可控程度划分　可分为确定型决策、风险型决策及不确定型决策。确定型决策是决策方案所需条件和结果都准确知道的决策,决策者确知需要解决的问题、环境条件、决策过程及未来的结果。风险型决策指决策的每一种方案有两种或两种以上的可能结果,而且知道每一种结果发生的可能性,决策者不能预先确知环境条件,决策问题存在多种自然状态,采用哪一种方案都有风险性,要对多种风险进行应对以防不测。不确定型决策指决策问题的各种可能的结果和出现的概率均不知道的决策,决策者不能预先确知环境条件,方案的最终结果也不可确定。

3. 根据决策的主体划分　可分为集体决策与个人决策。集体决策是由管理者组织集体做出的决策,个人决策是管理者个人做出的决策。集体决策适用于各种决策活动,尤其是重大问题的决策都应集体商讨后做出。个人决策适用于日常事务性决策及程序性决策,但当遇到紧急事务需要决策时管理者个人也要进行果断反应。

4. 根据决策的重要性划分 可分为战略决策和战术决策。战略决策指与确定组织发展方向和长远目标有关的重大问题的决策,具有战略性、长期性、规划性和全局性。战术决策是为了完成战略决策所提出的目标,制订未来一段短期时间内要实施的具体行动方案。

二、管理决策的原则

(一) 管理决策的原则

1. 信息全面准确 要找出关键性问题,把握问题要害才能做出正确的决策,信息数据的真实性、全面性和准确性至关重要。正确的信息才能得出科学、审慎的决策结果。

2. 明确决策目标 应明确组织的整体目标和要决策的问题,组织中的每一项决策应围绕整体目标开展,才能做出符合实际的决策。

3. 选择最优方案 建立至少两个以上可行方案的选择和比较,针对各种影响因素及不可控因素,权衡利弊后择优选择。

4. 综合评价可行性 考虑方案的可行性,要充分评估决策方案完成所要求的主客观条件,预测决策结果及实施后的影响。把握和控制决策的风险要尽量收集全面的信息,对未来进行判断,抓住决策时机,敢冒风险又不蛮干。

(二) 管理决策的影响因素

1. 客观环境因素 不同的环境条件下,护理管理决策的过程和方法不尽相同。首先,在时间比较紧迫的情况下,决策前信息收集的深度和广度受到限制,可能会导致仓促做出决策;其次,人、财、物、信息等资源条件不足的影响;第三,受到社会因素影响,如法律法规、社会文化、伦理规范、传统认知等。

2. 决策者个人因素 决策者个人背景及行为特征对决策有重要影响,包括决策者个人的经验、经历和对有关情况的把握,个人价值倾向、风险偏好、对问题的感知方式及认知风格,处理信息资料的能力等。由于决策者个人因素,对同一问题可能做出不同的决策。

3. 不确定的因素 比如决策所涉及的问题、决策的重要性、有无竞争、风险大小等。

三、管理决策的程序及应用

(一) 管理决策的程序

管理决策的制订包括以下几个方面:

1. 识别决策问题 决策是为了解决问题而做出的决定和采取的行动,管理者首先要界定存在和需要解决的问题,识别问题就是对事物进行分析找到问题所在。通过调查研究全面掌握一手资料,善于发掘难题和发展机会,找出产生问题的主要原因和相关因素。

2. 确定决策目标 需要决策的问题确认后,要分析和确定什么因素与决策相关,通过认识问题、分解问题、明确差距、分析变化和寻找原因,根据现存的和可能的条件、重要程度、优先顺序,确定决策目标。目标的内容、大小和决策者对目标的认识都会影响决策的顺利进行。

3. 评析备选方案 决策者充分收集相关信息,全面分析,从多角度审视问题,拟定出各种情况下的备选方案。分析每种方案的价值、优势、劣势、预期结果、可操作性、技术合理性、环境适应性、资源达成的可行性等,评判各方案可能出现的问题、不确定性、困难、风险,运用定量分析和定性分析的方法,综合权衡判断,对各种方案进行排序,提出取舍意见。

4. 选择最优方案 决策者在确定获取足够的信息,认真判断和详密的思考分析的基础上,选择以最低的代价、最短的时间、最优的效果实现既定目标的最佳方案。最优化的决策应符合 3 个标准:一是全局性,应考虑大局意识和全局效益;二是适宜性,决策应考虑正确的结果,也要因地制宜,适宜实际状况;三是经济性,做到少投入大产出。

5. 实施决策方案 方案的实施是决策过程中至关重要的一步。应制订具体的措施保证目标的达成;应用目标管理方法把方案落实到位,并建立方案反馈进展报告制度,有问题及时进行调整。

6. 评价决策效果 最后要对决策的方案进行评价,并随着执行过程中可能发生的组织内部条件和外部环境的变化,不断修订方案以减少和消除目标的不确定性。既定目标发生偏离的,及时调整;对目标无法实现的,要重新拟定方案并实施。

(二) 管理决策的应用

在决策的每一个步骤及整个过程中,为实现决策方案的优化,需要运用各种科学手段和技术,才能做到最佳和有效的实现。护理管理者可选择应用的决策方法及技术包括头脑风暴法、德尔菲法、专家会议法、名义群体法、互动群体法、调查研究法等。

1. 头脑风暴法 主要用于收集新设想和创造性建议,以小组讨论的形式,通过共同讨论具体的问题,产生尽可能多的设想、意见和建议,并不需要考虑其质量。一般是将参与成员集合在一起,提出需要解决的问题,在充分开放的氛围下,成员们独立思考,广开思路,畅所欲言,激发创造性,每个人的建议越多越好,成员间互相不做任何评价,对彼此的想法可以相互补充和完善。

2. 德尔菲法 采用匿名发表意见的方式,通过多轮次对专家进行问卷调查,获取专家对所提问题的看法,经过反复征询、归纳、修改,最后形成专家一致性的意见,作为预测的结果。具体实施步骤包括:①根据预测问题和涉及面的要求,遴选专家,确定人数。②以问卷的形式,向所有专家提供背景材料,提出征求意见的内容。③各个专家根据自己的判断独立给出意见。④将各位专家的判断意见进行归纳、修改,再发回各位专家,专家在此基础上再提出修改意见和方案。⑤根据专家意见的集中程度重复多次收集意见和信息反馈,直至专家间的意见基本一致。德尔菲法是一种成本较低、效果较好的决策方法,采用背对背的方式,每位专家能够独立做出自己的判断,避免受到各种因素影响,结论具有一定的科学性、可靠性,但专家主观因素难以避免,也难以进行专家间思维启迪探讨。

3. 专家会议法 是指选定一定数量的专家,按照一定方式组织专家会议,充分利用专家群体的创造性思维和专业特长,集合集体智能资源,相互交换意见,互相启发,通过信息交流产生创造性思维活动,为决策提供卓有成效的成果。专家会议法的不足之处是要避免固执己见以及对权威和大多数意见的附和和屈从。

4. 名义群体法 是在集体决策中,如对问题的性质不完全了解且意见分歧严重,可采取限制讨论的名义群体法。通常把参与决策的成员集中在一起,但成员间不讨论,互不沟通,针对要解决的问题独立思考,召集人要求每个成员把自己的方案和意见写下来,作为备选方案,所有成员进行投票,并根据投票数量确定最后方案。

5. 互动群体法 指通过会议的形式,参与的成员聚集在一起,面对面讨论所要解决的问题,相互启发,共同决策形成可行的方案。此种方法简单易行,成为常用的管理决策方法。

6. 调查研究法 指人们有目的、有意识地认识事物和现象的做法。护理管理者要做好工作决策就要准确把握所面临的问题,进行深入调查研究,了解事实、意愿、要求及状况,为制订相应的举措提供依据。调查研究方法包括问卷法、观察法、访谈法、抽样调查法及文献调查法等。

 ———————————————— 导入情境分析 ————————————————

对本章的导入情境进行分析,王护士长每天忙忙碌碌,得不到大家的认可,关键的问题是在工作缺少计划,落实目标责任时职责不清,不善于时间管理。本章计划、目标管理部分介绍病区制订计划时,应根据上级要求制订明确工作目标,细化分解目标任务,使每一位护士明确自身承担的任务、要求和努力的方向。在时间管理部分,介绍了时间管理的方法,如何抓住工作重点,有效使用时间、处理非本职工作。

针对王护士长工作中存在的问题,改进措施包括:①根据护理部的年度工作计划、月工作计划制订病区工作中的月安排、周总结、日重点,细化和检查计划落实情况。②根据护理部的目标分解任务到每位护士,做到人人职责明确。③运用有效时间管理方法提高管理效率,如 ABC 时间管理分类法、四象限时间管理法等。

(柏亚妹)

思 考 题

1. 如何根据计划的种类执行计划?
2. 如何在护理管理工作中运用目标管理?
3. 在护理项目管理中应把握哪些关键要素?
4. 举例说明管理决策的影响因素?

案例分析题

设立"兼职护士"岗位的管理决策

[案例介绍]

某三甲医院由于床位数增加,面临护理人力不足的状况。护理部采取科室动态调整人力、弹性排班等手段,还是难以避免人力短缺的问题。为此,护理部对全院进行护理人力资源情况调研,通过护士长例会组织讨论,提出若干解决问题的方案,针对各科室的人力状况,根据现有人力资源条件和需求,分析备选方案的优劣,决定设立"兼职护士",在全院护士完成本岗位工作的基础上,护士自愿报名,通过护理部考核,可以利用自己休息时间到某科室某个岗位进行兼职,获得相应的报酬。这一方案既能缓解某些科室的护理人力问题,也使护士的价值得到肯定,获得护士的响应。得到医院的支持,护理部建立兼职护士库,确定使用兼职护士的岗位及职数,逐渐完善了兼职护士的使用规定、考核办法、薪酬待遇及管理要求等,缓解了护理人力资源不足,保障了护理质量,获得好评。

[问题提出]

1. 护理管理者的决策思路是如何形成的?
2. 护理管理者如何做出正确的决策?

[分析提示]

案例分析思考要点:①此案例中护理管理者运用了管理决策的程序和方法,明确临床中部分科室存在不能解决的护理人力短缺现象,通过调研和分析方法,拟定多种备选解决方法,找出最佳方案,组织实施,并不断完善和修正方案。②护理管理者要做出正确的决策,要通过深入临床,采集正确、全面的信息,采用适宜的决策方法及技术,进行科学分析与判断,才能形成正确的决策。

URSING

第四章

组　织

04章　数字内容

──── 学习目标 ────

知识目标：

1. 掌握组织的概念及基本要素、组织结构的基本类型、组织设计基本原则。

2. 熟悉组织文化的内涵和创建过程、组织变革的概念及内容、我国医院护理组织管理系统。

3. 了解正式组织与非正式组织的特点、我国的医疗卫生组织机构、医院的分类和基本功能。

能力目标：

1. 能结合三级医院的业务组织机构图解释各部门的相互关系。

2. 能正确管理护理队伍中的正式组织和非正式组织。

素质目标：

具有创新意识、创新精神，并具有良好的职业道德。

———————————— 导入情境与思考 ————————————

孤独的"圈长"

某医院护理部推行品管圈活动。消化科护士长觉得这次活动表现好坏关系到病区的荣誉,便决定自己亲自做圈长,可是自愿报名参加活动的人很少。护士长要求大家必须参加,否则就扣发当月奖金。但是,每次召开头脑风暴会议,都只有她和几个护士发言,年轻护士都沉默不语。

科室带教老师是护士长的同班同学,性格随和,且因美术和文学才艺常常受到年轻护士的崇拜,年轻护士有什么心里话都爱和带教老师说,需要调班也让带教老师和护士长商量,挨批评时带教老师也会替他们求情。带教老师常劝护士长管理护士不要那么死板,而护士长埋怨老同学做老好人"拉帮结派"。上个月,一名实习生出了给药差错,虽然对患者没有造成影响,但护士长还是按规定扣发了带教老师一个月的奖金。护士们认为护士长是有意给带教老师难堪。护士长和带教老师的关系越来越紧张。

其他病区都开始上交品管圈的计划了,面对消化科的"孤雁圈",护士长一筹莫展,她觉得这工作没法干了。

请思考:

1. 护理管理者如何认识和正确对待非正式组织?

2. 护士长如何管理护理单元中非正式组织的活动?

组织是管理的基本职能之一,是落实计划的手段和实施控制的工具。组织管理是运用现代管理科学的组织理论,设计合理的组织结构,建立合适的工作模式,创造和谐的工作环境,凝聚力量,整合资源,激励员工,从而有效完成组织目标。健全、有力的护理组织是落实护理计划、实现护理目标的基础和保证。

第一节 概 述

一、组织的概念及基本要素

(一) 组织的概念

组织(organization)的概念可以从静态和动态两方面理解。从静态方面看,组织即组织机构,是由任务、工作和责任关系以及联系组织各部门的沟通渠道所构成的系统,如学校、医院、护理部、病房、护理小组等。从动态方面看,组织即组织职能,是指为有效实现组织目标,建立组织结构,配备人员,使组织协调运行的一系列活动。例如,医院内护理部门承担着特定的护理任务,设置护理部主任、科护士长、病房护士长、护士等岗位,并通过岗位责任制构成垂直管理的权责结构。综合两方面的内容,组织的概念包含以下4层含义:

1. 组织是一个人为的系统 组织是有目的、有系统、有秩序地结合起来的人群集合体。组织是一个开放的系统,由各个相互联系、相互影响的子系统构成,并与其他组织发生联系,受到周围环境的影响。

2. 组织有一个共同的目标 目标是组织存在的前提和基础。组织作为一个整体,首先要有共同的目标,才能有统一的指挥和行动。这种共同目标既是组织宏观的要求,又是组织内各个成员的意愿。

3. 组织包括不同层次的分工与协作 组织为了高效地达到目标,就必须有分工与协作。根据管理跨度原则划分出不同的管理层次,规定不同层次的机构或成员的职位、职责和分工,并赋予相应的权力和责任,从而保证目标的实现。例如,一个医院有院长、科主任、护士长、医生、护士等,均有明确的职权和职责,构成一个具有层次的权责角色结构系统。

4. 组织可以不断变化和发展　组织是为了实现某个目标进行分工合作、建立某种权责关系形成的。当目标变动时,组织也随之进行调整,这样才能发挥组织的最大功能。

（二）组织的基本要素

组织的基本要素可分为有形要素和无形要素。

1. 有形要素　主要涉及护理人员、护理职位和生存条件。①护理人员:是护理组织的核心要素。护理组织必须拥有足够的护理人员才能运转。②护理职位:护理组织中职位的设定是为完成一定的工作任务而设定的,如护理副院长、护理部主任、护士长等都是为完成护理工作而设的职位。同一种工作需要设置多个从事相同工作的职位来共同完成,如医院需要设立多个护士长来共同从事管理工作。③生存条件:包括护理组织运行所必需的资金、工作场所、交通通信工具等。

2. 无形要素　主要涉及共同目标、协作意愿、关系和信息沟通。①共同目标:目标的设定既为组织运营和发展所必需,又能为组织成员所理解和接受,同时又必须随环境条件的变化而做适当的变更。②协作意愿:是指护理组织成员对护理组织共同目标做出贡献的意愿。若护理组织内无协作意愿,护理组织目标将无法达成,护理组织也将趋于散乱。③关系:护理组织成员之间的关系主要是责任关系和权力关系。④信息沟通:广泛存在于组织的管理活动中。管理者的决策需要信息沟通,决策一旦做出,又需要通过沟通的手段来实现,否则决策就难以得到较好的贯彻执行。而组织成员中一些好的建议和想法也需要沟通,否则就无法得到认可和实施。对管理者来说,有效的沟通是至关重要的,是护理管理的重要内容。

（三）组织的分类

组织作为一种社会实体广泛存在于整个社会,许多学者根据不同的分类标准对组织进行了分类。如按规模,可以将组织分为大、中、小型组织;按社会功能,可以分为政治组织、经济组织、文化组织、群众组织。本教材主要介绍根据巴纳德和霍桑试验研究结果而分类的正式组织和非正式组织。

1. 正式组织（formal organization）　是为了实现组织目标,有目的、有意识地设计和建立的各种关系体系。这个关系体系主要包括组织中各种职位或部门之间的责任、权力和利益关系,如世界卫生组织、医院、护理部、党支部等均属于正式组织。

2. 非正式组织（informal organization）　是指没有自觉共同目标的人们根据个人需要自发形成的非正式关系体系。非正式组织不是由职能部门组建,也无特定目标,而是由于地域相邻、经历相似或兴趣相同等因素而自发形成的,形式多样,如同乡会、校友会、健身爱好者联盟等均属于非正式组织。

任何正式组织中都有非正式组织的存在,两者具有不同的特点(表 4-1)。非正式组织虽然没有特定的目标、成文的章程和规范,结构也较为松散,但对正式组织有相当的影响力。这种影响有时会是有益的,有时也会演变成不可接受的对立和冲突。管理者如果能及时有效地引导和控制这种影响,对管理工作能起到以下作用:①有利于成员之间的相互理解、信任、支持、关心、体谅等,保持良好的组织氛围。②有利于增强正式组织的凝聚力。③有利于提供更多的沟通渠道。除了正式组织中固定的沟通层级和路线外,还可在非正式组织成员之间畅所欲言,宣泄情绪,有利于减少隔阂、误会,稳定组织结构,弥补正式组织的不足。

作为一名有智慧的管理者应妥善处理正式组织与非正式组织的关系,可以通过以下方法发挥非正式组织的积极作用,从而最大可能地提高组织的运作绩效,促进组织目标的实现:①对非正式组织中领袖的影响给予高度重视,积极谋求与其在各个层面进行理性合作来解决危机。②重视正式沟通,保持上下级之间、各部门之间的正式沟通渠道通畅,确保信息及时、准确无误地被传递到信息的接受方,尤其是与广大组织成员均密切相关的事情,要尽可能地使决策公开化、透明化,使组织中的每个人都有归属感。③当非正式组织阻碍组织发展时,管理者应考虑消除员工的同质化,避免"抱团"现象,尽量保持员工的多样化和差异化,如有必要时应清除对组织发展极具破坏性的人物。

表 4-1　正式组织与非正式组织的特点比较

特点	正式组织	非正式组织
产生方式	共同的目标	自发形成,彼此具有情感心理的需要
责权利关系	权力由组织赋予,下级必须服从上级	无法定权利、义务和隶属关系,组织内成员一般都有自己的领袖人物,虽然不一定具有较高的地位和权力,但具有较强的实际影响力
分工协作	分工专业化,成员服从组织目标,在组织内积极协作	有不成文的无形规范制约成员的行为、调整内部关系
沟通方法	有明确的信息沟通渠道	组织内部信息交流带有感情色彩,沟通渠道流畅、信息传递快
工作效率	讲究效率	不确定
凝聚力	强调群体或团队,不强调成员的独特性,组织成员的工作及职位可以相互替换	有较强的凝聚力和行为一致性,成员之间自觉进行相互帮助,但容易出现"抱团"现象

二、组织结构的基本类型

组织结构(organizational structure)是指构成组织的各要素之间相对稳定的关系模式。它表现为组织各个部分的排列顺序、空间位置、聚集状态、联系方式以及各要素之间相互关联的一种模式,为组织提供一种实现工作目标的框架。组织能否顺利地达到目标,能否促进个人在实现目标过程中做出贡献,很大程度上取决于组织结构的完善程度。组织结构可用组织图或组织树来描述,表明组织整体结构、各个部门职权关系及主要职能。其中,纵向形态显示权力与责任的关系,如各部门或各职位之间的指导、指挥、管辖等关系,横向形态表示部门划分与分工的情况。

组织结构的基本类型包括直线型、职能型、直线 - 职能型、矩阵型等。在实际工作中,大部分组织并不是某一单纯的类型,而是多种类型的综合体。

(一)直线型结构

直线型结构(pure line structure)又称单线型结构,它以一条纵向的权力线从最高管理层逐步到基层一线管理者,构成直线结构,是最简单的一种组织结构类型(图 4-1)。直线型结构的优点是组织关系简明,各部门目标清晰,使各级管理人员明确在组织内向谁发布命令、执行谁的命令,方便评价各部门或个人对组织目标的贡献。其缺点是组织结构较简单,不适用于较大规模、业务复杂的组织。另外,直线型结构的权力高度集中于最高领导人,有造成掌权者主观专断、滥用权力的倾向。

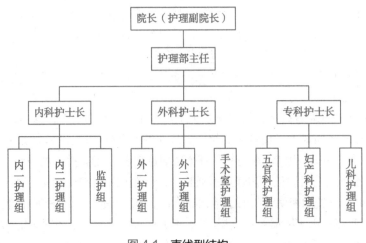

图 4-1　直线型结构

（二）职能型结构

职能型结构（functional structure）称多线型结构，是为分管某项业务的职能部门或岗位而设立且赋予相应职权的组织结构（图 4-2）。各职能部门在分管业务范围内直接指挥下属。职能型结构的优点是管理分工较细，能充分发挥职能部门的专业管理作用，减轻上层管理者的负担。其缺点是多头领导，不利于组织统一指挥；各职能部门间横向联系不够；适应环境变化的能力有限。实际工作中，纯粹的此类结构较少。

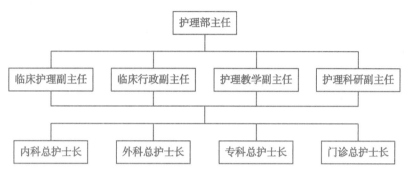

图 4-2　职能型结构

（三）直线 - 职能型结构

直线 - 职能型结构（line and staff structure）是一种下级成员除接受一位直接上级的命令外，又可以接受职能部门管理者指导的组织结构（图 4-3）。直线指挥人员在分管的职责范围内有一定的职权；职能部门管理者可提供建议与业务指导，在特殊情况下可指挥下属，并对直线主管负责。直线 - 职能

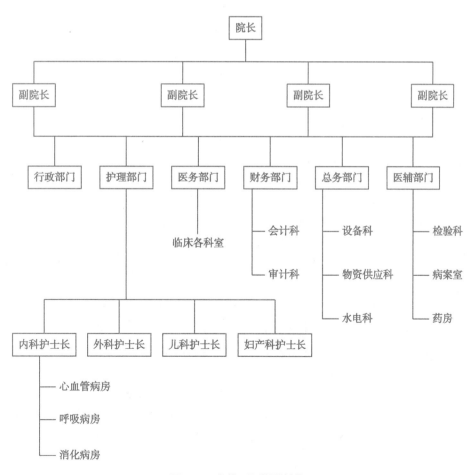

图 4-3　直线 - 职能型结构

型结构的优点是既可以统一指挥,严格责任制,又可根据分工和授权程度,发挥职能人员的作用。

(四)矩阵型结构

矩阵型结构(matrix structure)是一种按组织目标管理与专业分工管理相结合的组织结构(图4-4)。这种结构的命令路线有纵向和横向两个方面,直线部门管理者有纵向指挥权,按职能分工的管理者有横向指挥权。在一个矩阵式护理组织中,按目标负责的护理部副主任与护理行政、质量、教学、科研等职能的副主任共同负责各护理单元工作。护理部主任居于矩阵之外,基本职能是全面管理、协调、平衡权力和处理各种关系等。

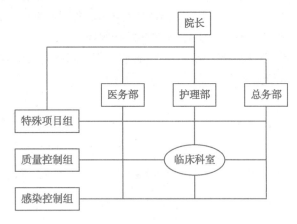

图4-4 矩阵型结构

(五)其他

1. **团队(team)** 是为了实现某一目标而由相互协作的个体组成的正式群体。构成团队的基本要素包括目标、人、定位、权限及计划。团队合理利用每一个成员的知识和技能进行协同工作,解决问题,达到共同的目标。团队较传统的组织结构更具优势,更灵活,反应更迅速,可以创造团结精神,促进成员之间的合作,提高员工的士气,促进成员参与决策,增强民主气氛,提高工作绩效,可作为传统组织结构的补充。

知 识 拓 展

"院前准备"提升医患友好度

为规范病友入院流程、缩短住院等候时间,某医院在省内率先筹备建立"院前准备中心",主要负责对医院床位进行统筹预约管理和相关院前准备工作。医院自主研发床位管理信息系统,设立登记预约、床位咨询和院前检查窗口,为病友提供预约、登记、床位安排"一站式"服务。通过提前进行院前检查等准备工作,大大缩短了平均住院日,提高了床位周转率,因此能够减少病友等候床位的时间。通过优化服务流程,改善服务环境,提升服务体验,加强医患沟通,为患者提供方便、快捷、高效、温馨的医疗服务,提高病友的满意度,同时也提升了医患友好度。

---

2. **委员会(committee)** 是由来自不同部门的专业人员和相关人员组成的、研究各种管理问题的组织结构。委员会常与上述组织机构相结合发挥功能,主要起咨询、合作、协调作用。

委员会的组成一般考虑:①成员应具有高度的个人意愿,即使命感及充足的时间和精力等。②应由具有不同工作经验及教育背景的成员组成,如护理职称评定委员会应由临床护理专家、护理行政管理者等组成。委员会的优点是可以集思广益,防止权力过分集中,利于沟通,能够代表集体利益,有一定的权威性,易获得群众的信任,能促进管理人员的成长。不足在于较费时间,职责分离,有些参与讨论的成员不负责执行决议或承担的责任少,不利于落实组织决定。

3. **网络组织(network organization)** 是一个由活性结点的网络联结构成的有机的组织系统。这里的网络不仅指"互联网",也指相互关联而没有中心的特定形态。网络组织结点可以由人、团队、部门或组织构成,信息流驱动网络组织运作,网络组织协议保证网络组织的正常运转,网络组织通过重组来适应外部环境,通过网络组织成员合作、创新来实现网络组织目标。网络组织中不存在必然的上级和下属,只有独立的"结点",边界模糊,具有开放性、流动性和灵活性。例如,在"互联网+"行动计划的引导下,某科技公司通过互联网,成立"护联网",与60多所护理院校、10家省级护理学会和200所医院建立合作,建立了151个微信群,拥有9万8千多注册护士,5千多名护士志愿者。通过 O2O 模式开展护理专业技术教育、转岗就业服务等,为护理专业人群的职业发展搭建了服务平台,并通过护联网平台积累护士资源,为医疗机构、养老机构、上门服务机构提供服务。

三、组织工作

组织工作是为了实现组织的共同目标而确定组织内各要素及其相互关系的活动过程,简而言之,就是设计组织结构,并使之运转的过程。

> **管理箴言**
>
> 　管理最大的责任就是确保组织的生存能力,确保健全、完善的组织结构,确保组织可以承受任何打击,同时还要抓住机遇,灵活应对世界的急剧变化。
>
> ——彼得·德鲁克

(一) 组织设计基本原则

组织设计(organizational design)是指科学整合组织中人力、物力、信息和技术的工作过程。设计一个科学合理的组织结构,对于提高组织的管理效率,取得良好的社会效益和经济效益起着重要作用。为实现组织目标,有效配置组织资源,更好地实施控制,组织设计需遵循以下基本原则:

1. **目标明确原则**　组织结构的设计和组织形式的选择必须从组织目标出发,明确组织的发展方向、经营战略。组织中的每个部门都应有明确的目标,各部门的目标必须服从组织的总目标。例如,门诊部、急诊室、手术室、中心药房、供应室等各护理单位都应互相协作,共同完成全院护理的总目标。

2. **统一指挥原则**　亨利·法约尔认为,每个下属只能接受及服从一位上级主管的指挥,才能保证组织的行动统一,步调一致。遵循统一指挥原则,建立严格的责任制,可以最大限度地防止多头领导和无人负责现象,保证有效地统一和协调各方面的力量和各部门的活动。目前护理组织可划分为护理部主任—科护士长—护士长—护士的垂直等级结构,整个护理组织从上而下形成一条清晰的等级"指挥链",实行统一指挥,做到下级只接受一个上级的命令并对其负责,上下级之间的上报下达都要按层次进行,不得越级,以免部门之间以及成员之间推诿责任和工作。

3. **专业化分工原则**　组织分工时应当按照专业化的原则设计部门,分配任务。一般分工越细,专业化水平越高,责任越明确,效率也越高,但这也容易出现部门增多、协作困难的问题。护理组织应首先根据医院的性质以及工作量进行专业划分,每个组织成员承担其中一定范围的工作。专业分工精细有利于培养护理人才、提高护理工作和管理效率。

4. **层幅适当原则**　管理幅度又称管理宽度或控制跨度,是指在一个组织结构中,管理人员所能直接管理或控制的下属数目。判断管理幅度与管理层次合理与否,关键在于管理幅度和管理层次与组织的具体环境和条件相适合,见表 4-2。管理幅度的宽窄取决于组织结构的层级,幅度与层级成反比关系,即组织层级越多,管理幅度就越窄。管理层次是指从上级到下级建立明确的职责、职权和联系的正式层级。管理层次数以保证组织结构合理、有效运转的最少层次为宜,一般从最高领导层到基层是 2~4 层。

5. **责权对等原则**　职责是指对应岗位应承担的责任。职权是指管理职位所具有的发布指令并保证指令得到执行的一种强制权力。每一个职位的权利应当与其承担的责任相当,职权越大,职责也越大。责任、权力、利益三者之间是不可分割的,权力是责任的基础,责任是权力的约束,利益的大小决定了管理者是否愿意担负责任以及接受权力的程度,因此,责权利的协调、平衡和统一是组织高效运转的必备条件。护理组织机构应根据责权一致的原则设置明确的岗位,进行科学的人员配置。

Note:

表 4-2 管理幅度的宽和窄优缺点比较

	窄管理幅度	宽管理幅度
优点	严密的监控	迫使上级授权
	上下级间联络迅速	必须制订明确的政策
缺点	上级往往过多地参与下级的工作	上级负担过重
	管理的多层次	容易成为决策的"瓶颈"
	多层次引起的高费用	上级有失控的危险
	最低层与最高层之间的距离过长	要求管理人员具备特殊的素质

6. 稳定适应原则 组织的内部结构要相对稳定,才能保证日常组织工作的正常运转。组织结构不是一成不变的,要随着组织内外环境条件的变化做出适当的调整。例如,随着社会人口结构和疾病谱的改变,医院工作的重点从治疗急性传染病转向慢性疾病、心身疾病、癌症的治疗等,医院的组织结构也随之发生变化,医院近年来开设的心理咨询、社区保健、康复治疗等专科就是组织的适应性变化。

(二) 组织设计程序

组织设计一般有两种情形:一是对新组建的组织进行组织结构的设计;二是对原有组织结构进行调整和完善。虽然情况不同,设计内容各有偏重,但组织设计的基本程序是一致的。组织设计的基本程序包括:

1. 职能设计 根据组织目标设置管理职能层次,并层层分解为具体业务和工作等。

2. 结构设计 根据对组织职能的分解、归类,设计相应的组织部门机构,确立管理层次、部门、岗位。

3. 职务设计 分解各部门机构的任务和功能,确定其权责利,设置相应的具体职务。

4. 岗位设计 设计必要的工作岗位,按照职位要求和编制数配备相应数量和素质的人员。

5. 协调设计 设计纵向管理层次之间、横向管理部门之间的信息交流、控制、协调方式等。

6. 规范设计 主要设计各项管理业务的工作程序、管理工作应达到的要求、管理方法、管理人员的规范以及各部门中的人员配备制度、激励制度、考核制度和培训制度等。

7. 反馈和修正 将组织运行过程中出现的新问题、新情况反馈回去,定期或不定期地对原有的组织结构设计进行修正,使其不断完善。

(三) 组织运作

组织运作(organizational processes)是为成功实现既定组织目标而采取的一系列活动,一般包括以下内容:①确定组织目标。②分解目标,拟定派生目标。③确认和分类为实现目标所必要的各项业务工作。④根据可利用的人、财、物等各项资源状况,采用最佳方法划分各项业务工作。⑤授予执行业务工作的人员职责和权限,且为组织成员提供适宜的工作环境。⑥通过职权关系和信息系统,明确各层次、单位之间的分工与协作关系,使组织成员了解自己在组织中的工作关系和所属关系,使各单位、各部门、各成员之间相互联成一体,保证组织内各项活动正常有效地运转,实现组织高效率。⑦随着组织的运转、变化进行组织调整,始终围绕组织目标的实现。

第二节 医疗卫生组织

一、卫生组织

卫生组织(health organization)是指以促进、恢复和维护人群健康为基本目的的机构,包括直接提供卫生服务的组织、具有直接管理卫生职能的卫生行政组织以及卫生第三方组织等。各种卫生组织都以保障人民的健康作为组织的目标,但不同层级、不同类型的卫生组织具体目标有所不同。

（一）国际卫生组织

国际卫生组织包括联合国世界卫生组织、国际护士会、红十字会与红新月会国际联合会、联合国儿童基金会等。

1. **世界卫生组织**（World Health Organization,WHO） WHO 是联合国系统内国际卫生问题的指导和协调机构,是国际上最大的政府间卫生组织。其宗旨是使全世界人民获得尽可能高水平的健康。WHO 负责对全球卫生事务提供领导,拟定卫生研究议程,制订规范和标准,阐明以证据为基础的政策方案,向各国提供技术支持,以及监测和评估卫生趋势。WHO 总部设在瑞士日内瓦,只有主权国家才能参加。WHO 通过世界卫生大会以及执行委员会来进行管理。世界卫生大会是 WHO 的最高权力机构,主要职能是决定世界卫生组织的政策,任命总干事,监督财政政策,以及审查和批准规划预算方案。WHO 的首长为总干事,由世界卫生大会根据执行委员会提名任命。

2. **国际护士会**（International Council of Nurses,ICN） ICN 创建于 1899 年,是世界各国自治的护士学会代表组成的国际护士群众性学术联盟,全世界医药卫生界历史最长的国际专业性组织。总部设在瑞士日内瓦。国际护士会的使命:代表全世界的护士;推进护理专业的发展;影响卫生政策。1922 年中华护士（现为中华护理学会）会加入国际护士会。

（二）我国卫生组织

我国的卫生组织体系是卫生事业的主体结构框架,是贯彻实施国家的卫生工作方针政策,领导全国和地方卫生工作,制定具体政策,组织卫生专业人员和群众运用医药卫生科学技术,推行卫生工作的专业组织。我国卫生组织体系是以行政体制建立为基础,在不同行政地区设置不同层次、规模的卫生组织,是实现卫生工作既定目标的组织保证。按其性质和职能可分为 3 类:卫生行政组织、卫生服务组织和社会卫生组织(图 4-5)。

1. **卫生行政组织** 是对国家公共卫生事务实施管理的组织,是贯彻实施党和国家的卫生工作方针政策,领导全国和地方卫生工作,编制卫生事业发展规划,制定医药卫生法规和督促检查的机构。从国家、特别行政区、省（自治区、直辖市）、省辖市、县（市、省辖市所辖区）直到乡（镇）各级人民政府均设有卫生行政机构。我国主管全国卫生工作的行政组织是中华人民共和国国家卫生健康委员会,该组织是国务院组成部门,内设 21 个机构,贯彻落实党中央关于卫生健康工作的方针政策和决策部署,在履行职责过程中坚持和加强党对卫生健康工作的集中统一领导。省、自治区、直辖市政府设各级卫生健康委员会,县、区设卫生健康委员会,在乡或城市社区设卫生专职干部,负责所辖地区的卫生工作。

2. **卫生服务组织** 是具体开展卫生业务工作的专业机构。狭义的卫生组织包括医疗机构、专业公共卫生机构和其他卫生服务组织;广义的卫生服务组织还包括生物制品、卫生材料的生产、销售及管理机构、药品检测机构等。因其性质不同,职能不一。

（1）医疗机构:是经卫生行政部门批准设立的从事疾病诊断、治疗的卫生专业组织,包括各类医院和基层卫生机构,如社区卫生服务中心、乡镇及街道卫生院、门诊部等。

（2）专业公共卫生机构:是以承担预防疾病为主要任务的业务组织。主要包括疾病预防控制中心、专科疾病防治院（所、站）、健康教育所、妇幼卫生服务机构等,如妇幼保健院（站、所）、妇产医院、儿童医院、计划生育门诊部等亦属于妇幼卫生服务机构。

（3）其他卫生服务组织:包括医学教育机构和医学研究机构。医学教育机构由高等医学院校、中等卫生学校及卫生进修学院（校）等组成,是培养和输送各级、各类卫生人员,对在职人员进行专业培训的专业组织。医学研究机构是承担医药卫生科学研究为主要任务的机构,如中国医学科学院、中国预防医学科学院以及各省、自治区、直辖市的医学科学院及各种研究所、医学院校及其他各级卫生机构的附属医学研究所（室）。

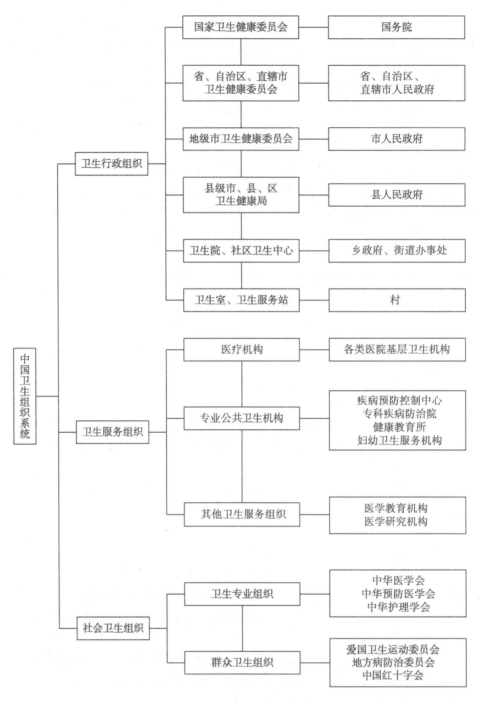

图 4-5　我国卫生组织体系

3. **社会卫生组织**　是指不以营利为目的,主要开展公益性或互益性活动、独立于党政体系之外的正式的社会实体。主要包括以下两类:

(1) 群众卫生组织:由国家机关、人民团体代表和广大群众中的卫生积极分子组成的卫生组织。主要任务是协调有关各方面力量,推动群众性除害灭病、卫生防病工作,开展卫生工作,宣传卫生知识,组织自救互救活动,开展社会服务活动和福利救济工作,如爱国卫生运动委员会、地方病防治委员会、中国红十字会等。

(2) 卫生专业组织:由卫生专业人员组成的学术性团体,主要任务是通过开展各种学术活动和科普咨询,提高医药卫生技术水平,促进学科建设,如中华医学会、中华预防医学会、中华护理学会等。

二、我国医院组织系统

(一)医院的分类

根据不同的划分标准,可将医院划分为不同类型(表 4-3)。

表 4-3　医院划分条件及类型

划分条件	类型
收治范围	综合医院、专科医院
特定任务	军队医院、企业医院、医学院校附属医院
所有制	全民所有制医院、集体所有制医院、个体所有制医院、中外合资医院
经营性质	公立医院、社会办医院
地区	城市医院(市、区、街道医院)、农村医院(县、乡、镇医院)
分级管理标准	一级医院(甲、乙、丙等)、二级医院(甲、乙、丙等)、三级医院(甲、乙、丙等)

1. 按收治范围分　综合医院是各类型医院的主体。重点收治急性病患者,分内、外、妇产、儿、眼、耳鼻喉等各专科及药剂、检验、影像等医技部门,并配备相应专业人员、设备等。专科医院是为防治专科疾病而设立的医院,如传染病医院、精神病防治医院、妇产科医院、眼科医院、口腔医院、胸科医院、肿瘤医院等。设置专科医院有利于集中人力、物力,发挥技术设备优势,开展专科疾病的预防、治疗和护理。

2. 按经营性质分　公立医院是我国医疗服务体系的主体,应当坚持其维护公益性,充分发挥其在基本医疗服务提供、急危重症和疑难病症诊疗等方面的骨干作用,承担医疗卫生专业人才培养、医学科研、医疗教学等任务,承担法定和政府指定的公共卫生服务、突发事件紧急医疗救援、援外、国防卫生动员、支农、支边和支援社区等任务。社会办医院是医疗卫生服务体系不可或缺的重要组成部分,是满足人民群众多层次、多元化医疗服务需求的有效途径。社会办医院可以提供基本医疗服务,与公立医院形成有序竞争;可以提供高端服务,满足群众的非基本需求;可以提供康复、老年护理等紧缺服务,对公立医院形成补充。

3. 按分级管理标准分　1989 开始,我国试行医院分级管理制度,全国各类医院不分医院背景、所有制性质等划分为三级九等,即一、二级医院分别分为甲、乙、丙三等;三级医院分为甲、乙、丙三等。

(1)一级医院:是指直接向具有一定人口(≤10 万)的社区提供医疗、预防、康复、保健服务的基层医疗卫生机构,是提供初级卫生保健的主要机构,如农村乡镇卫生院、城市街道医院、地市级的区医院和某些企业的职工医院。主要功能是直接对人群提供一级预防,在社区管理多发病、常见病现症患者并对疑难重症做好正确转诊,协助高层次医院做好中间或院后服务,合理分流患者。

(2)二级医院:是指向多个社区(半径人口≥10 万)提供全面连续的医疗护理、预防保健、康复服务,并能承担部分教学、科研任务的地区性医院。主要功能是参与指导对高危人群的监测,接受一级转诊,对一级医院进行业务技术指导,并能进行一定程度的教学和科研,如一般的市、县医院和直辖市的区级医院。

(3)三级医院:是指国家高层次的医疗卫生服务机构,是省(自治区、直辖市)或全国的医疗、预防、教学、科研相结合的技术中心。主要功能是提供全面连续的医疗护理、预防保健、康复服务和高水平的专科服务,有义务向一、二级医院提供业务指导;完成培养各种高级医疗护理等专业人才的教学和承担省级以上科研项目的任务;参与和指导一、二级预防工作。如省、市级医院和某些医学院校的附属医院。

(二)医院的组织系统

1. 医院病床的编设　医院病床的数量决定医院的规模和收治患者的能力,但不能代表医院业务水平的高低。根据医院分级管理标准,医院病床编设的原则:一级医院病床数不少于20张;二级医院病床数不少于100张;三级医院病床数不少于500张。医院管理实践证明:医院的病床编设不能太多或太少,二级综合医院病床设在100~500张为宜,病床太少影响专科的发展;三级综合医院病床编设在500张以上,但也不宜太多,以适合各专科病床的编设比例,有利于医疗、教学和科研工作的开展。医院病床的编设需要由当地卫生行政主管部门根据对医院的业务发展规划和本地区人群医疗服务需要,充分论证后申报上级卫生行政部门审定,调整编设需要考虑医院承担的任务、医院特色及社会需求、病床使用情况及实际效益。

2. **医院组织机构** 包括党群组织系统、行政管理组织系统、临床业务组织系统、护理组织系统、医技组织系统。不同级别的医院在机构的设置和规模上有所不同,党群组织主要包括党委(党总支、支部)、党委办公室、工会、共青团、宣传、统战、纪检、监察等部门;各级医院行政管理组织机构见图4-6、图4-7;各级医院临床业务组织系统见图4-8、图4-9、图4-10;医院护理组织系统见图4-11;医技组织系统主要包括药剂、检验、放射、理疗、超声、心电图、同位素、中心实验室、营养等部门。

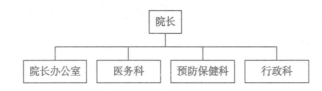

图4-6 一级医院的行政管理组织

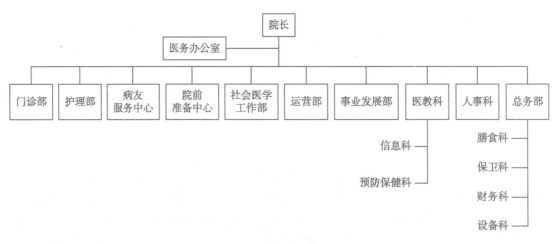

图4-7 二、三级医院的行政管理组织

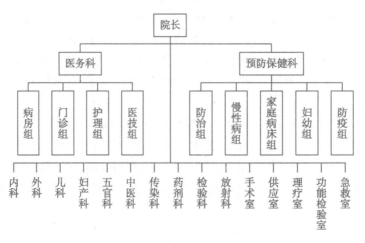

图4-8 一级医院的业务管理组织

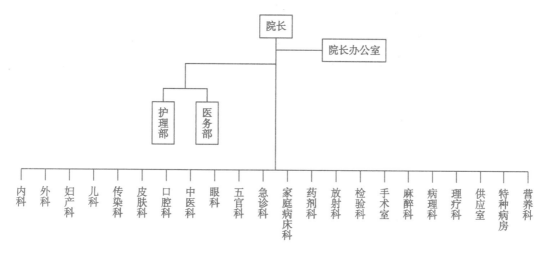

图 4-9　二级医院的业务管理组织

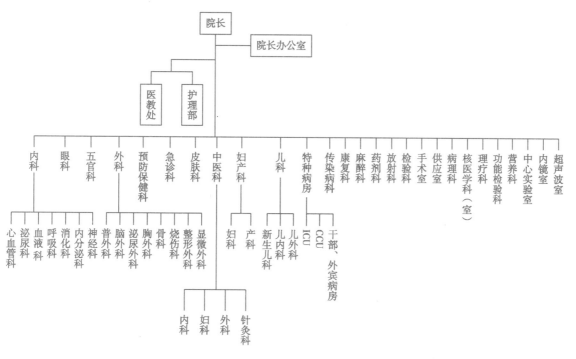

图 4-10　三级医院的业务管理组织

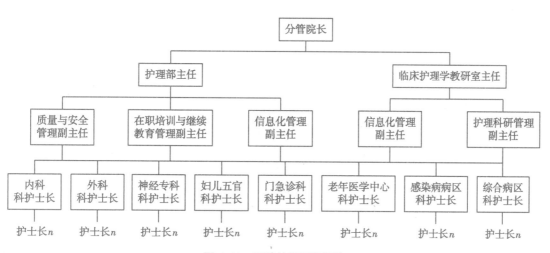

图 4-11　医院护理组织架构

Note：

在大型医院的组织系统中,为进一步做好协调和联系各部门的工作,也可增设某些管理系统,如专家委员会、教授委员会等以专家为主的智囊团组织,为医院领导决策起到参谋作用,或协调各职能部门的工作。这些组织机构可采取兼职或相应机构兼容的形式,不一定独立设置,以达到精简增效的目的。

三、我国护理组织系统

护理组织系统是医疗卫生组织系统中的一个重要组成部分,在各级卫生组织中发挥着重要的管理作用。

（一）护理行政管理系统

1. 组织机构　目前,国家卫生健康委员会的医政医管局护理与康复处是主管护理工作的职能机构(图4-12),一名副处长分管护理工作,负责为全国城乡医疗机构制定有关护理工作政策、法规、人员编制、规划、管理条例、工作制度、职责和技术标准等;配合教育、人事部门对护理教育、人事等进行管理;各省、自治区、直辖市卫生健康委员会均有一名主任分管医疗和护理工作。除个别省市外,地(市)以上卫生健康委员会普遍在医政医管处(科)配备了一名主管护师或以上技术职称人员全面负责本地区护理管理,并根据需要和条件,配备了适当的助手。部分县卫生健康局也配备了专职护理管理干部,加强护理管理。为加强护理专业技术指导和质量控制,在各省、自治区、直辖市卫生健康委员会的领导下,选拔质量管理经验丰富和专业技术水平高的专家组成了"护理质量控制中心",负责质量控制和技术指导、专业骨干培训和国际交流。

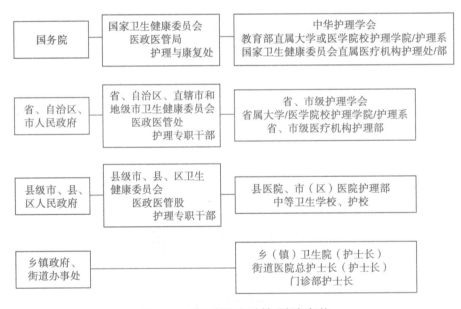

图4-12　我国护理行政管理组织架构

2. 组织职能　各级卫生行政组织中的护理管理机构与人员的职责和任务是在各级主管护理工作的管理者领导下,根据实际情况制定并组织贯彻护理工作的具体方针、政策、法规和护理技术标准;提出并实施发展规划和工作计划,检查执行情况;组织经验交流;负责听取护理工作汇报,研究解决存在的问题;与中华护理学会各分会相互配合,重视和支持各级护理学会的工作,积极开展学术活动。

（二）护理学术组织系统

1. 组织机构　中华护理学会(Chinese Nursing Association,CNA)成立于1909年,是我国自然科学团体中成立最早的学术组织之一,是依法登记成立的全国性、学术性、非营利性社会团体,是党和政府联系护理科技工作者的桥梁和纽带,是凝聚中国 500 余万护士的唯一的全国性护理学会。中华护理学会接受主管单位中国科学技术协会和社团登记管理机关民政部的业务指导和监督管理,业务上接受国家卫生健康委员会的指导。中华护理学会拥有个人会员 16 万余人,总会设在北京,遍及全国各省、自治区、直辖市及军队系统。学会的最高领导机构是全国会员代表大会。在全国会员代表大会休会期间,理事会是执行机构。理事会选举理事长、副理事长、秘书长及常务理事组成常务理事会。下设学会办公室、学术继教、护理杂志、会员中心、护理科普和科技评审等职能部门,承办日常工作。

2. **组织职能** 中华护理学会是发展我国护理学科技事业的重要社会力量。学会的宗旨:遵守宪法、法律法规和国家政策,践行社会主义核心价值观,遵守社会道德风尚。执行国家发展护理科技事业的方针和政策。崇尚救死扶伤,以人为本,全心全意为人民健康服务的护理道德,坚持民主办会原则,充分发扬学术民主,依法维护护理工作者的合法权益,提高护理科技工作者的业务水平,促进护理学科的繁荣和发展。主要任务包括:组织广大护理工作者开展学术交流和科技项目论证、鉴定;编辑出版专业科技期刊和书籍;普及、推广护理科技知识与先进技术;开展对会员的继续教育;对国家重要的护理技术政策、法规发挥咨询作用;向政府有关部门反映会员的意见和要求,维护会员的权利,为会员服务。

(三)医院护理组织系统

为夯实临床护理质量,进一步加强医疗机构护理工作,国家卫生健康委员会办公厅发布《关于进一步加强医疗机构护理工作的通知》(国卫办医发〔2020〕11 号),要求完善医疗机构护理管理体系,加强对护理工作的领导,加强护理工作组织管理,建立完善护理管理层级。医疗机构主要负责人要高度重视护理工作,切实加强领导。

1. **医院护理管理组织架构** 1986 年 8 月 7 日,国家颁布《卫生部关于加强护理工作领导理顺管理体制的意见》,要求县及县以上医院都要设立护理部,实行院长领导下的护理部主任负责制。根据医院的功能与任务,建立独立完善的护理管理体系,三级医院实行院长(分管副院长)领导下的护理部主任、科护士长、护士长三级负责制;二级医院可实行三级负责制或护理部主任(或总护士长)、护士长二级负责制。护理部主任或总护士长由院长聘任,副主任由主任提名,院长聘任。护理部主任全面负责医院护理工作,各科主任与护士长是专业合作关系。一般 30~50 张病床的病区或拥有 5 名护士以上的独立护理单元设护士长 1 名。护理任务重、人员多的护理单元,可增设副护士长 1 名。

2020 年 9 月,国卫办医发〔2020〕11 号文件《关于进一步加强医疗机构护理工作的通知》,应当设立护理管理委员会和独立的护理管理部门,二级及以上医疗机构应当设立护理管理委员会和独立的护理管理部门,二级以下医疗机构应当结合实际指定分管护理管理工作的部门或指定专人负责护理管理工作。医疗机构护理管理委员会由人事、财务、医务、护理、医院感染管理、后勤、医学装备、信息及其他相关部门主要负责人组成,主任委员由医疗机构主要负责人或者分管护理工作的负责人担任。护理管理委员会主要职责:认真贯彻护理管理相关法律法规、规章及技术规范标准;研究制订本单位护理工作发展规划等;定期研究护理工作发展中的困难问题,并提出解决方案和支持保障措施;其他护理工作发展的重要事宜。医疗机构护理工作日常管理机构设在护理部,在护理管理委员会的指导下,具体负责落实护理管理工作。另外要求建立完善的护理管理层级。医疗机构要建立扁平化的护理管理层级,可结合本单位实际建立三级护理管理体制(护理部主任 / 副主任—科护士长—护士长)或二级护理管理体制(护理部主任 / 副主任—护士长)。要明确各级护理管理岗位任职条件,按照规定遴选符合任职条件的人员从事护理管理工作。各级护理管理岗位人员要有从事临床护理工作的经历,并具备符合岗位任职要求的护理管理经验。

2. **护理部的职能** 护理部是医院内部机构设置中的一个中层技术和行政职能部门。在院长或主管护理的副院长领导下,负责全院护理管理工作。它与行政、医务、教学、科研、后勤管理等职能部门并列,相互配合,共同完成医院各项任务。护理部的管理职能包括:制订并落实医院护理工作长远规划、年工作计划及培训计划;设定护理岗位,制订和实施人力资源调配方案;培养选拔护理管理人员,组织和参与护士考试考核录用、职称晋升工作;建立健全护理工作制度、各级各类和各岗位护士职责等;建立健全护理质量管理体系,负责全院护理质量督导和评价,实施护理质量持续改进,不断提高护理质量;组织疑难病例护理会诊、查房和危重患者抢救;制订科学、规范化的疾病护理常规、护理技术操作规程、护理工作关键流程、护理质量评价标准等;配合医院业务用房建筑设计和装饰布局的审核;参与护理设施、相关耗材的购置考察与审定工作;安排和落实各项护理教学计划;对护理新业务、新技术进行管理,积极开展护理科研;对医院护理实施信息化动态管理等,将占医院总人数三分之一的护士组织管理起来,保障完成护理工作任务和不断提高护理工作质量,协调护理工作和医院的其他工作。

第三节　组　织　文　化

一、组织文化的概念

组织文化(organizational culture)是影响组织成员行动、将不同组织区分开的共享价值观、原则、传统和行事方式。护理组织文化(organizational culture in nursing)是指在一定社会文化的基础上,全体护理人员在长期护理实践活动中由其价值观、信念、处事方式等组成的其特有的文化形象。它以共同的价值标准、道德标准和文化信念为核心,以护理活动中所形成的物质和精神成果为集中体现,能将护理组织内各种力量聚集于共同的宗旨和目标之下,约束护士思想和行为,并由全体护士共同遵守、共同奉行。

二、组织文化的基本内容

(一) 显性内容

显性内容是指通过视听器官能直观感受到的组织文化。具体包括:

1. **护理组织目标**　既包括一定时期内护理服务数量和质量的预期指标,也包括护理服务的最佳效益和护理组织文化的预期结果。

2. **护理组织环境**　包括内环境(如护士的人际关系)和外环境(如医院所处的社会政治、经济、文化环境等)。

3. **护理组织制度**　各项护理工作应遵循的法则,包括各项管理制度和管理程序,反映了护理工作的基本信念、价值观念和道德规范,也体现了护理管理的民主化和科学化程度。

4. **护理组织形象**　社会公众和工作人员对护理组织中护士的整体素质、服务质量、公共关系等方面的整体印象与评价。

(二) 隐性内容

隐性内容是组织文化中最根本、最重要的部分,直接表现为精神活动的组织文化。

1. **护理组织理念**　护理组织在提供护理服务的过程中形成并信奉的基本哲理,是护理组织最高层次的文化,主导并制约护理文化中其他内容的发展方向,决定着护理工作的价值取向与护士的奋斗目标。

2. **护理组织价值观念**　护理组织在运行过程中为使自身获得成功而形成的基本信念和行为准则,是护理组织文化的核心和基石,是维系组织生存发展的精神支柱。

3. **护理组织精神**　护士对医院护理发展方向、命运、未来趋势所抱有的理想和希望,由管理者倡导,并得到全体护士认同,是护理组织文化的象征,可达到规范护士的行为,提高护理组织凝聚力的目的。

Note:

三、组织文化的创建过程

组织文化的创建过程主要包括以下 6 个步骤：

1. **分析、诊断**　全面收集资料，确定组织已经形成的工作作风、行为模式与工作特点。

2. **梳理条理**　在分析诊断的基础上，将最优秀的文化内容条理化，并用富于哲理的语言表达出来，形成制度、规范、口号、守则。

3. **自我设计**　在现有组织文化的基础上，根据护理组织的特色，集全体护士的信念和行为准则于一体，设计具有特色的组织文化。

4. **倡导、强化**　大力提倡并强化新的护理组织文化，使之约定俗成，为广大护士接受和认可。

5. **实践、提高**　用新的价值观指导护理实践，并在护理实践中进一步把感性认识上升为理论。

6. **适时发展**　根据外界形势和组织的发展需要，不断更新、再塑造和优化护理组织文化。

第四节　组　织　变　革

国务院办公厅印发的《深化医药卫生体制改革 2016 年重点工作任务的通知》中指出：要牢固树立并切实贯彻创新、协调、绿色、开放、共享的发展理念，增强改革创新力度，把"建立健全医疗卫生机构与养老机构合作机制……推动医疗卫生服务延伸至社区、家庭""落实改善医疗服务行动计划，重点做好预约诊疗、日间手术、信息推送、结算服务、药事服务、急诊急救、优质护理等工作，三级医院全面实施预约诊疗，提升医疗服务水平，改善就医感受，增强人民群众获得感"列为重点工作。在深化医药卫生体制改革政策的推动下，医院的内外环境、目标任务都在发生变化。为确保医药卫生体制改革的整体性、系统性和协同性，护理组织管理工作必须做出相应的调整和变革，从而提高组织的效能。这种变革不仅是指技术、体制等方面的改革，也包括组织成员的思想和心理上的变革。

一、组织变革的基本概念

（一）组织变革的概念

组织变革（organizational change）是指运用行为科学和相关管理方法，对组织的权利结构、组织规模、沟通渠道、角色设定、组织与其他组织之间的关系，以及对组织成员的观念、态度和行为，成员之间的合作精神等进行有目的、系统的调整和革新，以适应组织所处的内外环境、技术特征和组织任务等方面的变化，提高组织效能。简言之，组织变革就是指对原有组织结构和功能的调整、革新和再设计。美国著名的组织学学者、哈佛大学教授拉里·格雷纳（Larry E. Greiner）指出，组织变革伴随着企业成长的各个时期，组织变革与组织演变相互交替，进而促进组织发展。当组织出现工作业绩下降、管理缺乏创新、组织指挥系统失灵或信息沟通不畅、员工士气低落等征兆时，管理者应及时进行组织变革。

（二）组织变革的分类

1. **适应性变革**　是指引入已经过试点的、比较熟悉的管理实践对组织进行小幅度的局部调整，力求通过一个渐进的过程，实现初态组织模式向目的态组织模式的转变。适应性变革属于复杂性程度较低、确定性较高的变革，对员工的影响较小，潜在阻力也较小。

2. **创新性变革**　是指引入全新的管理实践，例如，某医院 2005 年组建了没有医疗主任和医生的外科综合病房，护士长和专科经营助理全面负责病房管理，这种变革促进了学科交叉融合，提高了管理效能，为患者带来了实惠，但这也对管理理念、组织结构、工作流程、科室管理模式等提出了极大挑战。创新性变革往往具有较高的复杂性和不确定性，容易引起员工的思想波动和担忧。

3. **激进性变革**　是一种能够以较快的速度达到目标状态的变革方式，是对组织进行大幅度的、全面的、快速的调整。"全员下岗,竞争上岗"是激进性变革的典型。通过全员下岗,粉碎长期形成的关系网和利益格局;再通过公平、公正、公开的竞争上岗,激发员工的工作热情和对组织的关心,形成新的吸引力,把组织引向新的稳定态。

（三）组织变革的内容

1. 结构变革　改变组织结构的复杂性、规范化及集权化程度,如几个部门合并且职责融合,对某个纵向层次进行精简,拓宽管理宽度,使组织扁平化,减少官僚机构特征。

2. 技术变革　无论是管理技术,还是医疗护理技术,都在发生日新月异的变化。新的设备、工具和方法、自动化与计算机化等,均会带来组织的技术变革。

3. 物理环境变革　组织的物理环境,如空间结构、内部设计、设备布局等会影响组织运行的效果。例如,装修医院应充分考虑采光、颜色搭配、冷暖程度、场地清洁、家具设施摆放等,是否便于保证人员流动、物流、信息流的通畅等,都属于组织环境变革。

4. 人员变革　组织成员应在观念、态度和行为上达成一致,成员之间应相互合作,否则就需要进行人员变革,调整角色设定、分工和授权等,这样才能体现人尽其才,才职相称,提高组织效率。

5. 组织文化变革　是对影响组织成员价值观、工作态度和行为的组织宗旨、规范、规章制度等进行调整,营造组织成员乐于奉献、积极应对挑战、主动参与决策、民主管理的氛围,提高组织成员的工作士气。

二、组织变革的动力与阻力

组织变革的具体步骤包括:①组织诊断,发现变革征兆。②了解变革的动力,明确变革的内容,结合变革理论模型,制订改革方案。③克服变革的阻力,实施变革计划。④评价变革效果,及时进行反馈。识别变革动力及变革过程中可能遇到的阻力是组织进行成功变革的关键。

（一）组织变革的动力

1. 外部变革推动力　组织变革的外部环境推动力包含政治、经济、文化、技术、市场等方面的各种因素和压力,其中与变革动力密切相关的有以下几方面:

（1）社会政治因素:全国的经济政策、国家发展战略和创新思路等社会政治因素对于各类组织形成强大的变革推动力。例如,2010年卫生部决定在全国范围内开展"优质护理服务示范工程"活动,仅一年时间,在全国范围内创建了100所"优质护理服务示范医院"、300个"优质护理服务示范病房",达到了"患者满意、社会满意、政府满意"的目标。目前,优质护理服务在深化医药卫生体制改革政策的推动下进一步推广完善。

（2）技术发展因素:"互联网+"是知识社会创新催生的经济社会发展新形态,为护理管理的改革、创新、发展提供了广阔的网络平台,如2015年5月全国首家基于TD-ETE4G移动通信网络的"4G移动护理技术"在深圳某医院全院各科室应用,为护理信息化建设探索了一条新路。移动护理的使用大幅度减少了护士往返病房与护士站的时间,在患者床旁就可完成护理的相关记录工作,增加了与患者接触的时间。计算机数控和网络信息技术的发展对组织的结构、体制、群体管理和社会心理系统等提出了变革的要求,驱使护理管理者重新思考组织的构架和护士的胜任力要求。

（3）市场竞争因素:非营利性机构也是护理服务市场的主导,但医疗体制改革的逐步深化,促使特需门诊、特种病房、民办医院、个体诊所、康复养老机构等营利性医疗服务机构参与市场竞争。基本医保全国联网和异地就医结算工作的推进,使护理服务市场需求呈现多样性和复杂性。这就要求护理管理者根据对医疗护理服务市场的现状、战略竞争特点的分析,制订变革战略。

2. 内部变革推动力　组织变革的内部推动力包括组织结构、人力资源管理和经营决策等方面的因素。例如:

（1）组织结构因素:包括组织结构、人力、整个组织管理程序优化和工作流程再造。

（2）人员与管理因素：由于劳动人事制度改革的不断深入，各级护理管理者和护士的来源和技能背景构成更为多样化。为了保证组织战略的实现，需要对组织的任务做出有效的预测、计划和协调，对组织成员进行多层次的培训。

（3）团队工作模式：组织成员的士气、动机、态度、行为等的改变，对于整个组织有着重要的影响。

（二）组织变革的阻力

1. 组织变革阻力　组织变革作为战略发展的重要途径，总是伴随着不确定性和风险，并且会遇到各种阻力，常见的组织变革阻力可以分为3类。

（1）组织因素：在组织变革中，组织惰性是形成变革阻力的主要因素，是指组织在面临变革形势时表现得比较刻板，缺乏灵活性，难以适应环境的要求或内部的变革需求。造成组织惰性的因素很多，如组织内部体制不顺、决策程序不良、职能焦点狭窄、层幅结构和组织文化陈旧等，都会使组织产生惰性。此外，组织文化和奖励制度等组织因素以及变革的时机也会影响组织变革的进程。

（2）群体因素：主要有群体规范和群体内聚力等。群体规范具有层次性，边缘规范比较容易改变，而核心规范由于包含着群体的认同，难以变化。同样，内聚力很高的群体也往往不容易接受组织变革。

（3）个体因素：个体抵制变革的阻力主要来源于人类的基本特征（图 4-13）。一是职业认同与安全感。在组织变革中，人们需要从熟悉、稳定和具有安全感的工作任务，转向不确定性较高的变革过程，其"职业认同"受到影响，产生对组织变革的抵制。二是地位与经济上的考虑。人们会感到变革影响他们在企业组织中的地位，或者担心变革会影响自己的收入，或者由于个性特征、职业保障、信任关系、职业习惯等方面的原因，产生对组织变革的抵制。

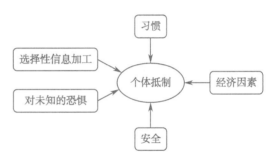

图 4-13　组织变革中的个体阻力因素

2. 消除组织变革阻力的策略　管理者应针对组织变革阻力的表现，分析阻力的来源和所处阶段，制订出一些应对变革阻力的策略。

（1）沟通宣传，认同变革理念：在改革前加强与员工沟通，广泛地听取员工的意见，创造一种开放的氛围和心理上的安全感，减少变革的心理障碍，表明变革的果敢决心，提高变革成功的信心。宣传旧体制的弊端和建立新体制的好处，让员工了解变革的目的、内容、过程、方式等，激励员工改革的动机，使其感到非改不可的迫切性，从而愿意接受组织变革及新的工作模式。

（2）全员参与，主动推动变革：设置群体共同目标，培养群体规范，创造强烈的群体归属感，鼓励员工参与组织变革的决策，让员工把改革的成败看成是自己的事，变阻力为动力。

（3）重视人才，加快变革进程：即使不存在对变革的抵制，也需要时间来完成变革。加快人才培训计划，大胆起用具有开拓创新精神的人才是加快组织变革的关键。

三、组织变革在护理管理中的应用

医疗改革成为百姓最关注的民生问题之一，占据着目前医疗卫生体系核心地位的公立医院，改革的成败决定了整个医改的成败。护理组织系统作为医院组织系统中一个重要组成部分，在组织结构、组织规模、服务理念和行为规范、角色设定等方面均需适应医院整体的要求。护理组织系统需及时做出适应性调整，如调整医院护理管理组织结构、选拔和培训员工、建立护士规范化培训体系、设立新的护士岗位、修订规章制度、优化护理工作流程、创新护理管理机制、创新护理文化等，通过护理组织的变革和发展，迎接挑战，适应我国医疗卫生事业发展的变化。

（一）调整护理组织系统，适应我国卫生事业发展需求

各级医疗机构中的护理组织系统应根据《全国医疗卫生服务体系规划纲要（2015—2020年）》《医药卫生中长期人才发展规划（2011—2020年）》以及《中国护理事业发展规划纲要（2016—2020年）》，结合各医院护理工作实际情况，以深化医药卫生体制改革为契机，调整组织结构，加强护士队伍建设，全面提升护理服务能力和专业技术水平。重点解决增加护士队伍总量，优化护士队伍结构，改革护理服务模式，加强护理内涵建设等问题，从而适应卫生事业的发展和人民群众的健康服务需求。

（二）改革临床护理服务模式，深化责任制整体护理

改革护理服务模式作为当前护理改革的重点问题，继续扎实推进"优质护理服务示范工程"活动，在各级各类医院深化"以患者为中心"的服务理念，如通过建设责任病房（即护士分管患者）以提升护理质量，改善医疗流程，逐步实现从"以医嘱为中心"到"以患者为中心"的转变；通过信息系统的完善来保障医疗安全，构建"患者至上"的组织文化。全面推行责任制整体护理的服务模式，为患者提供全程规范化的护理服务。

（三）创新管理机制，提高护理组织效能

深化公立医院护理管理改革，进一步理顺医院内部护理管理职能，按照"统一、精简、高效"的原则，建立并完善医院护理管理体制和运行机制，提高护理管理的科学化、规范化和精细化水平，逐步建立责权统一、职责明确、精简高效、领导有力的护理管理体制，实现符合临床护理工作特点的科学化护理人力资源管理，建立规范的护理专业人员聘用制度、岗位管理制度、绩效考核制度、薪酬分配制度、岗位培训制度、职称晋升制度等。以实行岗位管理为切入点，完成护理岗位设置并明确岗位职责、上岗条件，完善与护理服务的数量、质量、技术难度、患者满意度相挂钩的绩效考核制度，使护士的收入分配、职称晋升、奖励评优更加注重临床护理实践，建立稳定临床护士队伍，充分调动临床护士积极性的激励机制。

知 识 拓 展

伤口/造口护理专科门诊的成立

随着社会的发展，各种创伤、老年性疾病和代谢性疾病不断增多，各种创面问题越发凸显，尤其是慢性、难愈性创面发病率逐年增高。传统伤口治疗是由患者所在科室的相关医生处理，没有统一的标准和治疗原则，因此伤口治疗效果参差不齐。2008年某省大型综合医院首家伤口/造口护理专科门诊在某三甲医院成立。该门诊由6名护士（其中2名专职国际造口/伤口/失禁治疗师、2名兼职国际造口/伤口/失禁治疗师和1名兼职国际伤口治疗师）承担，接受各专科的护理会诊，床旁伤口/造口换药处置，进行全院压力性损伤/造口质量控制等。为广大伤口/造口/失禁患者提供专业化的创面处理、咨询及健康教育，采用全球倡导的伤口湿性愈合疗法，减轻慢性伤口患者的疼痛和不适，加快伤口愈合速度，缩短治疗周期。尤其在处理压力性损伤、糖尿病足、下肢血管性溃疡等慢性疑难伤口，术后不愈伤口、造口并发症等方面发挥的作用日益突出。

（四）提高护理团队士气，创建特色护理组织

组织发展注重强调工作群体的作用，建立一些新型组织，如学习型、创新型、服务型、研究型、节约型等组织。设计新的工作模式，遵循新的工作原则。这种组织发展能够影响群体间的相互关系以及整个组织系统，有利于专业人员的相互合作，形成高凝聚力和工作热情的团队。近年来，各级医院成立静脉治疗专业委员会，负责全院静脉治疗会诊、质量控制、静疗护士培训、资格认证、胜任力考核及科研等工作，并成立包括血管外科、医院感染控制中心、放射科、超声影像科及临床药学等组成的多学科团队，负责全院静脉治疗的突发事件及疑难患者处理。静脉治疗专业委员会工作对静脉治疗技术提升、质量管理及科学研究水平的提升起到非常重要的推动作用。

（五）拓展护理服务领域,满足健康服务需求

为满足人民群众多样化、多层次的健康服务需求,以健康为中心,以需求为导向,创新护理服务模式,拓展护理专业内涵,发展护理事业及产业。稳定和发展临床护士队伍,充分发挥专业技术和人才优势,将护理服务延伸到家庭和社区,注重患者的延续性护理和康复,拓展护理服务领域,完善治疗—康复—长期护理服务链,发展和加强接续性医疗机构服务,大力发展康复护理、老年护理、慢性病管理、长期护理、临终关怀等服务。

 导入情境分析

对本章的导入情境进行分析,组织中正式组织与非正式组织的成员是交叉混合的,由于护理人员以女性为主,感性的影响在许多情况下多于理性,故非正式组织的存在必然要对正式组织的活动及其效率产生影响。因此,护理管理者应该以认真积极的态度关注和管理非正式组织的活动,并努力使之与既定的目标协调一致。其方法主要包括:①正视非正式组织的存在,接受并理解非正式组织。②辨明非正式组织的不同性质,区别对待。③非正式组织与正式组织结合。④把握核心人物。⑤建立通畅的护理管理正式沟通渠道。⑥用组织文化引导。⑦注重对非正式组织的引导。

（岳丽青）

思 考 题

1. 请描述组织的概念及基本要素。
2. 组织结构的基本类型及其优缺点有哪些?
3. 组织设计的原则有哪些?
4. 如何进行组织文化建设?
5. 组织变革的目的是什么? 如何进行护理组织变革?

案例分析题

创新管理模式"医生跟着患者走"

[案例介绍]

2005 年 3 月 7 日,某医院历史上第一个由护士长和专科经营助理管理的外科综合病房开始收治患者。科室没有医疗主任和医生,实行"医生跟着患者走"的管理模式,护士长的管理直接受护理部和医务部的监管,专科经营助理负责科室的经营管理。病区床位数不固定,主要收治伽马刀和肝移植等患者,医疗质量和医事管理由相应专科负责,护士负责与各专科及相关医师的沟通、协调、配合,完成患者的临床护理。由于收治的患者来自不同科室,对护理服务提出了新的要求,要求护士从专科护士转变成为全科护士。这种模式在一定程度上缓解了各相关科室,如普外科、脑外科入院难的问题,大大提高了床位使用率,消除了同一系统疾病内、外科医生们各自为政的限制,使患者得到了真正的实惠。

[问题提出]

1. 请分析这种创新性变革在管理模式上有哪些变化? 有什么优缺点?
2. 这种管理模式对护理服务提出了什么要求?

[分析提示]

案例分析思考要点:①结合组织结构、管理层次与管理幅度的优缺点,分析管理模式的变化及优缺点。②结合案例中护士长和护士的工作职能变化,分析对护理服务提出的要求。

NURSING

第五章

人力资源管理

05章 数字内容

知识目标:

1. 掌握医院护理人力资源配置、使用与职业生涯管理。

2. 熟悉护理人力资源的培训与开发、护理绩效管理与薪酬管理。

3. 了解护理人力资源规划与招聘。

能力目标:

1. 能结合临床案例,正确运用护理人力配置原则与方法计算护士数量。

2. 能结合临床案例,正确运用培训原则和方法制订护士培训计划。

3. 能运用职业生涯发展理论、原则、方法设计个人职业发展规划。

素质目标:

具有"以人为本"的护理人力资源管理理念。

导入情境与思考

手术室护士长的难题

某医院手术室近段时间护理质量下降明显,短短3个月发生4起不良事件。护理部组织根因分析发现,由于近年来该院手术量增长明显,手术室护理人力资源数量快速增长,新进护士完成一个月的岗前培训后迅速进入手术室的护理工作,岗位胜任力不足,4起不良事件均为术中物资清点的关键制度落实不到位所致。

请思考:

该医院手术室在护理人力资源管理中存在什么问题?如何改进?

人才是组织拥有的重要资源,也是组织的核心竞争力所在。2021年,国务院办公厅印发《关于推动公立医院高质量发展的意见》。医疗是知识和技术密集型行业,人力资源作为第一资源,是其他一切资源效益最大化的基础和关键。《国务院办公厅关于建立现代医院管理制度的指导意见》(国办发〔2017〕67号)指出:健全人力资源管理制度、健全人才培养培训管理制度、健全绩效考核制度是现代医院建设的有效途径之一。护理人员在卫生人力资源中占比最高,接触患者时间最长。护理管理的效率取决于护理人力资源管理的科学化水平。如何进行选人、用人、育人、留人,利用竞争机制、激励机制和约束机制,调动护士的积极性,充分挖掘护士潜能,降低人力成本,提高护理工作效率,为公立医院高质量发展提供人才队伍保障,实现护理专业价值是护理管理者面临的巨大挑战。本章将重点围绕医院护理人力资源配置及使用、规划与招聘、培训与开发、绩效考核、薪酬管理和职业生涯发展进行讨论。

第一节　概　　述

一、人力资源管理的相关概念及内涵

(一)基本概念

1. **资源(resources)**　是指在自然界和人类社会中一切可被人类开发和利用的客观存在,包括自然资源和社会资源。社会资源又包括人力资源、技术资源、信息资源等诸多类型。

2. **人力资源(human resources)**　又称劳动力资源,指对一定范围内的人员,通过投资开发而形成的具有一定体力、智力和技能的生产要素资源形式,包括数量和质量两个方面的内容。

3. **人力资源管理(human resources management,HRM)**　是有效利用人力资源实现组织目标的过程。人力资源管理概念包括两个主要内容:一是吸引、开发和保持一个高素质的员工队伍;二是通过高素质的员工实现组织使命和目标。

4. **护理人力资源(human resources of nursing)**　指经注册取得护士执业证书,依照《护士条例》规定从事护理活动的护士,以及未取得护士执业证书,经过岗位培训考核合格,协助注册护士承担患者生活护理等职责的护士和护理员。

5. **护理人力资源管理(human resources management of nursing)**　是管理部门以实现"以患者为中心"的护理服务目标为核心,从经济学角度指导和实施护理人力与护理岗位匹配的管理活动过程。

(二)人力资源的基本特性

1. **主观能动性**　人力资源是最积极、最活跃的主动性生产要素,是社会生产中居主导地位的能动性资源。人力资源的主观能动性主要体现在自我强化、选择职业和积极劳动等方面。自我强化指个体可以通过努力学习、锻炼身体等积极行为,提升自身的劳动能力。选择职业是个体通过与物质资源结合,主动选择职业的过程。积极劳动是人力资源能动性的最重要方面。个体劳动积极性的状态,对于发挥人力资源的潜力起到决定性的作用。因此,人力资源管理不仅要重视数量、质量等外在特性,也要关注如何调动人的主观能动性,充分发挥个体的积极性。

2. 再生性　人力资源是一种可再生资源,通过人口总体内各个体的不断替换、更新、恢复的过程实现再生。由于人力资源具有以人的身体为载体,以及与人的自然生理特性紧密相连的特性,在使用过程中会出现有形磨损和无形磨损。有形磨损指由于人体的疲劳、衰老、功能退化等原因造成的劳动能力下降。无形磨损指由于人体的知识、技能、经验等老化而导致的劳动力下降。可见,人力资源再生性受到人类意识和能动性的影响和支配,可以通过终身教育、加强培训、医疗、保健等多种形式得以实现。

3. 时效性　人力资源是存在于人生命中的劳动能力,它的形成、开发和利用都受到时间的限制。作为生物有机体的人,有生、老、病、死的生命周期,以及能够从事劳动的不同时期(青年、壮年、老年),劳动力也有所不同。因此,任何范围的人力资源管理都要考虑动态条件下人力资源开发、分配和使用的相对平衡,尊重人力资源内在的生命周期和时效性的规律。

4. 生产和消费的两重性　从生产和消费的角度来看,人力资源的投资、开发和维持是一种必需性消费行为,往往先于人力资源的使用和收益。而人力资源的使用是一种生产性行为,需要先期的投入才能创造财富,获得收益。因此,人力资源具有生产和消费的两重性。人力资源的生产行为具有弹性,受年龄、能力、机会、生产资料等多种因素的影响;而人力资源的消费行为则具有刚性,即每一个有生命的个体,无论是否创造财富,都需要消耗社会生活资源。任何组织的人力资源管理,都应当重视和平衡人力资源生产和消费的两重性,正确处理好人力资源的投入与产出、开发和使用、数量与质量等的关系。

5. 流动性　人力资源的流动性主要表现为人员的流动和人力派生资源的流动。人员的流动主要有人员跨部门、跨单位、跨地区、跨国度的流动;人力派生资源的流动则是指由人创造的科技成果在不同空间上的流动。我国进入世界贸易组织后,人力资源的国际市场化步伐快,资源共享和成果转让等资源的流动也越来越频繁。

6. 社会性　人是社会存在和自然存在的统一。人力资源的社会性表现在人与人之间的交往以及由此产生的千丝万缕的联系。在分工合作的现代社会中,个体要通过群体发挥作用。合理的群体组织结构有助于个体的成长及其作用的高效发挥。社会环境通过群体组织直接或间接影响人力资源的开发和使用,这就对人力资源管理提出了更高的要求,即除了关注人力资源的经济性,还必须关注其社会性,注重人与人、人与团体、人与社会的协调发展。管理者应通过组织文化、团队建设等方式促进人力资源的有效开发和利用。

(三) 医院护理人力资源管理面临的挑战

近年来,很多护理管理的研究者和实践者都在思考同一个问题:今天的护理管理者和 20 年前的护理管理者到底有何不同? 人力资源作为医院的第一资源,是最核心、最重要的资源,医院所有的管理工作都围绕"人"展开。快速变化的时代要求任何一名护理管理者都必须从长远的战略眼光来看待护理人力资源的整体规划、储备、培养和使用,看待护理人员的个人发展和优秀人才的合理流动。当前护理人力资源管理面临的挑战主要体现在以下几个方面:

1. 护士短缺　护理人力资源短缺,这是个全球性的问题。2020 年 4 月 7 日,世界卫生组织(WHO)与国际护士会联合发布《世界护理状况报告》指出,全球护士人数 2 790 万,其中专业护士 1 930 万,远远无法满足全球医疗服务需求。护士缺口达 590 万,成为 WHO "指定紧缺人才"。此外,护士短缺现象在全球分布不均,美国每千人口拥有注册护士超过 10 人;而在我国,2020 年底全国注册护士总数达到 470 万,每千人口拥有护士 3.3 名,远低于欧美发达国家水平。人口老龄化进程加速、疾病谱的改变导致健康服务需求的快速增长。面对护士短缺与健康服务需求增长的突出矛盾,亟需科学管理,在有效人力的前提下合理配置。

2. 公立医院高质量发展　《关于推动公立医院高质量发展的意见》指出,公立医院高质量发展的核心是实现三个转变,发展方式从规模扩张转向质量效益,运行模式从粗放行政化管理转向精细化、信息化管理,资源配置从注重物质要素转向更加注重人才、技术要素。为了适应公立医院高质量发展的要求,护理管理者找准目标定位,盘活护理人力资源,充分调动护士的积极性,激发潜能,优化护理人力资源供给侧改革是实现医院持续发展的关键。

3. 组织变革　我国新医改方案提出,应稳步推进我国医务人员的合理流动,促进不同医疗机构间人才的纵向和横向交流。国家下发的《卫生部关于医师多点执业有关问题的通知》(卫医政发〔2009〕86号),标志着我国医生多点执业合法化的开始。随着"互联网+"医疗的深入推进,通过技术革新、流程再造、节约增效等举措正在重塑健康医疗行业,在社会资本大量注入的情况下,行业内人力资源的流动也变得更加活跃,医生通过平台自由执业,不再被束缚在医院当中,由此改变了医院的生态,给人力资源管理带来新的挑战,必须在新形势下探索和使用新的、有效的人力资源管理方法。世界上没有一成不变的人力资源管理模式,只有通过不断调整人力资源管理战略来适应内外环境的变化,才能获取最好的管理效果。21世纪的管理发展趋势就是更为频繁的组织变革,理解并适应这种变化,使组织在竞争中得以良好生存和持续发展是医院人力资源管理的重要任务。

4. 护士的个性化需求　今天的护理管理比既往面临更大的困难。管理环境更加复杂、更加多维、更加不可预测。比如,一向表现优秀的护士突然提出离职申请;一名年轻的护士大胆提出提高薪酬的要求;一名高年资护士提出要开设新的中心,自己担任组长……这在过去会让人觉得羞于启齿,不可思议,但在今天,是护理管理者经常面对的问题。新环境下的护士已经开始认同和接受由"单位人"走向"社会人",优秀的护理人才开始由"单位主宰"转变为"个人主宰"。护士多变的个性化需求对护理人力资源管理提出新要求和新挑战,医院护理管理者必须具有前瞻性的战略眼光和创新性思维。

5. 组织劳动关系多样化　随着中国医疗卫生人事制度改革的不断深入,我国卫生机构组织成员关系也从单一、固定、终身的劳动关系转变为更加灵活多样的聘用关系。如何将护士的个人利益及职业发展前途与医院的生存发展紧密联系起来,吸引和留住优秀人才,成为现代医院护理人力资源管理需要面对和解决的问题。

6. 人力资源管理信息化　信息技术的飞速发展及其对社会经济各方面的强力渗透,对人力资源管理产生了深刻的影响。信息技术在人力资源管理领域的应用,很大程度改变了人力资源管理的工作方式。医院人力资源信息系统软件的开发和利用,使医院人事管理相关数据的应用更加及时、可及和便利,有效降低了人力资源管理成本,提高了管理效率。但新技术的层出不穷及管理技术的多样性,也对医院护理人力资源管理人员职业素质提出了更高要求。

7. 护士培训需求多样化　医疗护理属于知识和技术密集型行业,科学技术的发展导致医疗护理领域业务及技术的日新月异。医护人员必须不断学习,更新自身的知识和技能,才能与医疗护理技术的发展同步。医护人员的毕业后教育及岗位培训成为人力资源管理的重要内容,管理者必须注重培训和开发,满足护理人员职业发展的需求。

二、护理人力资源管理的目标与内容

(一) 护理人力资源管理的目标

1. 人与事的匹配　人的数量和质量与工作要求相匹配,即有多少事需要多少人去做,事的难易程度与人的能力水平的对应关系。护理人力资源管理应为医院提供训练有素的护士,并把合适的人安排在合适的岗位,做到事得其人,人适其事,人尽其才,事尽其功,使医院的护理服务更有成效。

2. 人与人的匹配　即人与人合理搭配,协调合作,使护理组织的结构合理,护士的特长优势互补,提高群体工作效率。

3. 人与物匹配　即护士的需求和贡献与工作报酬相匹配,护士的能力与劳动工具和物质条件相

Note:

匹配,使得酬适其需,人尽其才,物尽其用,最大限度发挥激励作用,实现医院护理人力资源的可持续发展。

知 识 拓 展

人力资源管理对组织效益的贡献

1. 帮助组织实现目标。
2. 有效地利用劳动者的技能。
3. 为组织提供训练有素和动机良好的员工。
4. 使员工的工作满意度和自我实现最大化。
5. 与所有的员工交流人力资源管理的政策。
6. 提倡符合伦理规范和社会责任的行为。
7. 管理变革。

(二) 护理人力资源管理的内容

现代人力资源管理的核心功能在于通过识人、选人、用人、育人和留人,实现人力资源的吸引、保留、激励和开发。具体说来,护理人力资源管理包括以下几个方面的内容:

1. **人力资源规划** 是医院护理人力资源管理的首要任务,主要包括两个层面的规划,即医院护理人力资源总体规划和子系统规划。总体规划是根据医院发展战略进行的医院护理人力总体需求与供给预测、人力资源规划的定期评价与调整等。子系统规划主要包括护士的更新规划、晋升规划、培养开发规划和配备规划等。

2. **招聘** 是组织吸引足够数量具备应聘条件的个体并与具体工作岗位匹配的过程。护士招聘活动的关键点是寻求足够数量具备护理岗位任职资格的申请人,以使组织在人员选择上具有更大的自主性,通过保证护士整体队伍质量实现确保护理服务安全的目的。同时为了吸引人才,组织也必须在薪酬、培训开发、管理风格、组织文化等多个方面对应聘者产生吸引力。

3. **培训与开发** 护士培训是根据组织和人员两方面的共同需要,采取多种方式对人员进行培训,是人力资源管理的重要工作内容,对帮助护士在工作岗位上保持理想的职业态度、知识水平、业务技能和工作能力,高效率完成护理工作任务,促进个人职业的全面发展和自我实现具有积极的现实意义。护士开发的主要工作内容包括:分析护理人力资源现状,有效利用护理人力资源;按照护士个人需求采取不同的激励措施;为护士提供个人发展空间,充分发挥护士职业成长的主观能动性,使护士职业潜力达到最大化发展;稳定高素质护士队伍;并引导护士将个人发展目标与医院的发展目标相结合。

4. **绩效管理** 是人力资源管理的一个中心环节,是指根据各岗位职责,对相应岗位人员的工作做出评价,不仅注重最终的组织目标实现和绩效达成情况,更重视管理过程中对员工的指导和反馈,以提高护士个人和部门工作的整体效力。绩效管理的结果是组织和部门管理人员对护士做出奖惩、培训、调整、升迁、离退、解雇等人事决策的重要依据。

5. **薪酬管理** 是指在组织内建立合理的护士薪酬管理制度及管理机制,根据各级护士的岗位、资历、工作能力、工作表现和绩效等因素制订科学合理、具有吸引力的个人工资和奖金的分配措施。此外,采取有效措施为护士提供健康、安全的工作环境,按照国家劳动政策提供相应的医疗保险、养老保险、劳动保护和福利也是人力资源管理的内容。

6. **员工关系管理** 是现代组织人力资源管理的一项重要内容,所涉及的主要内容包括员工参与管理、员工的满意度测量、员工流动管理、组织文化建设、争议处理机制、员工援助计划等。它关注的重点是如何通过妥善处理组织和员工之间的关系来确保组织目标的实现和长期发展。

Note:

第二节 医院护理人力资源配置及使用

一、医院护理人力资源配置

(一) 概念

护理人力资源配置（allocation of nursing human resources）是以护理服务目标为宗旨，根据护理岗位合理分配护士数量，保证护士、护理岗位、护理服务目标合理匹配的过程。护理人力资源合理配置主要包括以下三方面：一是护士的数量与事的总量的匹配；二是护士的能力与事的难易程度的匹配；三是护士与护士之间知识、能力、性格等结构的匹配。

(二) 配置原则

1. 依法配置的原则 医院和护理管理部门在进行护理人力资源配置时要以卫生行政主管部门护理人力配置要求为依据，以医院服务任务和目标为基础，配置足够数量的护士以满足患者需求、护士需求和医院发展的需要。《护士条例》明确指出：医疗卫生机构配备护士的数量不得低于国务院卫生主管部门规定的护士配备标准。

2. 基于患者需求动态调配的原则 护理人力资源配置要以临床护理服务需求为导向，基于患者的实际需求进行动态调配。患者的临床服务需求随着患者数量、疾病严重程度以及治疗措施的变化而变化。科学的护理人力资源配置应通过评估患者的实际需求，进行动态、弹性调整。

3. 成本效益的原则 人力资源管理的出发点及最终目的都是实现效益最大化。在护理人力资源配置过程中，管理者要结合实际不断寻求和探索灵活的人力配置方式，重视护士的能级对应及分层次使用，在分析个人能力与岗位要求的基础上实现个体与岗位的最佳组合，充分调动护士工作积极性，高效利用护理人力资源；根据护理工作量的变化及时增减护士数量，由此降低人员成本，提高组织效率。

4. 结构合理的原则 护理单元整体效率不仅受个体因素影响，还直接受到群体结构的影响。护理单元群体结构是指科室不同类型护士的配置及其相互关系。结构合理化要求护士在专业结构、知识结构、智能结构、年龄结构、生理结构等方面形成一个优势互补的护理人力群体，有效发挥护理人力的个体和整体价值。

(三) 配置方法

1. 比例配置法 指按照医院的不同规模，通过床位与护士数量的比例（床护比）、护士与患者数量的比例（护患比）来确定护理人力配置的方法。这是目前我国常用的医院护理人力资源配置方法之一。卫生行政主管部门的相关政策和规定，对医院的护士数量做了基本要求，被用作比例配置法的计算依据。例如，《三级综合医院评审标准（2011 年版）》规定，三级医院临床一线护士占护士总数至少≥95%，病房护士总数与实际床位比至少达到 0.4∶1，重症监护室护士与实际床位比不低于(2.5~3)∶1，手术室护士与手术间比例不低于 3∶1，医院在岗护士至少达到卫生技术人员的 50%。2012 年，《卫生部关于实施医院护士岗位管理的指导意见》指出，"普通病房实际护床比不低于 0.4∶1，每名护士平均负责的患者不超过 8 个，重症监护病房护患比为(2.5~3)∶1，新生儿监护病房护患比为(1.5~1.8)∶1，门(急)诊、手术室等部门应当根据门(急)诊量、治疗量、手术量等综合因素合理配置护士"。

2. 工作量配置法 指根据护士所承担的工作量及完成这些工作量所需要消耗的时间来配置护理人力资源的方法。工时测量法、患者分类法是国内外常用的工作量配置法。

（1）工时测量法：护理工时测量是国内医院第一种系统测定护理工作量的方法。在进行护理工时测量时，首先应界定护理工作项目（通常包括直接护理项目和间接护理项目），再通过自我记录法或观察法测算护理工作项目所耗费的时间，应用公式计算护理工作量以及护理人力配置的理论值。

知 识 拓 展

如何应用工时测量法配置护理人力

应用工时测量法测算护理人力需求的公式:护士人数 =(定编床位数 × 床位使用率 × 每位患者平均护理工时数 / 每名护士每日工作时间)× 机动系数。其中,每位患者平均护理工时数 = 每位患者直接护理工时 + 每位患者间接护理工时 + 每位患者其他工时;每位患者直接护理工时 = ∑(每项操作平均工时 × 该项操作 24h 内发生的频数);每位患者间接护理工时 = ∑(每项操作 24h 所需的总时数 / 每项操作涉及的患者数);每位患者其他工时:除了直接护理工时、间接护理工时以外的时间,如巡视病房需要的时间等。

(2)患者分类法:是国外护理人力资源管理中比较常见的工作量测量与护理人力配置的计算方法。根据患者、病种、病情等来建立标准护理时间,通过测量和标准化每类患者每天所需的直接护理时间和间接护理时间,得出总的护理需求或工作量,从而预测护理人力需求。包括原型分类法、因素型分类法、原型与因素型混合法三种。

1)原型分类法(patient dependency classification):20 世纪 60 年代初期,由美国约翰·霍普金斯医院首先提出,根据患者对护理的需求将患者分为三类或三类以上,每类患者具有相似的特点如日常生活能力、治疗需求等,如按患者对护理的需求将患者分为三类:完全照顾(total care)、部分照顾(partial care)、自我照顾(self-care);测量每类患者所需的平均护理时数,再根据每类患者数量计算所需护理时数和工作量。日本根据患者的生活自由度分为四级(1、2、3、4),从需要观察的程度分为三度(A、B、C),组合成 12 级。我国的分级护理也属于原型分类法,根据患者病情和生活自理能力,将患者分为特级护理、一级护理、二级护理和三级护理四类。该法简便易行,但对患者分类过于宽泛,在准确反映患者个体的实际护理需求方面受限。

2)因素型分类法:选定发生频率高、花费时间长的护理操作项目,测量每一项目所需的护理时数。根据每个患者每天/班所需护理项目及其频数,计算所需护理时数并分配护士。美国芝加哥罗斯长老会圣路加医学中心设计的罗斯麦迪可斯量表—患者分类系统(rush medical tool—patient classification system,RMT-PCS)是因素分类法的代表。该方法考虑了患者的个体化需求,不足在于每项护理活动标准时间的确定较复杂,且标准时间随着操作水平的提高而动态变化。

知 识 拓 展

RMT-PCS 患者分类及护理时数

Ⅰ类:患者在 24h 内平均所需护理时数 0~2h。

Ⅱ类:患者在 24h 内平均所需护理时数 2~4h。

Ⅲ类:患者在 24h 内平均所需护理时数 4~10h。

Ⅳ类:患者在 24h 内平均所需护理数 10h 以上。

3)原型与因素型混合法:20 世纪 70 年代,美国学者提出混合测量法,兼具原型和因素型分类法的优点。Medicus 法是混合法中颇具代表性的一种,它采用原型分类法对患者进行分类,但分类依据不是护士主观判断,而是由主管护士选取能反映患者需求的护理操作项目进行护理活动工时测定,由计算机根据患者的具体情况进行权重处理后将患者划分到相应的类别,从而配置护理人力。优点是各医院、病房可根据自己的工作特点决定影响工作量因素,计算简便;缺点是计算机模式中护士结构固定,影响其灵活性。

二、护士层级管理

(一) 护士层级管理的概念

护士层级管理是按照护士实际工作能力将护士分层分级,赋予不同层级相应的职责范围、培训内容、绩效方案、考核标准、晋级标准等,通过对护士进行分层次管理,充分体现管理的能级对应原则,最大限度地发挥各层级护士的潜力和自身价值。护士层级体系包括 4 个基本要素:

1. **层级结构**　整个体系的结构是阶梯式的。在设计层级时,要考虑预算、薪资结构、职业生涯发展及功能角色等问题。

2. **晋级条件**　晋级者从低层级晋升到更高一层级时,需要具备的晋级要求,如学历、工作年限、护理能力标准等。

3. **晋级程序**　设定晋级的流程与步骤。

4. **激励方案**　如通过薪酬、奖励、表扬等激励晋级者。

(二) 护士层级管理的作用

1. **提高工作满意度,降低护士流失率**　护士层级管理可以调动临床护士的主观能动性,做到人尽其才,才尽其用,按职取酬,充分发挥不同层次护士的作用,提高护士满意度,降低护士离职倾向。护理人员频繁流动会带来管理的风险,再配置成本较高。护士层级管理通过降低护士离职率,可为医院节约了再招聘与培训护士的成本,是最具有成本效益的管理模式。

2. **持续改进护理质量,提高患者满意度**　优质护理服务示范工程的目标是使患者、家属和护士满意。实施护士层级管理是对"以患者为中心"的优质护理服务的良好诠释。根据患者的病情,安排具备相应能力的护士完成照护工作,为患者提供更高效、更优质、更全面、更贴切的人性化护理,提高护理质量和患者满意度。

3. **避免护理人力浪费,降低护理风险**　护士层级管理划分了不同层级护士所承担的工作范畴,可使不同层级的护士从事与之能力相适应的护理岗位和工作,实现护士的能力与护理工作难易程度的匹配。层级管理避免高年资护士从事低技术含量工作的人力资源浪费,也降低了低年资护士从事高难度工作的护理风险,体现管理的能级对应原则。

4. **促进护士专业成长,提高临床护理能力**　护士层级管理有利于护士更好地对自身能力做出定位,明确自己的职业成长路线,确立职业进阶目标,是促进护士专业成长、提高护理能力的一种有效方法。实施层级管理后,护士在工作中的自我价值体现和综合成就感显著增加。

(三) 护士层级管理的理论基础

1982 年,美国护理学家本勒(Patricia Benner)提出了临床护士"从新手到专家"的五级进阶模式,将护理的职业发展分为 5 个阶段,即新手(novice)—初学者(advanced beginner)—胜任者(competent)—精通者(proficient)—专家(expert)。该理论为护士层级管理体系制度的实施提供了清晰的思路,是大多数护士层级管理体系研究的理论基础。不少国家以该理论为基础,结合各自不同的国情发展形成各具特色的护士层级管理体系。

(四) 护士层级管理体系的应用

1. **护士层级管理体系在国外的应用**　美国于 20 世纪 70 年代推行临床进阶制度,并于 20 世纪80 年代广泛应用于临床。在美国,以 Benner 临床阶梯模式为指导,有的医院将注册护士分为新手、责任护士、带教护士、高级护士、护理专家 5 级,并依据不同层级的表现和工作能力给予报酬。英国注册护士从 C 级到 H 分为 6 个等级(A、B 级是助理护士),C 级即刚从护校毕业的注册护士,工作 2 年以后,并拿到规定的继续教育学分即可升为 D 级护士;E、F 级护士相当于我国的主管护师;G、H 级护士相当于我国的副主任、主任护师。依据各个层级进行相应的培训,同时每年对护士还进行多维度的核心能力评估,以此作为晋级与薪酬的依据。

2. **护士层级管理体系在国内的应用**　我国香港和台湾地区护士能力进阶体系相对比较成熟。香港地区的注册护士分为初级实践护士、实践护士、专科护士、高级实践护士、顾问护士五级。台湾护士分为 $N_1 \sim N_4$ 四个层级,并有严格的晋升制度。在每个层级的晋升要求中,实际工作能力为主要条件,注重临床护理经验的积累,学历不是绝对要求。我国大陆于 1979 年开始建立独立的护士职称序列,形成了一支由初、中、高级职称构成的护理队伍,这是护士层级管理在我国的最早体现。随着优质护理服务的不断深化,各医院对护士层级管理进行了探索,部分医院已逐步形成了 $N_1 \sim N_5$ 的护士层级体系。

三、护理岗位管理

(一)护理岗位管理的相关概念

1. **护理岗位**(nursing position) 在医院的运行过程中,承担护理相关的工作和任务,并具有相应权力和责任的工作职位。

2. **护理岗位管理**(nursing position management) 是以护理组织中的岗位为对象,对岗位的五大要素,即工作、岗位人员、职责与职权、环境、激励与约束机制进行整合与运作的过程,以充分调动护士的主观能动性,建立持续质量改进的长效机制。

(二)护理岗位管理的实施流程

护理岗位管理的实施流程包括岗位设置、岗位分析、岗位评价三个环节。

1. **岗位设置** 根据组织目标,按照统一规范和分级分类管理相统一,因事设岗和尊重人才成长规律兼顾的原则,对护理岗位类别、岗位等级和岗位结构比例进行设计。岗位设置对于激发护士工作积极性,增强护士的满意感以及提高工作绩效都有重大影响。科学地设计护理岗位有助于推进医院标准化管理和完善医院人事管理制度,是医院转换用人机制,实现由身份管理向岗位管理转变过程中的一项基础性工作。

2. **岗位分析** 详见本章第三节。

3. **岗位评价** 是在岗位分析的基础上,按照一定的客观衡量标准,对岗位责任、任职条件、岗位环境等因素进行系统衡量、评比和估价,以确定岗位相对价值的过程。岗位评价方法包括定性和定量两种。常用的定性评价方法包括分类法和排序法;定量评价法包括因素比较法、评分法及岗位参照法等。在实际的岗位管理工作中,护理管理者应选择合适的评价方法,将定性评价与定量评价的方法有机结合,科学评价出各护理岗位的相对价值,并以此作为护士绩效考评的重要依据。

(三)护理岗位分类

2012 年,卫生部制定了三级综合医院护理人力配置标准,并明确界定医院护理岗位的类型,包括护理管理岗位、临床护理岗位和其他护理岗位三大类型。

1. **护理管理岗位** 护理管理层次可以根据医院的规模设置两个或三个层次。三级医院要求实行三级管理体系,即护理部主任或护理行政主管(executive)—科护士长或管理协调者(coordinator)—护士长或护士管理者(nurse manager)。两级管理体系包括护理部主任或总护士长—护士长两个层次。

2. **临床护理岗位** 包括病房护士岗位、专科护士岗位和临床护理教学岗位。

3. **其他护理岗位** 指注册护士为患者提供间接护理服务的岗位,主要包括医院消毒供应中心、医院感染管理部门等。

四、护理工作模式及人员排班

(一)护理工作模式

1. **个案护理**(case nursing) 是一名护士负责一位患者全部护理内容的护理工作模式,又称"特别护理"或"专人护理"。这种护理工作模式主要适用于病情复杂严重、病情变化快、护理服务需求量大、需要 24h 监和照顾的患者,如入住 ICU、CCU 护理单元的患者,多器官功能障碍、器官移植、大手术或危重患者等,护士负责自己当班时该患者的全部护理工作。

2. **功能制护理**(functional nursing) 是一种传统的、机械式的、以工作性质分工的护理模式,

Note:

特点是以单纯的完成护理任务为目标,将患者的护理工作内容分为处理医嘱、打针发药、病情观察等若干功能模块,每个护士有单一的工作内容,如治疗护士负责所有患者的治疗任务;基础护理护士则承担患者的各种生活护理;办公室护士负责处理医嘱。功能制护理是一种分段式、流水作业的工作方法。在该模式下,护士分工明确,技术相对熟练,便于组织管理,节约时间和人力成本,但护士工作机械,对患者的病情、疗效、心理状态等缺乏系统的了解,患者接受的是不同护士的片段护理,而不是固定护士的完整护理,因而不能很好满足服务对象的整体需要。

3. **小组护理**(team nursing)　指由一组护士负责护理一组患者。小组一般有 3~4 人组成,负责 10~20 位患者的护理。小组可由护师、护士、护理员、实习护士等不同等级人员组成,设有一名小组长。这种护理工作模式的特点是护理小组成员可以同心协力、有计划、有步骤地开展护理工作,但也存在以下不足:由于每个护士没有确定的护理对象,会影响护士的责任心;整个小组的护理工作质量受小组长的能力、水平和经验的影响比较大;也可能因护理过程的不连续性而影响护理质量。

4. **责任制整体护理**(holistic nursing)　责任制整体护理是以人的功能为整体论的健康照顾方式,又称全人护理(total patient care)或以患者为中心的护理(patient-centered care)。责任制整体护理是一种护理理念,同时又是一种工作方法,其宗旨是以服务对象为中心,对服务对象的生理、心理、社会、精神、人文等方面进行全面的帮助和照顾,根据其自身特点和个体需要,提供针对性护理。我国于 20 世纪 80 年代末开始探索在医院开展责任制整体护理,已初步建立责任制整体护理工作模式。2010 年卫生部提出优质护理服务的核心就是提倡责任制整体护理,这对促进临床护理工作模式改革,丰富护理内涵,突出护理专业特点,提高和保证临床护理服务质量起到积极的作用。

(二)排班

1. **排班原则**

(1)满足需求原则:护理排班应以患者需要为中心,确保 24h 连续护理,保证各班次的护理人力在质量和数量上能够完成当班的所有护理活动。除了满足服务对象的需要外,从人性化管理的观点出发,管理者在排班过程中要重视护士的需求,护士长在具体安排时要尽量做到合理调整和安排,在保证护理质量的同时实现人本管理。

(2)结构合理原则:对各班次护士进行科学合理搭配是有效利用人力资源,保证临床护理质量的关键。护士结构合理的基本要求是应根据患者情况、护士的数量、水平等进行有效组合各班次护士,做到新老搭配、优势互补,使各班次能够处理临床护理疑难问题,避免因人力安排不当出现的护理薄弱环节,保证患者安全。

(3)效率原则:是管理的根本。在具体排班时,护士长应以护理工作量为基础,结合病房当日实际开放床位数、患者危重程度、手术人数、床位使用率、当班护士实际工作能力等对本病区护理人力进行弹性调配,通过合理设岗、人岗匹配,将护士的专长、优势与患者的护理需要相结合,在保证护理质量的前提下有效运用人力资源,充分发挥个人专长。

(4)公平原则:受到公平对待是每一个人的基本需求,也是成功管理的关键。护士长应根据护理工作的需要,合理安排各班次和节假日值班护士,做到一视同仁。是否受到公平对待对加强组织凝聚力、调动护士工作的积极性具有直接影响,值得管理者引起重视。

(5)分层使用原则:除上述原则外,护士长还应对科室护士进行分层次使用。基本原则:高职称护士承担专业技术强、难度大、疑难危重患者的护理工作;低年资护士承担常规和一般患者的护理工作。这样可以从职业成长和发展规律的角度保证护理人才培养和临床护理质量。

2. **排班方法**　护士排班是护理管理者的最富挑战的职能之一。患者安全和护理质量是管理者在护士排班时首要考虑的问题,通常排班的依据是患者数量、疾病类型与严重程度、护士经验和数量等。常见的排班方法如下:

(1)周排班法:以周为周期的排班方法称为周排班法。国内许多医院都采用周排班方法。周排班的特点是对护士的值班安排周期短,有一定的灵活性,护士长可根据具体需要对护士进行动态调整,做到合理使用护理人力。一些特殊班次,如夜班、节假日班等可由护士轮流承担。缺点是周排班法较为费时费力,且频繁的班次轮转使护士在对住院患者病情连续了解方面存在一定局限。

(2) 周期性排班法:又称为循环排班法,一般以四周为一个排班周期,依次循环。特点是排班模式相对固定,每位护士对自己未来较长时间的班次可以做到心中有数,从而提前做好个人安排,在满足护理工作的同时兼顾护士个人需要。周期性排班可以为护士长节约大量排班时间,排班省时省力。这种排班方法适用于病房护士结构合理稳定,患者数量和危重程度变化不大的护理单元。国外许多医院采用周期性排班,以满足护士的个性化需要。

(3) 自我排班法:是一种班次固定,由护士根据个人需要选择具体工作班次的方法,一般先由护士长确定排班规则,再由护士自行排班,最后由护士长协调确定。这种由护士共同参与的一种排班方法体现了以人为本的思想,适用于护士整体成熟度较高的护理单元,国外一些医院常采用这种排班方法。自我排班为护士提供相互交流的机会,并促使护士长的权力下放,有助于培育护士的主人翁意识和责任感。在自我排班的过程中,护士长要对全体护士进行教育,让大家了解排班的方针,明确责任以及每个人的决定对排班的整体影响。

(4) 功能制护理排班法:指按功能制护理工作模式进行排班,即根据流水作业方式对护士进行分工,如"办公室护士""总务护士""治疗护士""巡回护士"等,再将护理工作时间分为白班、早班、中班、前夜班、后夜班等,各班护士根据分工不同承担相应的工作,如治疗班、护理班、抽血班等。优点是分工明确,工作效率较高;缺点是岗位和职责不分层级,班次不连续,交接班频繁,不利于护士全面掌握患者的整体情况。

(5) 整体护理排班法:指按整体护理工作模式进行排班。主要理念是以患者为中心,护理排班紧紧围绕为患者提供全面、整体、连续的优质护理进行。在整体护理排班模式下,责任护士对患者全面负责,根据患者的疾病情况和个人特点,以护理程序方式为其提供护理服务,从工作模式上保证了护理服务的整体性、全面性和连续性。

(6) 弹性排班法:是在周期性排班的基础上,根据临床护理人力和患者病情特点、护理等级比例、床位使用率进行各班次人力合理配置。增加工作高峰时间人力,减少工作低峰时间人力,以达到人力资源的充分利用,缓解人力不足和避免人力浪费。该排班方式具有班次弹性和休息弹性,能较好地体现以人为本的原则,保质、保量完成工作及合理安排护士休假等优点,尤其适用于手术室、急诊室及重症监护室。

(7) 小时制排班法:是国外医院使用较为普遍的排班方法,护理人力在各班次较为均衡。为保持护理工作的连续性特点,根据各班次工作时间的长短,一般采用每日三班制。将一天 24h 分为 8h 制(早班、中班、夜班各 8h)、10h 制(每周工作 4d,每天工作 10h)、12h 制(白班、夜班各 12h)和 24h 制。以 7d 为一周计算,每周工作 3d,休 4d,工作连续性更好。

(8) APN 连续性排班法:这种排班是将一天 24h 分为连续不断的 3 个班次,即 A 班(早班,8:00~15:00 或 7:30~15:30)、P 班(中班,15:00~22:00 或 15:00~22:30)、N 班(夜班,22:00~8:00),并对护士进行分层级管理,各班时间可根据不同科室具体专科患者及护理特点进行调整。APN 排班的优点:①减少了交接班次数及交接班过程中的安全隐患。②加强了 P、N 班薄弱环节中的人员力量,降低了安全隐患。③在 A 班和 P 班均有高年资护士担任责任组长,对疑难、危重患者的护理进行把关,充分保证了护理安全。④有利于护士更好地安排自己的工作、生活,避开上下班的高峰。⑤增强了护理工作的连续性,有利于服务患者。主要不足:①夜班时间较长,护士可能疲劳。②不适用于护理人力资源不足的科室。

(9) 护士排班决策支持系统:近年来国外研制出多种基于软件排班的方法。护士排班决策支持系统是以管理学、运筹学、控制论和行为科学为基础,以计算机技术、模拟技术和信息技术为手段且具有智能作用的人机系统,结合每天 24h 和每周 7d 的排班问题,给出弹性排班图和决策支持系统的结构。利用信息技术建立排班系统一般可分为 5 个步骤:①护理管理者明确护士排班相关因素及约束条件,根据实际需要确立目标。②计算机工作人员根据管理者提供的排班约束条件和目标,运用计算机技术建立数学模型。③求解模型和修改方案。④检验模型和评价解答。⑤方案实施和不断修改,最终确立模型。排班前护士根据需要在相关网页中输入想要参与的班次(一般 4 周为一周期),提交后计算机自动生成本周期每个护士的班次。

第三节　护理人力资源规划与招聘

一、护理人力资源规划

(一) 基本概念

护理人力资源规划(nursing human resources plan)是医院人力资源管理部门和护理职能部门根据护理业务范围评估和确认护理人力资源供给与需求状况,并采取相应措施,确保医院在需要的时间和需要的岗位获得所需的护士人选(包括数量、质量和结构),以实现护理人力资源最佳配置的过程。

(二) 护理人力资源规划的步骤

护理人力资源规划主要包括护理人力整体状况分析、护理人力需求预测、护理人力供给分析、制订护理人力规划 4 步。

1. 护理人力整体状况分析　以医院近年的发展方向和目标为依据,在医院总目标之下明确护理工作目标和任务,全面盘点现有护理人力资源质量、数量以及配置结构。分析医院护理人力资源实际情况与上级主管部门的要求之间的差距及原因,以此作为护理人力规划的依据。

2. 护理人力需求预测　基于医院护理目标和任务,综合分析护理人力资源供给与需求的各项影响因素,对护理人力资源的供求关系进行判断,通过人力资源规划平衡供求矛盾。护理人力需求预测需要考虑的主要因素包括:①医院发展目标和规划。②医院护理业务服务拓展情况。③医院现有护士短缺情况。④医院内部护理人力流失和流动情况。⑤现有护理人力存量。⑥护士离岗培训人数。护理人力资源需求预测的常见方法:经验判断法、专家预测法、比率分析法、趋势分析法和回归分析法。

3. 护理人力供给分析　对未来某个时期内,医院从内部和外部可以获得的护理人力资源的数量和质量进行预测。外部护理人力资源供给分析的主要目的是对护理劳动力市场的供求情况、可能为医院提供护理人力资源的渠道以及竞争对手进行分析,预测获得所需护理人力资源的代价以及可能出现的困难。护士劳动力来源的重要渠道是护理院校的应届毕业生,也可以来源于各级人才市场。内部护理人力资源供给分析主要对医院内部护理人力情况进行分析,包括护士的人数、年龄、技术水平、发展潜能、流动趋势等,从而预测未来一段时间内医院内部有多少护士能稳定地留在医院,有多少护士具有发展和晋升的可能性。

4. 制订护理人力规划　是在上述几个环节完成的情况下,将医院护理人力资源规划形成具体方案和任务,构建人力资源规划执行控制和反馈系统,定期评估并进行动态调整,确保规划实施的有效性和合理性,以实现护理人力资源供需的综合平衡。

二、工作分析

(一) 相关概念

1. 工作分析(job analysis)　又称岗位分析、职务分析或职位分析,是对组织中某个特定工作岗位的性质、任务、责任、相互关系以及任职者的知识、技能、条件进行系统的研究分析,并加以科学系统的描述和做出规范化记录的过程。工作分析设计有两个方面的内容:工作本身的职责和任务、任职资格。工作分析的结果是岗位说明书,一般包括工作描述和任职资格说明两大部分。

2. 工作描述(job description)　又称岗位描述,指对岗位的性质、任务、责任、工作内容、工作方法等与工作相关的环节所做的书面记录。护理工作分析是通过收集数据、工作要素分析,对特定护理岗位(如专业护士、辅助护士、临床教学老师、护士长等)工作的实质进行评价,确定工作的具体特征,由此形成工作描述,又称工作说明。护理工作描述包含工作名称、工作活动和程序(包括工作任务、职责、工作流程、工作中的上下级关系等)、工作条件和物理环境、社会环境(如同事的特征及相互关系)。

3. 任职资格(job certification)　是根据工作描述制订的相应岗位和工作的实际承担者的任职条件,主要内容包括文化程度、工作经验、有关岗位的技术和能力要求、工作态度、生活经历和健康状况,以及各种特殊能力要求等。

(二) 工作分析的基本方法

工作分析是全面获取与工作有关的详细信息的过程,常见的方法有资料分析法、问卷调查法、访谈法、观察法,另外还有典型事件记录法、时间序列分析法、日记法等均可用于工作分析。

1. 资料分析法　为降低工作分析的成本,利用现有资料和信息对护理岗位的任务、责任、权力、工作强度、任职资格等进行基本了解,为进一步调查、分析奠定基础。

2. 问卷调查法　即设计一套职务分析的问卷由员工填写,是工作分析中最常用的一种方法。问卷的问题主要集中在护理工作性质、特征、任职资格和业绩评价标准等方面。优点是结构化问卷便于计算机处理,能从众多问卷中迅速得到信息,节省时间和人力;缺点是问卷的设计需要花费较多的人力、物力和时间,单向沟通方式不能保证信息的准确与全面。

3. 访谈法　是指就某一职务或岗位面对面地询问任职者、主管或专家等的意见和看法。访谈法对访谈者技巧要求较高,如运用不当可能影响信息收集的质量,不过由于访谈法可以使双方直接面对面交换信息,能对被调查对象的工作态度与动机有深层次的了解,所以具有其他方法无可替代的作用。

4. 观察法　是指直接到工作现场,针对特定岗位的护士的工作过程、内容、特点、性质,人与工作的关系以及工作环境、工作条件等进行观察、记录,并用文字或图表记录下来进行归纳分析的方法。观察法直观、真实,所获得和信息资料也较准确,不过耗时较长,容易对现场工作人员产生干扰,所以适用范围较小。

(三) 工作分析的基本步骤

工作分析是对工作的一个全面的评价过程,具体步骤包括:

1. 明确工作分析的目的　工作分析的目的决定了需要收集信息的类别以及获取方式,即确定收集方法和工具。例如,在编写岗位说明书和为特定岗位挑选护士时,可采用访谈法。

2. 确定参与人员　参加工作分析的人员应包括人力资源管理专家、工作的实际承担者以及直接主管。有时,也可以纳入与本部门有工作联系的其他部门的人员。对临床一线的护理岗位来说,服务对象也是一个重要的工作信息来源。

3. 选择分析样本　包括确定合适的样本量和抽样方法,以保证获取岗位相关的所有信息。

4. 收集并分析工作信息　采用合适的方法收集与岗位有关的资料,包括岗位名称、工作内容与职责、工作环境、任职资格等,并对收集到的信息进行总结、归纳、综合、整理、分析,形成适合需要的文本格式。

5. 核实并修订信息　与任职者、直接主管共同核实所得到的信息,必要时进行修正。

6. 编写正式的岗位说明书。

7. 结果的运用和修订,即根据工作分析结果进行人员招聘、培训和开发等管理实践,根据需要随时修正,及时调整岗位描述和任职资格。

三、护士招聘

(一) 基本概念

护士招聘(nurses recruiting)是指医院采取科学有效的方法寻找、吸引具备资格的护士到医院应聘,医院根据需要和应聘者条件从中选出适合人选予以录用的管理过程。

(二) 护士招聘的程序

护士的招聘和选拔工作是一个复杂的、系统的、程序化的操作过程,涉及组织内部各用人部门以

及诸多环节。在招聘工作中,各部门及其管理者的协调十分重要。护士招聘工作一般包括以下步骤:

1. 招聘决策 在招聘工作正式开始前,基于护理人力资源规划的结果,对招聘工作进行具体计划的过程,包括招聘类型、招聘人数、人员招募范围、招聘标准、时间、地点、经费预算、招聘的具体实施方案(招聘小组、章程、考核方案、条件、招聘简章、工作进度等)。

2. 人员招募 根据招聘计划确定策略,通过适宜的招聘渠道发布招聘信息,吸引合格的应聘者,最大可能地获取职位候选人。

3. 人员甄选 在吸引众多符合标准和条件的应聘者后,医院对候选人的任职资格和工作胜任程度进行客观的测量与评价,甄选出最合适的人员。人员甄选的具体方法如下:

(1) 初筛:主要针对应聘人员填写的求职申请表进行资格审查以确定需要进一步考核的人选。

(2) 考核:主要包括理论知识考核和工作相关技能考核。知识考核主要通过笔答的形式进行,以了解应聘护士对要求的专业知识深度和广度的掌握程度。技能考核视具体护理岗位的要求进行选择,主要是基础护理和专科护理操作技能。如果是选择护理管理人员,除上述考核内容外,有必要进行管理相关知识和能力的考核。此外,心理测试、性格测试、情况模拟、团队合作测试等也可作为招聘考核的方法。

(3) 招聘面试:面试主要了解应聘护士的专业技术能力、个人特点和个人发展潜力等信息。通过面试,主考人员可以对应聘者的专业知识、沟通表达能力、判断能力、思维能力、反应能力等有一个初步了解,以考察应聘者对护理岗位的适合程度。面试表格的设计应有针对性,简单明了,易于操作。

知 识 拓 展

如何做一个优秀的面试官

1. 复查工作说明书和工作规范书。
2. 准备好系列结构化问题。
3. 面试前,查阅应聘者的申请表和简历。
4. 提问并仔细聆听应聘者的回答。
5. 及时写下对应聘者的评价。

(4) 岗位能力测试:又称真实工作预览或临床岗位胜任试用,主要目的是将拟聘用人员放在实际的护理岗位上进行能力考查,以提高招聘工作的有效性。岗位能力测试通常采用试用期的形式进行考核。根据医院和岗位的具体要求,试用期一般为3~6个月。

4. 录用决策 根据护理岗位的要求和录用标准,综合分析招聘测试的结果,择优选择护士,做出初步录用决定。

(1) 录用决策的方法:系统性的录用决策方法包括定性和定量两种。所谓定性法就是对候选人各方面胜任特征进行描述性分析,列举出各候选人的主要优点与不足,进行比较后做出决定。定量法就是对候选人的各项胜任特征采用打分评定的方法。在实际操作中,两种方法常常被结合起来使用。

(2) 录用决策的原则:①招聘的指导思想是招聘最合适而不是最优秀、最全面的护士。②录用标准不应设置太高,应根据岗位要求有所侧重。在对候选人进行评分时,不同项目应有不同的权重,突出重点,招聘到最能与岗位相匹配的护士。③尽快做出决定。应聘者在找工作时可能面临多种选择,越优秀的人才机会越多。如果组织不尽快做出决定,应聘者可能会流向其他组织。

(3) 体检及录用:体检的主要目的是确认应聘护士身体状况达到岗位要求,能够胜任工作。录用的过程是对应聘者筛选的过程,通过将应聘人员与任职岗位要求间的比较和应聘人员之间的相互比较,确定最终录用人选。雇佣单位与被录用人员签订试用协议,以法律形式明确双方的权利与义务。在人员录用决策中,应尽量避免错误的录用和错误的淘汰。进行录用决策要充分考虑信息的准确可

Note:

靠、资料分析方法的正确、招聘程度的科学性、主考官的素质以及应聘者能力与岗位的匹配。

5. 招聘工作评估　目的在于对整个招聘工作进行总结和评价,进一步提高下次招聘的质量和效率。评估的主要内容包括:

(1) 招聘结果评估:对照护理人力招聘计划,从数量和质量方面对录用护士进行评价。护士质量评价主要针对每位受聘人员工作胜任和工作成功程度进行长、短期指标测定。

(2) 招聘成本评估:成本核算是保证录用工作有效性的关键。成本费用一般包括护士选拔成本、录用成本、安置成本、离职成本、机会成本和再安置成本。

(3) 招聘方法评估:对招聘过程中采用的各种方法的信度和效度进行评估。

第四节　培训与开发

一、基本概念、类型及原则

(一) 培训与开发的基本概念

数据显示,在各种撞机、坠机等航空类不良事件中,人的因素如飞行员、导航员、保养员的疏忽等占事故原因的 3/4,气候变化或飞机结构性缺陷等因素仅占 1/4。上述统计结果说明了培训在航空领域中的重要性。通过好的培训,完全可以减少或者避免由于保养维护不当或人为因素导致的错误。培训和开发在定义上很难区分,两者连在一起是指组织有计划、有组织地对护士实施系统学习和开发潜力的管理过程,但两者在内涵上略有区别,各有侧重。

1. 培训(training)　培训是为了提高护士的理论素养、知识水平和业务技能,改变护士的价值观、工作态度和工作行为,使护士能够胜任现有的工作岗位而进行的有计划、有组织的教育和训练活动。培训以现在为导向,侧重于现在的工作,目的是提高当前工作绩效,着眼点在于传授具体的知识和技能,帮助护士获得胜任当前职位所需要的知识和技能。

2. 开发(development)　开发以未来为导向,侧重于培训员工尤其是管理人员的综合素质,为未来发展做准备,着眼点在于员工的成长。开发的对象一般为较高层次的管理人员和专门的技术人员。

(二) 培训与开发的类型

按照培训与开发的对象与重点划分,护理人力资源的培训与开发包括护士岗前培训、护士岗上培训以及护理管理人员开发等。

1. 护士岗前培训　是使新护士熟悉组织,适应环境和岗位的过程,主要包括两种形式,一是新护士导向培训(orientation);二是在职护士走上新岗位(因工作变动等)之前的培训教育活动。新护士导向培训就是帮助新护士学习新的工作准则和有效的工作方法,尽快适应岗位的要求。首先,要使新护士在和谐的气氛中融入工作环境,为其今后的有效工作打下良好的基础;其次,要使护士了解医院的组织文化、服务流程和发展目标,帮助护士熟悉胜任工作的必要知识、技能和职业道德规范,了解医院和护理系统的有关政策、规章制度和运转程序,熟悉岗位职责和工作环境。

2. 护士岗上培训　又称上岗后培训或在岗培训,主要指医院根据工作需要,对从事具体护理岗位的护士开展的各种知识、技能和态度的教育培训活动,帮助其提高工作效率。

3. 护理管理人员开发　针对护理管理人员和一部分可能成为护理管理人员的护理骨干,通过研讨、交流、案例研究等方法,帮助其掌握管理技能,建立正确的管理心态,学习先进的管理理念和知识,改善管理绩效。

(三) 培训与开发的原则

1. 与组织战略发展相适应原则　要从组织的发展战略出发,结合医院和部门的发展目标进行培训内容、培训模式、培训对象、培训规模、培训时间等综合方案的设计,保证培训为组织发展服务,促进组织战略目标实现。

2. **按需施教,学用一致原则** 从护士的知识结构、能力结构、年龄情况和岗位的实际需要出发,注重将培训结果向生产力转化的实际效果。培训结果要能够促进组织、部门和护士的竞争优势的发挥和保持,使护士的职业素质和工作效率得到不断提高,实现组织培训效益最大化。

3. **综合素质与专业素质培训相结合原则** 护士培训除了要注意与护理岗位职责衔接,提高护士专业素质外,还应包括组织文化建设的内容,使护士从工作态度、工作理念、价值观、人生观等方面符合组织文化要求。培训与开发要帮助护士在提高职业素质的同时,完成其在组织中的社会化过程。

4. **重点培训和全员培训相结合原则** 医院的培训需要投入成本,因此,培训与开发必须要有侧重点。首先要对医院护理工作的发展影响力大的护理技术骨干力量,特别是对护理管理人员进行培训。另外,组织中的每一位护士都有接受培训和教育的权利,管理者在制订培训计划时既要注意对组织中的骨干进行培训提高,同时又不要忽略护理队伍整体素质的提高,做到全员培训。

5. **长期性与急用性相结合的原则** 科学技术发展的日新月异要求组织对人员的培训必须坚持长期性的原则。护士只有不断学习,不断接受新的知识和信息才能保持自己的专业能力与医疗护理的发展同步。另外,护士培训目的是为了更好地完成本职工作,如果岗位职责和工作内容发生了变化,就应该及时针对岗位需要培训急需的知识和技能,满足组织和部门新业务、新技术、改革项目等对人员素质的基本要求。

二、培训与开发的系统模型

人力资源培训与开发是一项系统工程,由需求分析、确定目标、制订计划、组织实施、成果转化和评估改进构成的一个循环的系统模型(图 5-1),可以作为设计护理人力资源培训与开发体系的参考框架。

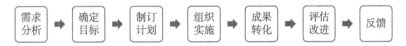

图 5-1 护理人力资源培训与开发的系统模型

(一)需求分析

了解组织和个人的培训需求是制订合理的培训目标和良好培训计划的前提与基础。培训与开发的需求分析需要回答以下问题:组织中存在哪些可以依靠培训来解决的问题?哪些人需要培训?在哪些方面需要培训?护理人力资源培训与开发需求分析可从医院、任务、护士个人 3 个方面进行,确保所提供的培训与开发内容与组织和护士所需的东西相一致。

1. **医院层面分析** 分析评价医院和护理团队的发展目标、组织战略、形势变化、组织文化、可利用的培训资源以及管理者和同事对培训活动的支持等情况。从医院层面确定培训的内容与形式,使护理人力资源培训与开发满足医院提高竞争力、增强凝聚力、降低成本、提高管理效益与组织绩效等需求。

2. **任务分析** 是在医院层面分析结果的基础上评估护士需要完成的任务,确定完成这些任务需要护士具备的能力水平。护理任务能力培训需求分析主要内容:描述护理工作、工作任务分类、描述岗位能力要求、确定各任务能力的重要性,根据工作能力重要性决定各项培训工作开展的先后顺序。

3. **护士分析** 通过分析比较护士实际绩效与预期绩效间的关系以及护士个体的知识、学历、态度、行为等个性特点,旨在确定哪些护士需要培训以及受训基础。重视护士的个人培训需求是提高培训主动性和有效性的关键。

(二)确定目标

在培训与开发需求分析的基础上,确定培训的目的和预期结果,即培训目标。培训目标要与护理宗旨相统一,要与组织的资源、护士的基础、培训的条件相协调,并满足可操作性、具体化、可测量的要求。

(三)制订计划

根据既定的培训目标,合理安排培训的基本要素,进行培训项目的具体设计。有效的培训项目设计应包括课程或项目描述、培训目标、详细的课程计划和时间安排表等。

知 识 拓 展

人力资源培训与开发计划的基本要素(5W1H)

Why:培训的目的是什么？有什么样的培训需求？

What:培训的对象是谁？培训的目标和内容是什么？

When:需要多少时间？什么时候启动？

Where:在何处进行培训？

Who:由谁来培训？选择何种培训资源？

How:采用什么方法和手段进行培训？培训的实施步骤及要点是什么？

（四）组织实施

培训实施就是落实培训计划的各要素,并在执行过程中根据实际情况进行必要的调整,力争实现培训目标。在培训计划实施过程中要做好相应的管理工作,具体包括：

1. 明确告知护士培训的目的、要求和内容。

2. 准备和整理培训中所需的各种资料。

3. 安排各种培训场所和设施。

4. 随时提供帮助,为教学双方沟通提供便利。

5. 将培训完成情况记录在培训档案或个人档案。

（五）成果转化

培训成果转化又叫培训转化,就是培训对象将所学知识、技能应用到实际工作,产生工作态度或习惯上的改变而提高工作绩效的过程。培训成果转化直接受到受训者个人特点、受训者工作环境、培训项目设计等因素的影响。统计数据显示,通常只有 10% 的培训信息被转移到工作之中。确保"学以致用"的方法之一就是必须把培训内容与实际工作密切联系起来,运用案例分析、角色扮演、计算机模拟等方法促进培训场景与受训者实际工作环境间的联系,从而真正实现培训目标。

（六）评估改进

培训项目评估是对培训开发项目的计划方案和培训效果评价,作为后续护理人力资源培训与开发项目改进的依据。在进行评估时,需要确立培训的成果或标准,明确判断培训项目是否有效的基准,并设计评价方案。培训前后受训护士的反应、测试、绩效记录和绩效分数的比较常被用作确定培训项目是否达到预期目标的简便易行的方法。

三、护士培训与开发的形式与方法

（一）培训与开发形式

1. **脱产培训(off-the-job training)** 是一种较正规的人员培训,是根据护理工作的实际需要选派不同层次有培养前途的护理骨干,集中时间离开工作岗位,到专门的学校、研究机构或其他培训机构进行学习或接受教育。这种培训在理论知识方面学习的比重较大,培训内容有一定深度,并较系统,因此对提高管理人员和专业技术骨干的素质和专业能力具有积极影响,从长远观点看,对医院有利。但培训成本较高,在培训人员数量上受到一定的限制。

2. **在职培训(on-the-job training)** 是指在日常护理工作环境中一边工作一边接受指导、教育的学习过程,是以学习新理论、新知识、新技术和新方法为主的一种终身制培训形式。在职培训可以是正式的,也可以是非正式的。护士的操作技能培训是在职培训的主要内容之一。这种培训方法多为导师制。导师制是指由处于职业生涯的高年资护士指导处于职业起点护士的一种工作支持和帮助的教育培养过程。这种指导关系不仅体现在对低年资护士操作技能方面进行帮助,同时对其价值观的形成、人际关系的建立、合作精神等方面都有责任进行指导。在职培训一般与分层级培训相结合,以满足不同层级护士的培训需求。

3. **轮转培训**(rotary training)　岗位轮转可以使护士在工作经历方面积累更多的临床护理经验,拓宽专业知识和技能,增强解决临床护理问题的能力,使其胜任多方面的工作,并为今后的职业发展打下良好的专业基础;同时也为在组织内形成护理人才的合理流动,更加有效地安排护理人力资源创造了条件。国内的轮转培训主要针对新护士,也称为护士规范化培训,通常为两年时间。而国外某些医院则针对所有护士采用工作岗位轮转制,护士在某一科室工作一定年限后即会被安排至另一科室工作。

(二) 培训方法

1. **讲授法**　是一种传统的教育培训方法。这种方法的优点是有利于受训人员较系统地接受新知识,有利于教学人员控制学习进度;通过教学人员的讲解可帮助学员理解有一定难度的内容,可同时对数量较多的人员进行培训。其局限性是讲授的内容具有强制性,受训人员不能自主地选择学习内容,反馈效果差,常用于一些理论性知识的培训。

2. **演示法**　是一种借助实物和教具的现场示范,使受训者了解某种工作是如何完成的。演示法的主要优点:感官性强,能激发学习者的学习兴趣;有利于加深对学习内容的理解,效果明显。该方法的局限性在于其适应范围有限,准备工作较费时。

3. **讨论法**　是一种通过受训人员之间的讨论来加深学员对知识的理解、掌握和应用,并能解决疑难问题的培训方法。优点在于其参与性强,受训者能够提出问题,表达个人感受和意见;集思广益,受训者之间能取长补短,有利于知识和经验交流;促使受训者积极思维,有利于能力的锻炼和培养。局限性在于该方法讨论题目的选择和受训者自身的水平将直接影响培训效果,不利于学员系统地掌握知识,有时不能很好地控制讨论场面。

4. **远程教育法**　远程教育是利用电视会议或卫星教室等方式进行的培训方法。随着信息和互联网技术的发展及广泛应用,远程护士培训得到迅速发展,对比传统的课堂教学培训方式,远程培训技术具有更大的灵活性和自主性,以及培训覆盖的广泛性,可以有效地利用培训资源,提高培训效率。

5. **其他方法**　多媒体教学、影视培训、角色扮演、案例学习、游戏培训、虚拟培训等教学方法是近年来发展快、适应范围较广的培训方法,可以根据培训内容和需要选择性地运用于护士的培训教育。

四、护理管理人员的培训与开发

(一) 护理管理人员的培训

护理管理人员是医院护理管理活动和管理职能的承担者,这个群体在医院管理活动中的作用和对医院生存发展具有重要意义。加强对护理管理人员的培训开发是提高护理管理效率的关键。

1. **护理管理人员培训内容**　主要围绕与医院护理管理活动相关的理念、知识和技能进行,主要领域包括管理学科专业知识和技能、管理学基础理论与方法、管理原理原则等。管理相关学科专业知识和技能包括人文学科、行为学科、心理学科、社会学科、领导学等。

2. **护理管理人员培训方法**　管理人员的培训方法多种多样,医院应根据培训对象的特点及岗位具体要求选择合适的培训方式,除前面介绍的护士培训方法外,针对护理管理岗位人员的培训还可选择:

(1) 职业模拟培训:是指设计一种护理管理工作的特定情境,由若干受训人员代表不同的部门和个人,扮演特定的角色,如护士长、科护士长、科室护士、实习护士等。这种职业模拟培训要求站在自己的职业角度对护理工作任务、条件及环境等进行分析、决策和运作。职业模拟培训旨在让受训管理人员身临其境,通过培训提高自己的实际管理工作能力、分析和处理问题的能力以及管理适应能力等。

(2) 分级选拔培训:对护理管理队伍梯队建设具有积极的现实意义。在分级选拔培训过程中,有创新思想、工作能力强、有效解决问题的管理人员都有获得提升、加薪的机会,而能力差的管理者在培训过程中可能被淘汰。这种具有价值感、压力感和挑战性的培训不仅能使受训者提高管理能力,激发管理人员进行有效管理,同时为医院和部门规划选拔继任护理管理人员奠定了基础。

(3) 职务轮转培训:职务轮换重点是拓宽护理管理人员的专业知识和技能,使受训管理人员更加全面掌握医院护理管理岗位的职能与管理艺术。另外,职务轮转还有利于发现和选择潜在的优秀护理管理人才。护理管理岗位轮转的方式较多,可以根据人才培养目标和护理管理岗位需要进行不同科室护士长之间轮转、副护士长之间轮转、护理部与科室管理岗位轮转等。

(二) 护理管理人员的开发

1. 护理管理人员开发的基本任务　管理人员的开发就是根据护理管理者目前的工作情况,职业前途中的下一任工作要求,结合医院和护理组未来长期发展的需要,制订个性化的教育和发展计划,提高组织未来的工作绩效。因此,护理管理人员开发的基本任务包括:评估和满足组织的需要;进行管理人员的规划与预测;为空缺管理职位充实人员;评价特定护士或护理管理者的工作绩效和需要;有针对性地开发这些人员。

2. 护理管理人员开发计划　优秀的管理人才是一个组织保持竞争优势和成功的关键,识别和培养管理人才一直是大多数组织面临的人力资源管理的最大挑战。护理管理人员开发计划可以面向整个组织,为所有或多数护理管理人员的遴选、培养和自我提升提供服务,也可直接为某一具体职务培养和配备护理管理人员。制订护理管理人员开发计划的步骤如下:

(1) 根据医院整体业务变化设计护理管理人员需求,制作组织设计图。

(2) 盘点现有护理人才库,辅以调查测评,确定当前的管理人员状况。

(3) 概括出每个护理管理职位的可能候选人及其开发需求,绘制管理人员继承规划和替换图表。

(4) 个体化制订和实施开发计划。

3. 护理管理人员开发的主要方法

(1) 正规教育法:是专门为现任护理管理人员或护理管理后备人员设计的脱产和不脱产的培训开发计划,如护理管理人员的工商管理硕士培训课程、研修班等。护理管理人员开发计划主要由大学、咨询公司、组织培训开发中心等专业机构提供,有实力的医院也可以建立自己的护理管理培训开发中心,通过系统设置课程培养管理者的护理管理能力,并将参加管理课程及培训后管理绩效作为聘任和续聘的必备条件,从而提高护理队伍的管理水平。

(2) 人员测评:使用一些量表对现任或候选护理管理人员进行测评,评价和确认其行为、技能、沟通交流等方面强项、弱项和潜能,促进其自我开发和提高的开发方式。常用的测评工具有麦尔斯 - 布瑞格斯人格类型测试、评价中心法和绩效评估 - 反馈法等。

(3) 实践体验:让护理管理人员在实践活动中亲自经历和体会各种关系、问题、需求、任务的处理,通过学习和经验积累来开发其知识、技能和态度的过程。主要的方法有职位轮换、工作调动、晋升、降职等。

(4) 人际互动:通过建立拟开发护理管理人员与有经验护理管理人员间的互动关系,开展互动活动来开发护理管理人员。常见的有导师辅导法、模拟会议法和行动学习法。

4. 护理管理人员开发的原则

(1) 绩效原则:提高护理团队的整体效率是管理者培训开发的最主要目标。

(2) 发展原则:开发的目的侧重于未来,立足发展是人才开发的关键要素。

(3) 持续原则:人才开发是一个长期的系统工程,需要整体规划和持续有效的落实,才能保证收到实际效果。

(4) 效益原则:管理的最终目的是组织效益最大化,人才开发也必须遵守这一原则。

(5) 全面原则:管理的有效性很大程度上取决于管理者自身的综合素质,注重管理者综合素质的开发,是全面提升护理管理队伍人才质量的关键。

（6）差异原则：护理管理人才开发要结合岗位要求及管理人员个人特点进行，在关键岗位及人才个性化开发方面要有所侧重。

第五节　护理绩效管理

一、绩效管理的概念与功能

（一）基本概念

1. 绩效（performance）　员工在工作过程中所表现出来的与组织目标有关的并且能够被评价的工作业绩、工作能力和工作态度。其中工作业绩主要指工作的结果，工作能力和态度主要指工作的行为。

2. 绩效评价（performance appraisal）　是组织采取特定的方法和工具评价员工在工作过程中表现出来的工作业绩（工作数量、质量和社会效益等）、工作能力、工作态度，以此判断员工与岗位的要求是否相称。绩效评价是人力资源管理中的重要职能。

3. 绩效管理（performance management）　是管理者与被管理者为了达到组织目标共同参与的绩效计划制订、绩效考核评价、绩效结果应用、绩效目标提升的持续循环过程。

绩效评价和绩效管理虽然只是两字之差，但其内涵却有不同。绩效评价侧重于管理者对员工的工作评价过程；而绩效管理是一个系统，强调通过员工的积极参与和上下级之间的双向沟通来提升个人、部门和组织的绩效。

（二）影响护理绩效的因素

护理绩效水平的高低，受诸多主、客观因素影响，主要涉及的因素有外部因素、组织因素和个人因素。

1. 外部因素　主要指与护理工作有关的外环境，包括政策法规、行业标准、社会风气、经济形势、人文环境、劳动市场状况等。

2. 组织因素　包括护理工作条件、工作场所布局、工具设备、工作人际关系及部门工作氛围、护理管理组织结构、护理文化、医院战略及发展目标、护理工作性质、护理团队结构、工作流程、护理管理者的风格及经验等。

3. 个人因素

（1）知识水平：在其他条件相同的情况下，有较高知识文化水平的护士通常能取得较好的工作绩效。

（2）工作技能：护士的工作技能主要取决于本人的知识水平、智力、工作经历和受教育程度。一般情况下，具备较高技能的护士会取得较好的工作成绩。

（3）工作态度：指护士在岗时的工作积极性和工作热情，是护士在工作过程中主观能动性发挥的具体体现。工作态度良好、工作积极性高的护士工作成绩较好。

（三）护理绩效管理的功能

1. 诊断功能　在绩效目标明确的情况下，管理者能够应用绩效评价结果，及时发现部门绩效现状及存在的问题。通过对每位护士的绩效进行及时分析沟通，确认护士的职业素质与护理岗位任职要求之间的差距，寻找影响绩效的组织、部门和个人原因，有针对性地采取措施达到管理不断完善，以实现持续改善绩效的目的。

2. 决策功能　护士的晋升晋级、培训、人事调整、奖惩、留用、解聘等护理人事管理决策都是以绩效考核结果为依据的。科学合理的绩效评价机制，为医院和部门正确识别人才和合理使用护士提供了客观依据。

3. 激励功能　绩效评价结果可以帮助管理人员确定护士个人和群体对组织的贡献水平，以此作

Note：

为组织奖惩决定的依据。根据客观的考核结果对成绩优异者给予奖励,对工作低劣者进行惩罚,是保证奖惩公正性的根本措施。

4. 导向功能 绩效管理的基本目标是营造良好的护理工作氛围,促进护士与医院共同发展,不断提高护理单元和医院的整体工作效率。因此,建立科学合理的绩效管理机制和具体可测量的绩效评价指标是发挥绩效管理导向功能的关键。

5. 规范功能 绩效管理体系、具体的护理行为和结果评价标准,为护士的执业行为起到了规范作用。以客观指标形成的护士绩效评价体系使护理行为有章可循,可进一步促进医院和部门护理人力管理的标准化和有效性。

二、护理绩效管理的原则与流程

(一) 护理绩效管理的原则

1. 基于岗位的原则 护士绩效考评标准应根据工作岗位内容来建立,用以评价护士绩效的标准必须与护理工作相关,制订标准的依据是具体岗位的职责,如护士、护士长、护理部主任的岗位职责在内容上有不同要求,其评价指标就应当有所区别。制订评价标准时应尽量使用可衡量的描述,以便提高评价标准的可操作性。

2. 标准化原则 绩效管理的标准化有四层含义:第一,是指在同一管理者领导下从事同种护理工作的人,应使用同一评价方法或工具进行评价;第二,评价的间隔时间应该是基本相同的;第三,重视评价反馈并有效落实;第四,提供正式的评价文字资料,被评价人应在评价结果上签字。

3. 公开化原则 包括两个方面的内容:一是标准公开化,建立的护士工作评价标准应尽量具有客观性,并在实施前公之于众,使护士明确知道组织对他们的期望行为和绩效要求,帮助他们找准自己努力的方向;二是结果公开化,好的评价体系会随时向护士提供持续性的反馈,以帮助他们把工作做得更好。从提高护士业绩的观点看,不公布评价结果对促进工作持续改进不利,最终影响医院和部门的工作效率。允许护士询问评价结果,也就是允许他们发现任何可能或已经出现的错误。

4. 激励原则 绩效评价的目的是通过绩效考评,把护士聘用、职务聘任、培训发展、评先评优相结合,以激励护士不断提高工作绩效。同时,通过绩效考评结果比较,对工作出色的护士进行肯定奖励,实行成就激励,以巩固和维持组织期望绩效水平;对工作表现不符合组织要求的护士要给予适当批评教育或惩罚,帮助其找出差距,建立危机意识,促进工作改进。

5. 反馈原则 绩效反馈为管理者和下属双方提供了一个交流思想的极好机会,无论护理管理人员工作多么繁忙,都必须进行绩效评价面谈。面谈对护士本身的发展也是极为重要的。评价面谈一般包括 3 个方面的内容:讨论被考评人的工作业绩;帮助被评人确定改进工作的目标;提出实现这些目标所采取的措施和建议。

(二) 护理绩效管理的流程

绩效管理是一个系统的过程(图 5-2)。完整的绩效管理系统由绩效计划、绩效实施、绩效评价、绩效反馈、绩效改进和结果应用六个环节组成。

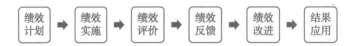

图 5-2 护理绩效管理的流程

1. 绩效计划 是整个绩效管理系统的起点,是确定组织对员工的绩效期望并得到员工认可的过程。制订绩效目标是绩效计划中最重要的内容。一方面,绩效目标要切实可行,尽可能量化,以便进行考评和反馈;另一方面,为增加护士对履行目标的承诺度,必须使护士能够有机会参与到确定绩效目标的过程中。因此,在制订护理绩效计划时,应以具体护理岗位职责为依据,和护士共同确定绩效考核目标和考核标准,并对目标进行动态调整。

绩效计划还包括绩效考核指标的制订。绩效考核指标一般包括两类基本内容:一是明确被评价者应该做什么,这类指标包括工作职责、工作的质和量以及相关的指标等;二是明确被评价者做到什么程度,相应指标有具体的工作要求和工作表现标准描述。由于各项评价指标对护理工作的影响存在程度上的差异,因此应给予每项护理岗位职务的各项评价指标不同的权重系数,以反映各个护理工作要素的相对重要程度。

2. 绩效实施 按照绩效计划开展工作,管理者对护士的工作行为和过程进行指导、监督和反馈,并根据实际情况不断调整绩效计划的过程。绩效实施有两个重要的工作内容:一是持续的绩效沟通;二是随时记录工作表现。绩效管理的目的是提高护士的工作绩效,因此,绩效管理过程就是护理管理者与护士持续不断的交流过程,通过充分坦诚的沟通,指出护士的优点和缺点,并不断给予指导,帮助护士更好地提高工作绩效。

3. 绩效评价 是整个绩效管理系统中的关键环节,是指按照绩效计划中确定的绩效目标和考核标准,通过一定的考评方法和工具,考察护士实际工作绩效的过程。该部分是整个绩效管理系统中技术含量最高、操作难度最大的一个部分,包括工作结果评价和工作行为评价两个方面。在进行绩效评价时应注意以下问题:

(1) 客观公正:要有明确的考核标准、严肃认真的考核态度、严格的考核制度、科学而严格的程序及方法等。

(2) 考评内容基于本职工作。

(3) 考评的实施必须由被考核者的"直接上级"进行。

(4) 结果公开。

4. 绩效反馈 是指在绩效周期结束时让医院和护理部门了解护士整体的绩效水平,让被考核护士了解自己的工作情况,促进管理者与护士一起分析工作中存在的不足以及确定改进的措施。护士绩效反馈的重点是既强调护士工作表现中的积极方面,同时也必须就护士在工作中需要改进的方面进行讨论,并共同制订今后的改进计划,持续提高护理工作绩效。绩效反馈有多种途径,但其中最直接、最有效的是上级与下级之间就下级的绩效评估结果进行面谈。

5. 绩效改进 在绩效评价和绩效反馈后,针对存在问题,制订绩效改善计划和方案,提高护士的行为、能力和素质,持续改进护理绩效。绩效改进需要管理者和护士对绩效评价达成一致性看法,共同分析绩效评价结果,量身定制培训和辅导方案,协商下一个绩效周期的目标与标准,落实绩效改进计划。

6. 结果应用 绩效管理是否成功,关键在于绩效结果如何应用。如果运用不合理,那么绩效评价对员工绩效改进和能力提升的激励作用就得不到充分体现。在绩效管理中,必须要把绩效评价与护理人力资源管理的其他环节有机衔接,将评价结果运用到薪酬分配、职务调整、培训与开发等。

三、护理绩效管理的方法

护理绩效管理方法较多,如何选择主要考虑以下因素:体现组织目标和评价目的;能对护士的工作起到积极正面的引导作用和激励作用;能客观真实地评价护士的工作;简单、有效、易于操作;节约成本。

1. 绩效评价表法 采用绩效评价表进行护理绩效评价是使用较多的方法。其具体操作是根据评定表上所列出的指标,对照被评价人的具体工作进行判断并记录。绩效评价所选择的指标一般具有两种类型:一是与工作相关的指标,如工作质量、工作数量;二是与个人特征相关的指标,如积极性、主动性、适应能力、合作精神等。除了设计评价指标外,还应对每一项指标给出不同的等级,评价者通过指明最能描述被评价人及其业绩的各种指标比重来完成评价工作。对各项指标和等级定义得越确切,其评价结果就会越可靠。

Note:

知识拓展

绩效指标制订的 SMART 原则

1. S(specific)　明确、具体的。
2. M(measurable)　可量化的。
3. A(attainable)　可实现的。
4. R(realistic)　实际性的、现实性的。
5. T(time bound)　时限性的。目标、指标都要有时限性,月度、季度或年度考核指标都有时间的区别。

---

2. 比较法　通过比较被考评护士的工作绩效来进行绩效评价,从而确定其工作绩效相对水平和考评排序。比较法属于主观评价。考评过程简便,省时省力,便于操作。但由于比较法是基于整体印象而不是具体的比较因素,很难发现被评价者存在的问题,无法对护士提供建议、反馈和辅导。比较法一般需要与量表法、描述法等结合使用。常用的比较法有简单排序法、范例对比法、配对比较法和比例分布法等。

3. 描述法　是评价者用描述性文字对护士的工作能力、工作态度、业绩状况、优势和不足、培训需求等方面做出评价的方法。这种方法侧重于描述护士在工作中的突出行为,而不是日常业绩。描述法由于没有统一的标准,在进行护士之间的评价比较时有一定的难度,使用时可视评价目的和用途结合其他方法。常见的描述法有业绩报告法、关键事件法、能力记录法、工作业绩记录法等。

4. 目标管理法(management by objectives,MBO)　是指由下级与上级共同决定具体的绩效目标,并定期检查完成目标进展情况的一种绩效管理方式,属于结果导向型的考评方法之一。MBO不是用目标来控制,而是用目标来激励团队成员,通常包括四个要素:明确目标、参与决策、规定期限和反馈绩效。MBO 的优点是通过领导者与下属之间双向互动的过程,评价人的作用则从传统评价法的公断人转变为工作顾问和促进者;被评价护士在评价中的作用也从消极的旁观者转变成积极的参与者。缺点在于难以在不同部门、不同员工之间设定统一目标,不利于横向比较。

5. 关键绩效指标法(key performance indicator,KPI)　是把对绩效的评估简化为几个关键指标的考核,将关键指标当作评估标准。KPI 法蕴含重要的管理原理——二八原理,即 80% 的工作绩效是由 20% 的关键行为完成的。因此,绩效评价的重点就是分析和衡量导致 80% 工作绩效的 20% 的关键行为。这种方法的优点是指标简单、标准简明,易于做出评估。缺点是对关键的指标以外的其他内容缺少评估。

6. 360 度反馈(360-degree feedback)　又称"360 度绩效考核法"或"全方位考核法(full-circle appraisal)",是由被评价者的上级、同事、下级和 / 或客户以及被评价者本人从多个角度对被评价者工作业绩进行的全方位衡量并反馈的方法。360 度绩效考核法与传统评价的本质区别是扩大评价者的范围和类型,从不同层次的人员中收集关于护士的绩效信息,由此保证了评价的准确性、客观性。不过,360 度绩效考核法的不足在于考核成本高,由多人共同考核导致的成本上升可能会超过考核本身所带来的价值。360 度绩效考核法见图 5-3。

7. 平衡记分卡(balanced score card,BSC)　是一种全面的绩效考核体系,通过财务、客户、内部运营、学习与成长四个方面来设定适当的目标值,赋予不同的权重,从而形成全面完整的绩效考评体系。其中,财务目标是组织的最终目标,客户评价是关键,内

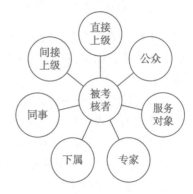

图 5-3　360 度绩效考核法

Note:

部运营是基础,学习与成长是核心。以 BSC 为基础的绩效考核体系由四个程序组成:说明愿景、上下沟通、业务规划、反馈与学习。BSC 迫使管理者将所有的重要绩效指标放在一起综合考虑,能随时观察某一方面的改进是否影响和牺牲了另一方面的绩效,从而提高组织发展的整体协调性。

第六节　护理薪酬管理

在人力资源管理中,绩效管理是核心,薪酬管理则是关键。薪酬管理不仅关系到每个护士的切身利益,且与部门的发展紧密相关,也是医院吸引、激励和留住有能力的护理人才的关键要素。薪酬管理是一个复杂的系统工程,用系统观的思想来指导薪酬管理,用系统论的观点来完善薪酬管理体系,从而有效调动护士的工作积极性,是现代医院护理薪酬管理的必要手段。

一、薪酬管理的概念及原则

(一)基本概念

1. 薪酬(compensation)　又称薪资或待遇,指雇员作为雇佣关系的一方,通过劳动或工作获得的各种直接和间接的货币回报。

2. 薪酬管理(compensation management)　是组织在发展战略的指导下,综合考虑内、外部各种因素的影响,确定薪酬体系、薪酬水平、薪酬结构和薪酬形式,并进行薪酬调整、薪酬控制的整个过程。

(二)薪酬分类

1. 直接经济薪酬(direct financial compensation)　指组织以工资、薪水、佣金、奖金和红利等形式支付给员工的全部薪酬。直接经济薪酬又可以分为固定薪酬和浮动薪酬。

(1)固定薪酬:又叫基本薪酬,是指组织向员工支付的、相对稳定的报酬,一般包括基本工资、津贴和福利等。大多数情况下,组织是以员工所承担的工作的重要性、难易度、责任大小或者对组织的价值来确定的。

(2)浮动薪酬:又叫可变薪酬、绩效薪酬,是薪酬体系中与绩效直接挂钩的经济性报酬,随员工努力程度和工作绩效的变化而变化。主要包括奖金、佣金等短期激励手段和员工长期服务年金、职工股票等。浮动薪酬与“绩效”挂钩,因此对员工具有很强的激励作用。

2. 间接经济薪酬(indirect financial compensation)　又称福利,包括直接薪酬以外各种形式的经济补偿,如组织为员工提供的各种福利、保险、休假等内容。

(三)薪酬管理的原则

1. 公平原则　公平是薪酬管理系统的基础。公平原则要求医院的薪酬体系所体现的护士薪酬水平应与护理岗位的工作性质、工作数量与质量相匹配。公平包括两层含意:客观公正性和主观公平感。护士的公平感受主要体现在以下几个方面:护士对本医院分配机制和人才价值取向的感受;将个人所获报酬与本医院其他类似岗位的报酬相比较产生的感受;对组织薪酬制度执行过程的严格性、公正性、公开性所产生的感受;对最终获得具体薪酬数额多少的感受。

2. 激励原则　薪酬分配要在医院内部各类护理工作岗位、各级护理职务的薪酬水准上适当拉开差距,真正体现护士的薪酬水平与其对医院和部门贡献的大小密切相关,使医院的薪酬系统充分发挥激励作用。一个科学的薪酬系统对员工的激励是最持久也是最根本的,能增强护士的职业责任感,调动工作积极性和热情;能不断激励护士掌握新知识,提高业务技能,创造更好的工作业绩;能让医院和护理事业和业绩变得欣欣向荣。

3. 经济原则　是指医院在进行薪酬设计时必须考虑医院的运作情况,因为员工的加薪就意味着组织人力成本的上升。医院在确定各级人员的薪酬标准时,要从医院的整体情况出发,考虑自身的实际支付能力。

4. 竞争原则　医院要想获得具有竞争力的护理人才,就必须制订出一套对护理人才具有吸引力并在行业中具有竞争力的薪酬制度。薪酬水平的高低直接决定其所能吸引到护理人才能力和技术水平的高低。薪酬的竞争性是指医院护士的薪酬标准在社会上和护理人才市场中具有吸引力,使医院招聘到需要的护理人才,同时留住优秀的护理人才。较高的薪酬水平可以吸引和留住优秀的员工,但是人力成本在组织总成本中所占的比例也不宜过大。

5. 合法原则　是医院薪酬管理的最基本前提,要求医院在制订护士薪酬制度、设计薪酬方案时要按照国家现行人事、劳动与社会保障政策、法律法规。医院的薪酬体系只有在合法的前提下,才能对护理人力资源的薪酬管理起到促进作用。

二、护理薪酬的影响因素

1. 地区与行业间的薪酬政策　国家、地区和行业的薪酬政策是医院制订薪酬方案的重要指导方针和政策依据。国家和地区的薪酬政策常涉及医院薪酬管理的重要运作方面,如工资增长的基本标准,人员提升与降级的薪酬变动标准,医护人员加班工资的发放政策,生病、假期、接受培训等特殊情况时的薪酬等。

2. 护士劳动力市场的供求状况　护士劳动力市场的供需状况也将对医院护士的薪酬水平产生影响。当护士供给不足时,医院就会提高其薪酬水平以吸引合格的护士填补空缺;反之,用人单位就有可能降低薪酬水平。另外,地区劳动力市场的不同,也会使同样条件的护士在薪酬方面存在差别。

3. 护理岗位价值　各种护理岗位由于其价值不同,形成不同的薪酬水平。岗位责任的大小、工作的复杂性、工作的风险程度、工作质量要求的高低、工作量的大小等因素是确定护士薪酬水平的基本要素。护士薪酬水平的前提条件是他们在医院付出劳动量的多少及对组织贡献的大小。这种在实际工作中贡献大小的区别,就是导致护士薪酬水平差别的基本原因。

4. 护士个人条件

(1) 护士的资历和经验:护士在医院和部门工作时间的长短,是影响薪酬水平的因素之一。护士工作时间长,对医院的累积贡献度也就越大。在制订护士薪酬政策时考虑护士的工作年限是医院对护士累积贡献的补偿,是组织减少护士流失率的有效措施之一。护士的工作经验对顺利完成工作任务,减少消耗,节约成本也具有直接作用,同样也是薪酬水平的考虑因素。

(2) 护士的能力与素质:高技能与高素质护士的薪酬水平一定要高于相对水平和技能较低护士的薪酬。这是因为除了要求高薪酬水平的护士工作表现要出色以外,也是组织补偿护士在学习知识和技术时所消耗的时间、体能、智慧、心理压力等直接成本,以及因学习时间长于其他护士导致收入减少所造成的机会成本。例如,中专护士比攻读护理本科和硕士学位的护士学习时间短,先工作,先收入,但收入的起薪水平一定低于本科和硕士毕业的护士。这种对高技能高训练水平给予高报酬的做法具有激励作用,促使护士不断学习新知识、新技术,提高工作能力和劳动生产率。

5. 医院经济负担能力　医院护士薪酬水平的高低与本医院发展阶段、发展水平、业务范围、市场占有等经济指标直接相关。如果医院薪酬负担超过其支付能力,必然给组织经营带来不利影响。不同等级、不同医院、不同岗位的护士薪酬水平也会有区别。

6. 外界环境　医院与外界环境密切联系,外界各种环境对医院的运转和有效的生存都具有直接的影响作用。因此,医院的薪酬管理制度和体系必须结合外在条件的实际情况。外环境因素主要包括经济环境、社会环境、政治环境、科技环境、服务需求环境、市场发展环境等。

三、护理薪酬管理

(一) 护理薪酬管理的内容

1. 薪酬体系的决策与管理　主要任务是确定护理薪酬的设立基础,从而选择薪酬体系类别。薪酬体系的决策应与医院和护理组织的战略规划相联系,通过薪酬管理,使护士的行为与组织战略目标

Note:

相统一。目前,使用比较多的薪酬体系有基于岗位的薪酬体系、基于技能的薪酬体系、基于绩效的薪酬体系,分别依据护士所从事工作的相对价值、具备的知识技能、工作表现来确定薪酬体系。

2. 薪酬水平的决策与管理 主要任务是确定护理团队整体、护理各岗位和各部门/护理单元的平均薪酬水平,实际反映的是护理薪酬的外部竞争力。护理整体薪酬水平是影响护士离职率的重要因素之一。

3. 薪酬结构的决策与管理 薪酬结构指同一组织内部的薪酬等级数量以及不同薪酬等级之间的差距大小。薪酬结构是影响护士满意度最重要的指标,也是内部公平性的直接体现。

4. 薪酬形式的决策与管理 主要任务是确定每位护士总体薪酬的各个组成部分及其比例关系和发放方式。根据基本工资、激励工资、津贴与福利4种组成部分比例的不同,可以分为高弹性、高稳定性和折中模式3种薪酬形式(表5-1)。

表5-1 高弹性、高稳定性和折中模式的比较

薪酬形式	薪酬成分组合	优点	缺点
高弹性模式	激励工资和津贴比重大,福利和基本工资比重小,薪酬与绩效密切相关	激励作用强,有利于控制人工成本	薪酬水平波动大,员工缺乏安全感
高稳定性模式	激励工资和津贴比重小,福利和基本工资比重大,薪酬以基本工资为主,与绩效关系不大	薪酬水平稳定,员工安全感强	激励功能弱,可调节性差,容易给组织带来较重经济压力
折中模式	以上两种模式的折中,激励与员工安全感兼顾	兼具激励型和安全性,便于灵活掌握和成本控制	薪酬成分组合平衡度难以把握,对薪酬管理者要求高

5. 特殊群体的薪酬决策与管理 对于护理管理人员、专科护士等在工作内容、目标、方式和考核方面有特殊性的护士群体,需根据其工作特点区别对待,针对性地进行薪酬设计,解决为多数人设计的标准薪酬系统对少数人失效的问题。

6. 薪酬分配的实施与管理 对护理薪酬分配进行系统管理,具体包括:制订薪酬分配的规章制度和政策;编制薪酬预算;监督薪酬分配过程;及时与护士进行沟通,处理投诉;评估薪酬系统的有效性并加以改善等。

(二) 基于岗位的护理薪酬体系设计

岗位薪酬体系是以岗位为基础确定薪酬水平的薪酬系统。基本原理是首先对医院中不同护理岗位本身的价值做出客观评价,以此为基础确定该岗位的薪酬。岗位薪酬体系的特点是"按职定薪,岗酬对应",很少考虑护士个人的因素。基于护理岗位的薪酬体系设计包括以下步骤:工作分析、岗位评价、建立职位结构、薪酬调查、岗位定薪,见图5-4。

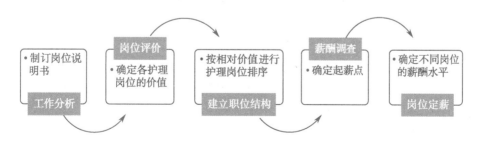

图5-4 基于岗位的护理薪酬体系设计流程图

1. 工作分析 工作岗位分析是确定薪酬的基础。医院结合服务目标,对各种护理岗位的服务范围和工作项目进行分析,确定岗位职能和任职条件,在此基础上制订护理职位(岗位)说明书,为薪酬水平的确定提供依据。

Note:

2. **岗位评价**　以护理职位(岗位)说明书为基础,以各护理岗位的工作内容、技能要求、责任大小等为依据,确定每个护理岗位本身的价值及其对医院的贡献度。

3. **建立职位结构**　根据岗位评价的结构,系统地确定各护理岗位之间的相对价值,并以此进行排序,建立护理职位结构。

4. **薪酬调查**　是指医院通过搜集薪酬信息来判断其他同等级医院薪酬水平和高低,在此基础上为所有护理岗位确立起薪点。薪酬调查结果也可作为医院调整薪酬水平的依据。

5. **岗位定薪**　根据岗位评价结果和职位结构关系,参考薪酬调查结果,确定不同护理岗位的薪酬水平。

(三) 基于技能的护理薪酬体系设计

技能薪酬体系是以护士技能为基础确定薪酬水平的薪酬系统。在该薪酬体系下,护士的薪酬水平与其掌握的与工作相关的技能知识有关,与护士承担的具体工作和岗位无关。基于技能的护理薪酬体系设计包括以下步骤:

1. 建立设计小组,小组成员要包括人力资源专家、薪酬专家、所设计岗位的护士代表和其上级,保证设计的合理性和公正性。

2. 工作任务分析,对各种工作的要素、任务与内涵之间的区别与联系进行剖析。

3. 在工作任务分析的基础上,准确评价各项工作任务的难度和重要性程度,创建新的工作任务清单。

4. 确定技能等级及薪酬水平。

5. 对护士进行技能分析、培训与认证。

第七节　护士职业生涯管理

20 世纪 70 年代,欧美一些国家的企业管理者意识到组织和管理者可以帮助员工在组织内部实现个人目标,员工在获得职业满意感的同时对组织的生存和发展也起到促进作用。由此,职业生涯管理应运而生。护士职业生涯管理是护理人力资源管理的重要内容,是组织和护士通过制订职业生涯规划等一系列活动,满足护士个人、医院和管理者三者发展需要的动态过程。

一、职业生涯管理的相关概念及理论

(一) 职业生涯规划的相关概念

1. **职业(career)和职业生涯**　职业是一个人在他(她)生涯历程中选择从事工作的行为过程。职业生涯是个体获得职业能力、培养职业兴趣、进行职业选择、就职,到最后退出职业劳动的完整职业发展过程。职业生涯概念包括个体、职业、时间、发展和动态几方面的含义。护士职业生涯是指护士在从事的护理专业领域内的行为历程。

2. **职业规划(career planning)**　是个体在对自身主客观条件进行测定、分析、总结的基础上,确定最佳职业奋斗目标,并为实现这一目标做出的计划与安排。

3. **职业发展(career development)**　是组织用来帮助员工获取目前及将来工作所需的技能、知识的一种规划,是组织为确保在需要时可以得到具备合适资格和经历人员而采取的措施。

4. **职业生涯管理(career management)**　是对护士个人职业生涯的发展与变化进行管理,管理的主体可以是护士自身,也可以是护士所在的护理组织。个人职业生涯管理以实现个人发展的成就最大化为目的,通过对个人兴趣、能力和个人发展目标的有效管理实现个人的发展愿望。组织职业生涯管理的最终目的是通过帮助员工的职业发展,以求组织的持续发展,实现组织目标。

5. **护理职业路径(career pathway of nursing)**　是组织为本单位护士设计的职业发展的路线。护理职业路径在于使护士的职业目标和发展计划与医院护理岗位的需要结合起来,有利于双方的共同发展。

6. **职业动机**（career motivation）　指个体希望从事某职业的态度倾向性，即个体对某一职业的愿望和向往。

7. **护士职业素质**（nursing professional diathesis）　是指驱动护士胜任工作、创造良好工作业绩的各种个性特征的总和。护士职业素质主要由个人品质、工作态度、价值观、自我形象、专业知识和技能等要素构成。

(二)职业生涯发展的相关理论

1. **本勒的"从新手到专家"的五级进阶模式**　美国护理理论家本勒（Patricia Benner）认为护士专业技术的获得和发展要经历从"新手到专家"的五级进阶模式。

(1) 新手：对拟从事的护理领域完全没有经验，缺乏对现任工作的熟悉和了解，主要依照操作规程及规章制度指导他们的临床实践，忽略情境因素，无法面对真实情况做出正确判断，护理行为受到较大限制，灵活性差。

(2) 初学者：初学者由于已有一些临床护理经历，所以对从事的护理工作有一定的了解，由依常规例行性的分析到可以依经验直觉去做思考分析，通常能掌握环境中经常可能出现的某些状况，解决一些实际问题，并展示一定的能力。

(3) 胜任者：胜任护士的特点是在同一护理岗位已经具备 2~3 年的实践经验。对所处的工作情境有一整体的概念，开始对问题进行思考和分析，面对紧急情况，能及时采取应对措施，并能根据工作的重要性、急迫性来优先处理工作。

(4) 精通者：在工作胜任的基础上，护士的行为受职业规范所指导。她们能将护理工作情景理解为一个整体，对护理工作具有预见性，能从较多的经验中发展出对情境的立即反应，具有做决定的能力与评断能力。护士能够在多种工作中找出最重要的工作，能够根据所发生的情况调整护理工作计划。

(5) 专家：具有丰富的临床护理经验背景，对所从事护理工作有深刻了解，能直观地把握面临的护理工作情况，立即掌控情况，确认问题症结，能处理非预期状况，具有准确的临床判断力和很强的工作能力，有良好的协商能力。从技术熟练水平演变到专家水平，是一个从量变到质变的飞跃过程。

2. **斯蒂芬的职业生涯发展阶段理论**　美国管理学和组织行为学专家斯蒂芬（Stephen P. Robins）认为人的职业生涯包括职业探索、职业建立、职业发展、职业成熟、职业衰退 5 个阶段。对于多数人员而言，职业探索阶段开始于学校的学习并持续到毕业后走上工作岗位，新员工开始形成对职业生涯的一种预期。进入职业建立阶段的人员开始真正的职业认识和磨练，在工作岗位上开始尝试错误、成功或失败的职业内涵，通过从挫折和错误中的反思分析不断调整自我，使工作表现得到逐步改进；进入职业稳定期的人员在特定的岗位上工作能力得到进一步增强，并根据其个人努力程度其绩效水平可能会持续改进。经过考验的人可能获得组织信任开始承担更大责任，有的人开始对自身能力进行再评价后开始接受短期培训或继续教育，以适应环境变化的需要。资深专业人员在不同岗位上发挥着骨干作用。

3. **施恩的职业锚理论**　美国著名职业指导专家埃德加 .H. 施恩（Edgar. H. Schein）在对职业生涯发展进行了长达 10 年的研究后提出了职业锚理论。他认为，人的职业规划和发展实际上是一个持续不断的探索过程。职业锚（career anchor）是指人们通过实际的工作经验达到自我满足和补偿的一种长期的职业定位。职业锚的概念包括以下几层意思：职业锚以员工习得的工作经验为基础；职业锚不是预测，而是选择和确定的职业定位；人们选择和发展自己职业所围绕的中心是自我意向，职业锚是员工的动机、需要、价值观和能力相互作用和逐步整合的结果；员工个人及其职业锚不是固定不变的。施恩根据自己的研究，提出了以下五种职业锚：

(1) 技术 / 功能型职业锚：强调实际技术 / 功能等业务工作，注重个人在专业技能领域的进一步发展。

Note:

（2）管理型职业锚：追求承担管理责任，具有很强的升迁动机和价值观，具有将分析能力、人际关系能力和感情能力相结合的技能，以提升等级和收入作为衡量成功的标准。

（3）创造型职业锚：在某种程度上与其他类型职业锚有重叠，这类人有强烈的创造需求和欲望，意志坚定，勇于冒险，总是力图以坚韧不拔、百折不挠的精神和行为赢得创造的实现。

（4）安全稳定型职业锚：追求安全稳定的职业前途，在行为上倾向于按照组织提出的要求行事，对组织有较强的依赖性。

（5）自主型职业锚：在工作中崇尚自主，追求自由自在，不受约束或少受约束，能施展个人职业能力的工作环境。

二、护士职业生涯管理的原则

1. 个人特长和组织社会需要相结合原则　个人的职业生涯发展离不开组织环境，有效的职业化生涯设计就应该将个人优势在组织和社会需要的岗位上得到充分发挥。认识个人的特征及优势是职业生涯发展的前提，在此基础上分析所处环境、具备的客观条件和组织需要，从而找到自己恰当的职业定位。只有找准个人和组织需要最佳的结合点，才能保证个人和组织共同发展达到双方利益的最大化。

2. 长期目标和短期目标相结合原则　目标的选择是职业发展的关键，明确的目标可以成为个人追求成功的行为动力。目标越简明具体，越容易实现，就越能促进个人的发展。长期目标是职业生涯发展的方向，是个人对自己所要成就职业的整体设计，短期目标是实现长期目标的保证。长短期目标结合更有利于个人职业生涯目标的实现。通常目标的设置以短期<3 年，中期 3~5 年，长期 5~10 年为一个阶段。

3. 稳定性与动态性相结合原则　人才的成长需要经验的积累和知识的积淀，职业生涯发展需要一定的稳定性。但人的发展目标并不是一成不变的，当内外环境条件发生改变时，就应该审时度势，结合外界条件调整自己的发展规划，这就是职业生涯发展的动态性。

4. 动机与方法相结合原则　有了明确的发展目标和职业发展动机，还必须结合所处环境和自身条件选择自己的发展途径。设计和选择科学合理的发展方案是避免职业发展障碍，保证职业发展计划落实、个人职业素质不断提高的关键。

三、护士职业生涯管理

(一) 护士职业生涯管理的流程

护士职业生涯管理包括自我评估、内外环境分析(职业生涯机会评估)、职业发展途径选择、设置个人职业生涯目标、行动计划与措施、评估与调整等主要活动。

1. 自我评估　护士职业生涯管理的自我评估是对个人在职业发展方面的相关因素进行全面、深入、客观的认识和分析的过程。评估内容包括个人的职业价值观、个人的兴趣特长、个人性格特点、思维方式，分析自己掌握的专业知识与技能等多方面的相关因素。通过评估，认识自己，了解自己职业发展的优势和局限，在此基础上形成自己的职业发展定位，对自己所适合的职业生涯目标如专科护士、护理教师、护理管理人员等做出合理的抉择。

2. 内外环境分析　个人只有对内外界环境因素充分了解和把握，才能做到在复杂的环境中避害趋利，确认适合自己职业发展的机遇，把握自己的奋斗目标和方向。护士在进行职业生涯管理时要分析的环境因素：环境的特点、环境的发展变化、个人职业与环境的关系、个人在环境中的地位、环境对个人的要求、环境对自己职业发展的有利和不利因素等。

3. 职业发展途径选择　是以个人评估和环境评估的结果为决策依据设计职业发展的路线和方向，对自己职业定位进行调整。职业定位主要考虑 3 方面的问题：一是个人希望从哪条途径发展，主要考虑自己的价值、理想、成就动机、目标取向等因素；二是个人适合从哪条途径发展，主要考虑自己的性格、特长、学历、经历等要素,确定自己的能力取向;三是个人能够从哪条途径发展,主要考虑自身所处的环境,确定自己的机会取向。如果选择的路径与自己的环境条件不相符,就很难达到理想的职业高峰。例如,优秀的护士不一定会成为成功的护理管理者;优秀的管理者,也不一定就是一名优秀的护理教师。

4. **设置个人职业生涯目标**　目标设置的基本要求:适合个人自身特点;符合组织和社会需求;目标的高低幅度要适当;目标要具体;同一时期不要设定过多的目标。护士制订的个人事业发展目标要以实际环境和条件为基础,每个人的背景不同,则设置的目标也应有所区别。就整个护理职业生涯而言,有针对性地制订阶段目标更为切实可行。因此,目标设定应该是多层次、分阶段的,长期目标、中期目标和短期目标相结合。

5. **行动计划与措施**　职业目标的实现依赖于个人各种积极的具体行为与有效的策略和措施。护士实现目标的行为不仅包括个人在护理工作中的表现与业绩,还包括超越现实护理工作以外的个人发展的前瞻性准备,如业余时间的学习提高、岗位轮转、学历提升、参与社会公益活动等。在实施过程中还应该兼顾职业发展目标、生活和家庭的平衡,以保证职业生涯的可持续发展。

6. **评估与调整**　在实现职业生涯发展目标的过程中,由于内外环境等诸多因素的变化,可能会对目标的达成带来不同程度的阻碍,这就需要个人根据实际情况,针对面临的问题和困难进行分析和总结,及时调整自我认识和对职业目标的重新界定。护士职业生涯发展规划评价内容见附录1。

（二）护士职业生涯管理中的角色和任务

1. **组织在护士职业生涯管理中的任务**　护士职业生涯发展是个人与医院相互依存,相互作用,共同发展,双方各自做出努力以使个人的职业与组织的需要相符的过程。医院在护士个体职业生涯管理中的任务主要包括:确定护理组织的发展目标和职业需求规划;帮助护士开展职业生涯管理;将护士的绩效评价与职业生涯发展规划结合起来;护士职业生涯发展评估与岗位调整相匹配;确定不同职业生涯期护士的职业管理任务等。

2. **护理管理者在护士职业生涯管理中的任务**　护士的直接上级——护士长在护士职业生涯发展中的责任和任务主要包括:对本部门护士的日常工作能力进行评估,提供建议和反馈,进行有效的职业指导,帮助护士的职业定位;根据护士个人特长进行分工,为护士展现和发展个人潜能提供机会;对护士个人职业生涯发展规划提供咨询和参考意见;促进和鼓励本部门护士在组织内晋升。

3. **护士个人在职业生涯管理中的任务**　护士职业生涯发展责任重点在个体,要强调对护理职业生涯发展的自我管理。兴趣和价值观在解决职业生涯问题和职业生涯决策中非常重要。首先,根据自己的兴趣和价值观,弄清楚自己到底希望从事何种职业;其次,结合职业倾向、技能、职业锚、职业偏好测试,确认自己最适合从事的职业,即个人发展潜力大,社会需求大的职业;最后,护士需要进行个人的职业生涯规划,随时评估自己的能力和绩效,寻找晋升和培训的机会,优化职业选择和发展决策。

 —————————————— 导入情境分析 ——————————————

对本章的导入情境进行分析,该院手术室护理人力资源管理存在以下主要问题:手术室不良事件频发,是反映手术室护理工作绩效下降的重要信号,说明护理人员特别是低年资护士的岗位胜任力需要提升。4起不良事件均为术中物资清点的关键制度落实不到位所致,提示核心制度的培训不足。手术室护士长应遵循人力资源培训的方法,从需求分析、确定目标、制订计划、组织实施、成果转化和评估改进等步骤针对性设计培训方案,提升手术室护士特别是低年资护士的岗位胜任力,保障护理质量和患者安全。

（蒋　艳）

思 考 题

1. 护理人力资源管理的核心内容有哪些?
2. 如何科学地进行护理人力配置?
3. 如何有效实施医院护士的岗位管理?
4. 如何为新入职护士制订培训计划?
5. 医院护士绩效管理必须遵循哪些原则?

案例分析题 1

护士人力需多少?

[案例介绍]

某病房一级护理 30 人;二级护理 20 人;三级护理 10 人。该病房护理工时测算结果为一级护理 4.5h;二级护理 2.5h;三级护理 0.5h,间接护理时数为 26.5,机动护士数 20%。

[问题提出]

该病房需要护士多少人?

[分析提示]

案例分析思考要点:根据原型分类法,所需护士人数 =[(30×4.5+20×2.5+10×0.5+26.5)/8]×120%=32 人。

案例分析题 2

薪酬分配的那些事

[案例介绍]

小朱是某三级甲等医院神经外科病房的护士长,最近在管理上遇到难题,她找到护理部主任述说她的担忧:"神经外科留不住高年资护士。在过去半年内,我科先后有 7 人辞职。这些离开医院的护士都富有临床护理经验并具有竞争性。她们辞职的主要原因是科室护理工作太累,但和门诊等科室都是一样的薪酬标准,在薪酬上不能体现她们的劳动价值。由于离职率高,护理部进行了新进人员补充,现在科室护士低年资护士占比高达 60%。我很担心科室的护理工作质量。"

[问题提出]

1. 该院在薪酬分配方面存在哪些问题?
2. 作为护理部主任,你如何改变神经外科护士结构的现状?

[分析提示]

案例分析思考要点:①对照护理薪酬分配原则,思考该院在薪酬管理存在的问题。②结合护士岗位管理、薪酬类型及薪酬管理原则,从医院护理人力资源管理长效机制建设的角度,思考稳定高素质护理人才的策略和措施。

领　导

06章　数字内容

学　习　目　标

知识目标：

1. 掌握领导、授权、压力管理的定义；领导者影响力的种类及构成要素；领导理论和激励理论的主要内容；授权和压力管理的基本原则；护士工作压力管理。

2. 熟悉领导者影响力的来源；护理管理者领导力提升的策略；激励的原则；授权的过程及方法。

3. 了解领导的相关概念；领导效能的构成因素；领导力的内容。

能力目标：

1. 能根据护理管理实践的特点，提出提高护理领导者影响力的策略。

2. 能结合护理管理实践，以激励理论为指导提出激励护士的工作策略。

3. 能结合临床实际，选用压力管理方法指导临床护理人员减低工作压力。

素质目标：

具有理解、关心、激励员工的领导意识。

————————————— 导入情境与思考 —————————————

谁的方式更有效呢

刚刚到任的护士长发现,病区的护理质量评价中,患者对护理服务的满意度相比上个月有所下降,患者的投诉量增加。有护士觉得在这个病区工作没有成就感,向护理部主任提出调换岗位的请求。于是,护士长召集护理组长开会,共同讨论解决问题的方案。会上,一位护理组长说,出现这些问题是因为护士不能严格执行规章制度,不按照规范履行工作职责;应该加大监督和惩处力度,对不认真履行职责的护士,予以警告一次,再出现问题,就调离岗位甚至开除。而另一位组长说,出现问题是由于医院和科室没有给予护士足够的关怀,没有让大家感觉到归属感,导致工作积极性不高。我们应该关心护士,让护士参与管理,提高其工作满意度。

请思考:

如何以领导的相关理论为指导,有效领导护士团队?

领导是联系计划、组织、控制等各项管理职能的纽带,直接关系到组织绩效的高低。随着护理学科的发展,护理实践中越来越重视人的管理,领导职能越发显得重要。护理管理者要深刻理解领导的涵义,在护理管理实践中充分发挥领导职能,调动护理人员的工作积极性,为实现组织目标共同努力。

第一节 概 述

一、领导的相关概念

1. **领导**(leadership) 是指管理者通过影响下属实现组织和集体目标的行为过程,目的是使下属心甘情愿地为组织目标而努力。领导包括以下内容:①领导者和被领导者,领导者即实施领导行为的个人或集体,被领导者为领导者的下属、追随者或被影响者,也是个人或群体。②领导者对被领导者能够施加影响。③领导的目的是影响被领导者实现组织目标。

关于领导的概念,不同学者有不同定义,大致分为以下四种观点:一是将领导看作实现组织目标的行为过程;二是将领导看作影响力;三是将领导看作权力;四是将领导看作艺术。无论哪种观点,其共同之处在于,领导的目的是使个体或群体能够为实现组织的目标而努力。

2. **领导者**(leader) 是实现领导过程的主体。广义的领导者是指有追随者的人;狭义的领导者是指在正式的社会组织中经过合法途径被任用而承担某一领导职务、履行特定领导职能、拥有一定权力、承担领导责任的个人和集体。无论广义还是狭义,领导者都具有一定的权力或影响力,通过组织、带动、指导、协调组织成员实现组织目标,是组织活动的发动者和推动者,可以是个体,也可以是群体,对领导活动的成败起决定性主导作用。

3. **被领导者**(the led/follower) 是相对于领导者而言的,是领导者执行领导职能的对象,即在领导活动中与领导者拥有共同的利益或信仰、执行具体决策方案、命令和任务的人,是实现组织目标的具体执行者或行动者。被领导者的态度、素质、能力和配合程度都影响着领导活动的效率和结果,因此对领导活动的成败起基础性作用。

领导者和被领导者相互影响,相互依存,相互制约。一方面,领导者是影响力的承载者,影响和左右着被领导者的行为;另一方面,被领导者的态度和行为又反作用于领导者,通过给领导者提供反馈,修正领导者的行为。因此领导是一种双向的动态过程。

二、领导与管理的区别和联系

(一) 领导与管理的区别

1. 职能不同 领导的职能主要是制订决策和推动决策的执行、实现最大的社会效益,重点是以人为中心,率领和引导人,处理好人际间关系,从而发挥人的积极性和创造性,具有鲜明的人文特征。而管理的职能包含了计划、组织、人力资源管理、领导和控制,重点是管理人、财、物、时间、信息、技术等资源,使各种资源得到合理配置,充分提高管理效能。

2. 管理方式不同 领导职能强调对前景的不断关注,强调未来发展,提出发展的宏观战略性目标,制订战略决策,因此领导活动不拘泥于程式化的领导方式,具有一定的灵活性和随机性。管理则强调对任务的完成,在战略决策引导下制订和实现工作目标,以制度和法规规范人的行为,具有秩序性和稳定性。

3. 权力基础不同 领导是以影响力引导人们实现共同目标,通过激励、指导、协调等激发人们内在的动机,使其自主地、心甘情愿地为组织目标而努力。而管理注重职位权力的行使,以强制性的权力实现组织目标。

4. 实践对象不同 领导活动的实践对象是特定的组织成员,领导者通过特定的影响力,激励组织成员,实现群体目标。管理活动的实践对象是特定的规则程序,通过资源的程序化配置来完成特定的管理目标。

5. 评价指标不同 领导活动的评价指标是领导效能,既包括领导活动的效率和效益,也包括领导过程中的用人效能、时间效能和整体贡献效能等。管理活动的评价指标一般是效率和效益,可以采用较为客观的、数据化的测评方法来评价。

(二) 领导与管理的联系

1. 领导是管理的职能之一 在管理职能尚未清晰的时代,领导与管理没有明确的分离。随着管理科学的不断完善和发展,二者的关系得到明确,管理是领导的母体。

2. 领导和管理具有复合性 一方面是主体身份复合。在组织中,管理者履行包含领导职能在内的各项管理职能,所以,在管理者的行为中,很难将领导活动和管理活动严格区分,管理者和领导者的角色往往重叠复合,另一方面是行为性质复合。两者都是一种在组织内部通过影响他人的活动,来实现组织目标的过程。

3. 领导与管理相辅相成 领导活动的目标只有在有效管理的支持下才能实现,而管理活动的效益也只有在正确的领导决策指导下才能产生。只有有效的管理和领导联合起来,才能带来满意的效果。

三、领导者的影响力

领导者的重要任务是"影响"个体或群体的行为。所谓影响力(power)是指一个人在与他人的交往中,影响和改变他人心理和行为的能力。领导影响力就是领导者在领导过程中,有效改变和影响他人心理和行为的能力。领导影响力是领导活动得以顺利进行的前提条件,改变和影响着组织成员的行为。

(一) 领导者影响力的来源

1. 职位权力(position authority) 是指组织根据管理者所处的职位给予其影响下属和支配组织资源的权力,由组织正式授予,受制度保护。有职位就有权,去职位则无权。职位越高权力越大。包括以下3类:

(1) 法定权力(legitimate authority):组织赋予管理者一定的职务,同时赋予其相应的决策权、指挥权、人事权、经济权等权力。法定权力通常具有确定的隶属关系,从而形成组织内部的权力等级关系。

(2) 强制权力(coercive authority):对不服从要求或命令的下属进行惩罚来迫使其履行职责,从而保证组织任务顺利完成的权力。强制权力的实施手段主要有口头谴责、减少报酬、解聘等。

（3）奖赏权力（reward authority）：为促使下属做出组织所希望的行为，实行有形奖励（增加薪酬、发奖金、职级晋升等）和无形奖励（口头表扬、赞许、尊重等）的权力。

2. 个人权力（private authority）　是源于领导者个人特质的权力，是一种持久性的、可超越时空的影响力。包括以下两类：

（1）专家权力（expert authority）：来源于领导者比下属拥有更多的、并且是组织需要的知识、技能、专长等，可指导下属完成工作任务、实现个人或组织目标。

（2）参照权力（referent authority）：来源于领导者优良的品德修养、思想水平和领导作风等个人魅力和吸引力，这些特征可以得到下属的尊重、欣赏和忠诚，下属愿意学习、模仿领导者的言行，借以满足个人的需要。

（二）领导者影响力的种类

根据领导者影响力的性质可以分为权力性影响力和非权力性影响力。权力性影响力与职位权力有关，非权力性影响力与个人权力有关。

1. 权力性影响力（authority power）　是指领导者运用组织赋予的、受法律制度保障和约束的、强制下属服从的影响力。这种影响力具有很强的职务特征，具有强迫性和不可抗拒性。例如，护士长安排某护士临时顶替他人值夜班，尽管该护士内心极不情愿，但行动上也只能服从安排，这是由权力性影响力的强迫性和不可抗拒性决定的。这种影响力由以下 3 种因素构成：

（1）职位因素：处于某一职位的领导者得到组织授权，使其具有可以强制下级的力量，使下属产生敬畏感。领导者的职位越高，权力越大，下属对他的敬畏感就越强，其影响力也越大。例如，护理部主任的影响力要比科护士长的影响力大，科护士长的影响力要比护士长的影响力大。因职位因素获得的影响力是组织赋予领导者的力量，只要处于领导职位，都能获得相应的影响力。

（2）传统因素：长期以来人们对领导者形成的一种传统观念，认为领导者比普通人有权有才，使下属产生服从感。这些观念逐步成为某种社会规范，影响着人们的思想和行为。这种影响力源自下属的观念，产生于领导行为之前。

（3）资历因素：领导者的资格和经历在一定程度上决定着领导者的影响力，资历较深的领导者能使下属产生敬重感。例如，一位有多年工作经验的护士长在一线管理职位上资历较深，往往使人产生一种敬重感，其言行容易使下属从心理上信服，影响力也比新任护士长的影响力要大。

2. 非权力性影响力（non-authority power）　是指由领导者自身素质和良好表现而形成的自然性影响力。它产生于个人自身的因素，是没有正式规定，没有合法权力形式的约束力。在它的作用下，被影响者更多地表现为顺从和依赖。这种影响力由以下 4 种因素构成：

（1）品格因素：是领导者在一切言行中所反映出来的道德、品行、修养、个性特征、工作生活作风等，是非权力性影响力的本质要素，也是构成领导者非权力性影响力的基础要素。高尚的品格会使领导者有较大的感召力和吸引力，使下属产生敬爱感，让领导者成为下属效仿的典范。有影响力的护士长往往是要求护士做到一分，自己则做到十分，以获得更大的感召力。因此，护理管理者要注重自身的品格修养。

（2）能力因素：是胜任某项工作的条件，主要反映在工作成效和解决实际问题的有效性方面。能力因素是领导者非权力性影响力的实践性要素。一个才能出众的领导者，能够带领团队有效应对组织面临的各种挑战，为成功实现组织目标带来更大的希望，必然能增强下属达到目标的信心，使下属产生敬佩感，对领导者更加信任，更加拥护领导者的决策。护理管理者要注重在实践中提升能力。

（3）知识因素：丰富的知识、扎实而先进的技术为实现组织目标提供了保证。领导者的知识越丰富，对下属的指导就越正确，越容易使下属产生信赖感。一位专业知识丰富的护士长，在面临行政管理或业务技术方面的问题时，能够做出正确的分析和判断，采取正确的处理措施来有效解决问题，能使下属更信任护士长，进而提升护士长的威信。这种威信与护士长职权发挥协同作用，则大大提高护士长的工作效能。所以,提高业务知识水平是提高护理管理者影响力的有效途径之一。

(4) 感情因素:感情是指人们对外界事物主观态度的一种心理反应。如果领导者和蔼可亲、平易近人,体贴关心下属,与下属的关系融洽,了解并尽力满足下属的合理需要,切实解决他们的困难,下属就会产生亲切感,甘愿与领导者一起为组织目标而奋斗。相反,如果领导者与下属的关系紧张,就会拉大双方的心理距离,降低领导者的影响力。

3. 权力性影响力和非权力性影响力的特征及关系

(1) 特征:权力性影响力的核心是权力的拥有。权力性影响力的特点:对他人的影响带有强制性,以外推力的形式发挥作用;被影响者的心理与行为主要表现为被动服从。因此,权力性影响力对下属心理和行为的影响是一种外在的因素,影响程度是有限的。非权力性影响力的特点:对他人的影响不带有强制性,以内在感染的形式潜在地发挥作用;被影响者的心理和行为表现为主动随从和自觉服从。

(2) 关系:二者既有区别,又有联系。

二者的区别:①作用范围不同。权力性影响力受任职部门的限制,在本地区本部门有影响力,离开这个部门,则影响力消失。非权力性影响力与领导者本身特质有关,即使没有部门任职,其个人威望也会影响其他人。②作用大小不同。权力性影响力随权力的有无和大小而变化,有权力则有影响力,权力大则影响力大。非权力性影响力因人而异,不受部门范围的限制,不会随权力的消失而消失,非权力性影响力大的人可能影响全世界。③作用方式不同。权力性影响力是有形的、外在的,往往通过正式的行政命令发挥作用。非权力性影响力是无形的、内在的,往往通过领导者的自身素质和自身言行发挥作用。④作用效果不同。权力性影响力是组织意志,对组织成员具有不可违抗的约束力,领导者依靠权力限制、奖罚下属,使组织成员被动服从。非权力性影响力是通过领导者的人格力量、典范行为对组织成员产生感召力,使组织成员主动追随。

二者的联系:①共同促进领导活动的实施。权力性影响力从制度范畴,非权力性影响力从思想范畴,协同发力,有效地影响下属,使下属被动服从和主动支持两种反应共存。②相互影响。非权力性影响力既可以增强权力性影响力,也可以削弱权力性影响力。一个品德高尚、知识渊博、才能卓越的人,再拥有组织赋予的权力,影响力会大大增加。一个成功的领导者,必须综合运用权力性和非权力性影响力,其中,非权力性影响力占主导地位,起决定性作用。因此,提高领导者影响力的关键在于不断提高其非权力性影响力。

四、领导的作用及效能

(一) 领导的作用

领导在引导、鼓励和影响组织中个体和群体为实现组织目标而努力的过程中,发挥以下作用:

1. 指挥和引导作用　在领导活动中,领导者确定清晰的组织目标和发展方向,制订明确的实现目标的途径,通过宣传、沟通、鼓励、表率等措施,引导组织成员的思想和行为,努力完成各项任务,因此领导具有指挥引导作用。

2. 沟通和协调作用　在组织运行中,由于组织成员的能力、态度、性格、价值观等的不同,再加上外界因素的干扰,成员之间难以在思想上、行动上保持高度一致。有效的领导需要通过有效的沟通,及时向组织成员转达计划和目标,消除分歧和偏差,缓和冲突,解决矛盾,及时协调组织内外成员间的关系和活动,增强组织的凝聚力,使组织成员能够步调一致地朝着共同目标努力。

3. 激励和鼓舞作用　有效的领导应当能够使组织成员保持旺盛的工作积极性,领导的作用就在于充分了解员工的需要,尽可能满足组织成员的需要,促使他们把个人目标和组织目标紧密连接在一起,激发出他们的积极性和创造性。

(二) 领导效能

1. 定义　领导效能(leading efficiency)是领导者在实施领导活动过程中的工作结果、工作状态和

Note:

行为能力,即达成组织目标的领导能力和所获得的领导效率和领导效益的系统综合。领导效能是衡量领导者履行其职责的领导能力、领导水平、领导方法和领导艺术的综合性标准,是领导活动的出发点和归宿。

2. 领导效能的构成因素　①领导能力:是领导者行使权力、承担责任、完成领导任务的基本条件。它是以领导者的品德、知识、经验、心理等多方面素质为基础而形成的行为能力。②领导目标:是取得领导效能的前提。领导目标的实现程度是衡量领导效能的尺度。③领导效率:一般是指领导者从事领导工作的产出同所消耗的人力、物力、财力等资源之间的比率关系,主要受领导者的能力、工作态度、领导环境以及下属的素质和能力等条件的影响。④领导效益:是领导活动在社会性、公益性和长远性方面的最终效果,主要表现为社会效益、经济效益、文化效益、人才效益等,是一个综合性指标体系。

3. 测评　领导效能的测评由特定的测评主体根据一定的标准,遵循一定的原则,按照一定的程序,通过一定的方法,针对领导活动进行综合测试与评价。测评遵循的原则有科学系统原则、客观公正原则、民主公开原则、重视实效原则。测评的内容包括决策效能、用人效能、执行效能、组织效能、组织整体贡献效能。①决策效能:是测评领导者是否在适当的时机、恰当的条件下做出明智的决断,是否制订正确的目标和实现目标的途径。②用人效能:一是能否知人善任,把最适当的人配置到最适当的岗位上;二是组织成员的实际工作发挥能力与其潜在能力相比发挥的程度。③执行效能:测评领导者是否恰当运用权力,履行职责,将策略、方案转变为现实行动,并取得预期成效。④组织效能:测评领导者在组织管理、指挥协调方面所显示的成效,主要体现在如何将人力、财力、物力等资源进行最有效的配置,以最少的消耗发挥最大的功效。⑤组织整体贡献效能:测评领导活动的最终效果。测评程序一般包括准备、评定、分析、反馈、审定、存档六个阶段。测评方法主要有目标管理法、专家评估法、群众评议法、自我述职法、调查评估法、统计分析法、比较对照法、关键业绩指标法、360度反馈评价法等。

五、领导力与护理管理

领导力是领导者影响和改变别人行为的能力,是保持组织卓越成长和可持续发展的重要驱动力。如何提升领导力,成为一个卓越的护理团队领导者,是护理管理者必须思考的问题。

(一) 领导力的定义

领导力(leadership)是指正确地规划个人或组织发展方向,有针对性地整合相关资源,凭借人格魅力、工作作风等内在和外在素质的综合作用积极地影响相关人员决策与行为,从而实现个人价值或组织效益最大化的能力。领导力是一种内生于领导活动并作用于领导资源配置过程,体现领导功能及规律要求,通过领导机制来实现的多种力的总和,是一种特殊的人际影响力,其本质是影响力。组织成员既影响他人,也接受他人影响,因此,每一名成员都具有潜在的和现实的领导力。领导力可以分为两个层面,一是组织的领导力,即组织作为一个整体,对其他组织和个人的影响力,涉及组织的文化、战略和执行力等;二是个体领导力,即各级管理者的领导力。

(二) 领导力的构成

关于领导力的构成,多项研究有不同的观点,本教材主要针对前瞻力、感召力、决断力、执行力、创新力、服务力等展开论述。

1. 前瞻力　是着眼未来、预测和把握未来的能力,取决于领导者的认识水平以及领导活动的特点。前瞻力的形成与领导理念、组织利益相关者的期望、组织的核心能力、组织所在行业的发展规律、组织外界宏观环境的发展趋势有关。

2. 感召力　是吸引被领导者、刺激和鼓励组织成员提高领导资源配置与利用效率的力量,是最本色的领导能力,体现在下属从心底深处激发出的一种工作主动性。

3. 决断力　是针对战略实施中的各种问题和突发事件而进行快速和有效决策的能力,主要体现

Note:

在掌握和善于运用各种决策理论、方法和工具的能力;快速和准确评价决策收益的能力;预见、评估、防范和化解风险的意识和能力;拥有实现目标必不可少的资源;把握和利用最佳决策及其实施时机的能力。

4. **执行力**　是领导者对上级指示的反应速度和行动能力,代表了整个组织实现目标的速度和能力。执行力与基础智能、性格态度、岗位胜任力有关。要求领导者能够准确理解上级的政策,能够驾驭决策能力、服务能力、组织能力、协调能力等各种能力,将上级指示有效落实。

5. **创新力**　是指革旧布新、创造新事物的力量。创新力是新时代领导力的重要组成部分,是衡量领导者素质的标准之一。有创新力的领导者能够做到理论联系实际,始终做到与时俱进,能够发现新问题,产生新的想法,创新性地解决问题。学习并学以致用是创新力的基础,还要具有创新思维、良好的洞察力和判断力,以及"敢闯敢拼"的精神。

6. **服务力**　是指领导者主动为下属提供条件、提供环境和提供服务,以便他们能更好地发挥作用的力量。服务力不仅仅是嘘寒问暖、发放福利,更要自愿担任舞台的搭建者,给员工展示的机会,并为他们提供支持和帮助。服务的终极目的不单纯是为了员工满意,而是增强员工对组织的信任和忠诚,上下同心同德,为了共同的目标而努力。

以上六种力量并不一定包含领导力的全部,而且划分也是相对的。关于领导力的构成,国内外学者的研究成果有"五要素说""四要素说""三要素说"等,无论哪种观点,都强调领导力的各种构成要素之间相互关联、相互作用,构成一个有机联系的力的集合。

管 理 故 事

华为的创新领导力

华为制订的研发战略就是要永久创新,华为的研发人员有 62 000 多人,占公司总人数的 44%,并且长期将不少于销售收入的 10% 用于研发。华为在全球多地设立了研发机构和 23 个研究所,通过跨文化团队合作,实施全球异步研发战略。华为还与领先运营商成立 34 个联合创新中心,把领先技术转化为客户的竞争优势和商业成功。如今,华为累计申请中国专利 36 344 件,国际 PCT 10 650 件,外国专利 10 978 件,共获得专利授权 23 522 件,其中 90% 以上为发明型专利。华为靠超强的技术创新能力进入世界 500 强。《经济学人》指出,华为已是电信领域的知识产权龙头。

(三) 护理管理者领导力的提升

护理领导力既可以体现在普通护理人员的常规护理活动中,又可以体现在护理管理者或领导者的领导行为中。护理管理者的领导力在一定程度上决定了护理工作的质量,影响着护理组织的凝聚力的护理组织绩效。

1. 提升护理管理者领导力的途径

(1) 增强自我认知:认识自我是提升领导力的前提,领导者必须明确自己需要提升哪一方面的领导力,只有了解自身的优劣势才能树立明确可行的目标。同时需要有强烈的提升自我的意愿,才能在领导力的提升上有所突破。

(2) 勤于学习思考:习近平总书记指出:"本领不是天生的,是要通过学习和实践来获得的。"护理管理者要树立终身学习、自觉学习的理念,主动加快知识更新、优化知识结构,拓宽眼界、增强本领,才能赢得主动、赢得未来。

(3) 积极开展培训:医院需要定期开展领导力提升的相关培训,护理管理者参与其中,不断开发自身潜能,有助于领导力的提升。

(4) 勇于实践探索:实践更能够考验护理管理者的能力,也能让护理管理者更快地成长。护理管

Note:

理者要勇于在实践中探索新的方法,敢于克服各种困难,善于总结实践经验,形成自己的领导力提升的方式,成为一名有效的领导者。

2. 提升护理管理者领导力的策略

(1) 注重个人品格修养:感召力的形成最基本的要素是领导者的品格。护理管理者具备高尚的品格和良好的个人修养,才能对护士产生感召力。护理管理者应做到修身正己、公正无私、正直诚信,才能感召护士,使其心甘情愿地努力工作。

(2) 把握全局和长远:护理管理者首先要牢固树立全局观念,掌握团队的整体情况,全面分析影响团队发展的多种因素,抓住关键环节,制订明确的发展目标;其次,要牢固树立动态发展观念,把握发展机遇,找准战略定位,着眼未来做出预判;第三,要牢固树立普遍联系观念,用联系的观点看问题,注重把握事物的内外、纵横联系,运用系统的观点解决问题。

(3) 科学决策:护理管理者既要有胆量魄力,敢于决断,勇于担当,又要有学识智慧,把握科学规律;其次,要善于发动团队力量,注重调动每名护士的积极性和创造力,群策群力;第三,要善于学以致用,既学习有关的理论知识,还要理论联系实际。

(4) 沟通协调:护理管理者首先要以大局为重,多做换位思考,平等协商,相互理解,相互支持;其次,要求同存异,客观全面地分析各方面情况,找准共同点和关键点,有的放矢疏导平衡,力求共识;第三,要刚柔相济,调节与制约并用,既以理服人,又以情动人;第四,要提升沟通能力,既倾听对方的心声,也表明自己的立场。

(5) 明确目标,提高效率:护理管理者要能够制订明确的执行目标,提供流程合理、方法可行的执行工具,打造高效率执行团队,建立执行保障和监督反馈机制,采取有效的奖罚激励措施,强化团队责任意识,注重建设护理组织的执行文化,把"执行"作为行为的最高准则和终极目标。

(6) 勇于突破创新:护理管理者首先要重视自身知识结构的更新,顺应护理学科发展变化;其次,要培养自己的创新思维,不断改进思维方式和工作思路;第三,注重实践中提高,要善于在实践中探索,集思广益、博采众长;第四,要努力营造创新氛围,建立创新激励机制,将"宽容失败"的理念纳入护理组织文化建设中。

(7) 持之以恒,不断学习:护理管理者要培养个人的学习兴趣,设定合理的学习目标,遵循基本的学习原则,运用得当的学习方法,实现高效学习,持之以恒,努力学以致用,推动护理学科的不断发展。

第二节　领　导　理　论

领导理论是人类对领导活动进行研究的经验总结和智慧结晶。学术界对领导理论的研究从20世纪初开始,研究阶段大致可以分为四个阶段:领导特质理论阶段、领导行为理论阶段、领导权变理论阶段、领导理论新发展阶段。

一、领导特质理论

20世纪20~30年代,有关领导的研究重点集中在成功领导者身上,努力发现领导者在个性、生理、智力、社会因素等方面的特征。这一类型理论的基础是——某些人具有与生俱来的能够使其成为领导者的特质。领导特质理论(trait theories of leadership)的出发点:领导效率的高低取决于领导者的特质,找出好的领导者和差的领导者在个人特质方面的差异,由此确定优秀领导者应具备的特征,再考察组织中的领导者是否具备这些特征,就能断定他是否为优秀的领导者。代表性的领导特质理论有:

(一) 斯托格笛尔的 6 类领导特质论

美国管理学家斯托格笛尔(Ralph. M. Stogdill)在其《领导手册》一书中,归纳出 6 类领导特质。①5种身体特征:精力、外貌、身高、年龄、体重等。②2 种社会背景特征:社会经济地位和学历。③4 种智力特征:果断性、说话流利、知识渊博、判断分析能力强。④16 种个性特征:适应性、进取心、热心、自信、独立性、外向、机警、支配力、有主见、急性、慢性、见解独到、情绪稳定、作风民主、不随波逐流、智慧等。⑤6 种与工作有关的特征：责任感、事业心、毅力、首创性、坚持、对人关心。⑥9 种社交特征：能力、合作、声誉、人际关系、老练程度、正直、诚实、权力的需要、与人共事的技巧等。

(二) 吉塞利的领导品质论

美国心理学家埃德温·吉塞利 (Edwim. Ghiselli) 通过对美国具有代表性的 306 位中级管理人员素质特征研究，归纳了 13 种领导特征，并总结了这些特征在领导才能中的价值。13 种领导特征归纳为 5 种个性特征 (P)、3 种能力特征 (A) 和 5 种激励特征 (M)，按各种素质特征在管理中的重要性分值进行排序，其结果见表 6-1。

表 6-1　领导者个人特征价值表

素质特征重要性	重要性分值	素质特征
非常重要	100	督察能力 (A)
	76	对事业成就的需要 (M)
	64	才智 (A)
	63	自我实现的需要 (M)
	62	自信心 (P)
	61	决断能力 (P)
	54	对工作稳定性的需要 (M)
	47	与下属的关系亲近 (P)
中等重要	34	首创精神 (A)
	20	对物质金钱的需要 (M)
	10	对地位权力的需要 (M)
	5	成熟程度 (P)
最不重要	0	性别 (P)

(三) 鲍莫尔的领导品质论

美国的经济学家威廉·鲍莫尔 (William. Jack. Baumol) 提出领导者的 10 项基本品质。①合作精神：即愿意与他人共事，能赢得他人合作，对人不是压服而是感动和说服。②决策才能：能根据客观实际情况而不是凭主观臆断做出决策，具有高瞻远瞩的能力。③组织能力：能发掘下属的潜能，善于组织人、财、物等资源。④精于授权：既能大权独揽，也能小权分散。⑤善于应变：机动灵活，积极进取，不墨守成规。⑥敢于创新：对新事物、新环境和新观念有敏锐的感受能力。⑦勇于负责：对上、下级及社会具有高度的责任心。⑧敢担风险：敢于承担组织发展的风险，有努力开创新局面的雄心和信心。⑨尊重他人：能虚心听取他人的意见和建议。⑩品德高尚：被组织和社会成员所敬仰。

(四) 彼得·德鲁克的领导特质论

美国管理学家彼得·德鲁克 (Peter F. Drucker) 在《有效的管理者》一书中指出了 5 种有效的领导特质，并指出这些特征是可以通过学习掌握的，5 种领导特质包括：①知道时间该花在什么地方，系统地安排和利用时间。②致力于最终的贡献，重视成果。③重视发挥自己的、上级的和下级的长处。④聚焦关键领域，确立优先次序，做好最重要的和最基本的工作。⑤能做出切实有效的决定。

领导特质理论发现了与领导力高度相关的领导特质，对于领导者在实际工作中发展和完善自我有一定的指导作用，对培养、选择和考核领导者也有一定的帮助，护理管理者能够具备以上领导特征，无疑有利于护理管理工作的开展。但这些理论没有得出一致性的结论，而且，领导特质对领导效果的影响不清晰，也没有说明领导特质应该达到什么程度。

二、领导行为理论

20 世纪 50~60 年代，领导学研究者将研究的重点转向了领导行为，着重研究和分析领导者在工作过程中的行为表现及其对下属行为的影响,以确定最佳的领导行为。领导行为理论(behavioral theories of leadership)认为:领导者的成功与否,取决于领导者采用什么样的风格和领导方式,形成怎样的领导作风。下面介绍 3 种有代表性的理论。

(一) 领导方式论

美国著名心理学家库尔特·卢因(Kurt Lewin)和他的同事们以权力定位为基本变量,通过各种试验,研究不同的领导者表现出来的领导方式对下属行为的影响,力图科学地识别出最有效的领导行为。研究最终提出了领导方式理论(average leadership style,ALS),确定出 3 种极端的领导方式。

1. **独裁型领导(autocratic leadership)** 也称专制型领导。该领导方式的特点:领导者倾向于集权管理,所有决策都由领导者做出,独断专行;除了工作命令之外,从不把更多的信息传递给下属,下属没有机会参与决策;领导者安排工作内容、程序和方法,下级只有服从;主要依靠权力性影响力维护自己的权威;领导者很少参加群体的社会活动,与下级保持较远的心理距离。这种领导方式权力高度集中,管理的重心落在工作目标、工作任务和工作效率。

2. **民主型领导(democratic leadership)** 该领导方式的特点:所有决策由组织成员集体讨论决定,领导者采用鼓励和协助的态度;分配工作时会考虑个人能力、兴趣和爱好;对下属的工作不做具体安排,使其有选择性和灵活性;主要运用非权力性影响力引导和鼓励他人;领导者积极参加团队活动,与下级无任何心理距离;领导者和下级有较为协调的双向沟通。这种领导方式倾向于分权管理,工作重心在协调人际关系,认为下级只有在受到激励后才会主动工作并富有创造力。

3. **放任型领导(laissez-faire leadership)** 该领导方式的特点:领导者权力分散,下属高度独立,由下属确定自己的工作目标以及实现目标的方法;领导者只为下属提供信息,充当群体和外部环境的联系人,以此帮助下属完成工作任务。这种领导方式是一种放任自流的领导行为,权力定位于组织中的每个成员,工作事先无布置、事中无监督、事后无检查,依靠充分授权让下属有最少的监控。

卢因的研究发现,不同的领导方式对实现组织目标以及人际关系、成员心理等有不同的影响。其中,民主型领导方式的工作效率最高,调动了下属的工作积极性,保证完成工作目标的同时,成员间关系融洽,工作积极主动,有创造性。独裁型领导方式通过严格管理能够实现工作目标,但成员没有责任感,士气低落,情绪消极。放任型领导方式工作效率最低,只达到社交目标而达不到工作目标。但后来的研究发现了更复杂的结果。因此主张 3 种领导方式各具特色,适用于不同的环境。领导者要根据所处的管理层次、工作性质和下属的条件等因素灵活选择主要的领导方式,并辅之其他领导方式。

(二) 领导行为四分图理论

1945 年,美国俄亥俄州立大学工商企业研究所开展了一项关于领导行为的研究。研究人员收集了大量的下属对领导行为的描述,罗列了 1 000 多种刻画领导行为的因素,经过筛选概括,最终得出“关心人”和“关心生产”两大主要因素,形成了领导行为的关心人维度和关心生产维度。关心人的领导行为是指领导者以人际关系为中心,关心和强调下属的需要,尊重下属意见,给下属较多的工作主动权,乐于同下属建立相互信任、相互尊重的关系。关心生产的领导行为是指领导者以工作任务为中心,领导者通过设计组织结构、明确职权、相互关系和沟通渠道,确定工作目标与要求、制订工作程序、工作方法和制度,来引导和控制下属的行为表现。一个领导者的领导行为是这两个维度的组合,这种组合用领导行为四分图表示(图 6-1),构成了4 种基本的领导风格,即高任务低关心人、高任务高关心人、低任务高关心人、低任务低关心人,称为领导行为四分图,也称二维构面理论(two dimension theory)。

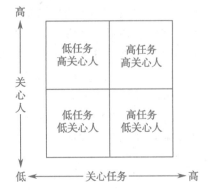

图 6-1 领导行为四分图

1. **高任务低关心人** 注重工作任务和目标完成,严格执行

Note:

规章制度,建立良好的工作秩序和责任制,但不注意关心、爱护下属,忽视人的感情和需要,不与下属交流信息和感情,是较为严厉的领导者。

2. 高任务高关心人　对人的关心和对工作的关心放在同等重要的位置,严格执行规章制度,建立良好的工作秩序和责任制,同时,关心爱护下属,经常与下属交流信息和感情,想方设法调动下属的积极性。

3. 低任务高关心人　注重关心爱护下属,经常与下属交流信息,与下属感情融洽,重视营造和谐氛围。但对工作任务关心少,执行规章制度不严格。

4. 低任务低关心人　既不关心人也不重视工作,不关心爱护下属,也不执行规章制度,工作无序、效率低下。

后续的研究发现,高任务高关心人的领导风格,相对于其他3种领导风格更能使员工在工作中取得高绩效并获得工作满足感。

（三）管理方格理论

在领导行为四分图理论的基础上,美国德克萨斯大学的管理心理学家罗伯特·布莱克(Robert R. Blake)和简·莫顿(Jane S. Mouton)提出了管理方格理论(managerial grid theory),并构造了管理方格图(图 6-2)。横坐标表示领导者对生产的关心程度,纵坐标表示领导者对人的关心程度。将关心程度各划分为 9 个等份,纵横坐标共组成 81 个小方格,每一方格代表一种领导风格,其中有 5 种典型的领导风格:

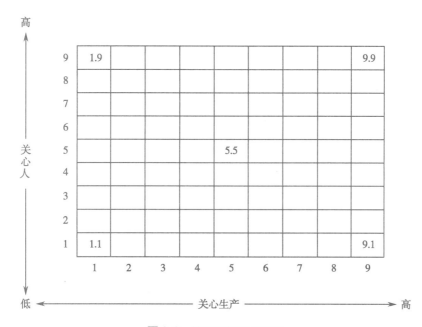

图 6-2　管理方格理论模型

1. 协作式管理　即 9.9 型管理。领导者对生产和人都极为关心,善于把组织目标和个人需求有效结合,既重视组织的各项工作任务,又能通过激励、沟通等手段,使组织成员相互尊重、信赖和配合,最终实现目标和完成任务,并建立起良好的人际关系。这是最理想有效的领导类型,但较难做到,应是领导者努力的方向。

2. 权威式管理　即 9.1 型管理。领导者十分关注任务完成,注重有效地组织和安排生产,很少注意组织成员的发展和士气,虽能达到一定的工作效率,但不注意人的因素,不关心人。

3. 俱乐部式管理　即 1.9 型管理。领导者对人高度关心,关心组织成员的需求是否得到满足,重视人际间关系,强调自己与同事和下级的感情,努力创造友好的组织气氛,但对生产很少关心,很难保证实现目标。

Note:

4. 贫乏式管理　即 1.1 型管理。领导者对工作和人都不关心,放弃自己的职责,只是将上级的指令传达给下级,以最小的努力来完成任务和维系组织人际关系。

5. 中庸式管理　即 5.5 型管理。领导者对工作和人都有适度的关心,保持工作与满足人的需要之间的平衡,维持一定的工作效率与士气。这类领导者往往创新性不足,满足于维持现状。

布莱克和莫顿认为,5 种典型的领导风格中,贫乏式管理效果最差,俱乐部式管理效果其次差,中庸式管理和权威式管理在不同情境下效果不同,权威式管理在短期内工作效率较高,或在任务紧急和员工素质较低时可能优于中庸式管理,但不利于组织长期发展,协作式管理效果最佳。管理方格理论为领导者正确评价自己的领导行为,培训发展管理人员,掌握最佳的领导方式提供了有效的指南。

行为领导理论关注领导行为对领导效能的影响,对领导行为进行分类,试图找到最有效的领导行为方式,但忽视了环境因素对领导有效性的影响。同样的行为在不同的环境中可能会导致不同的结果,因此,越来越多的研究聚焦到环境因素对领导有效性影响,形成了领导权变理论。

三、领导权变理论

领导权变理论(contingency theories of leadership)认为,领导是一种动态的过程,领导的有效性不仅取决于领导者的特征和行为,而且取决于领导者所处的环境。权变是指行为主体根据环境因素的变化而适当调整自己的行为,以期达到理想效果。领导权变理论是关于领导者在不同的环境条件下,如何选择相应的领导方式,最终达到理想的领导效果的理论。下面介绍 3 种经典的权变理论:

(一) 领导权变模型

美国伊利诺伊大学教授弗莱德·费德勒(Fred E Fiedler)在大量研究的基础上提出了领导权变模型(contingency model)。他指出,任何领导方式均可能有效,关键在于领导方式与环境是否适应。因此,有效的领导首先要确定领导风格,其次确定情境,最后是领导风格和情境的匹配。

1. 确定领导风格　费德勒用"最难共事者"调查问卷(附录 2)测定领导者的领导风格,并根据 LPC 量值的高低将领导风格分为关系导向型和任务导向型。如果一个领导者用较为积极的词语描述最难共事者,LPC 量值就比较高,属于关系导向型,说明他对人宽容,提倡人与人之间关系友好。反之,如果领导者用消极的词语描述最难共事者,LPC 值则偏低,属于任务导向型,说明他以关心生产为主,惯于命令和控制。

2. 确定情境　费德勒提出了确定情境的三种因素。①上下级关系:既包括下属对领导者的信任、尊重、喜爱和愿意追随的程度,又包括领导者对下属的关心和爱护程度。如果双方高度信任、互相支持,则上下级关系良好,反之则属关系差。②任务结构:指工作任务的明确程度和下属对工作任务的负责程度。当任务是常规、具体、明确、容易理解,有章可循,且下属对工作任务的责任心强,则任务结构明确性高;反之,当任务复杂、无先例,没有标准程序,且下属的责任心不强,则任务结构明确性低。③领导者职权:指领导者所处的职位权力的大小。权力越大,下属对领导者的遵从度越高;反之,则属职位权力弱。

3. 领导风格与情境的匹配　费德勒将 3 种情境因素组合成 8 种情境类型,3 个条件都具备是最有利的环境,3 个条件都不具备是最不利的环境。不同的情境类型适合的领导风格不同,二者有良好匹配,才能取得有效的领导。当情境条件处于最好和最不好的两个极端时,都适宜采取任务导向型领导风格。而中间状态的情境,则适宜采取关系导向型领导风格(图 6-3)。

由于费德勒认为领导者的领导风格是固定不变的,因此,要提高领导效率只有通过选择领导者以适应情境或者改变领导情境以适应领导者两种途径来实现。

(二) 领导生命周期理论

领导生命周期理论(life cycle theory of leadership),也称情境领导理论(situational leadership theory)。最初由俄亥俄州立大学心理学家科曼(A. Korman)于 1966 年提出,后由管理学家保罗·赫塞(Paul. Hersey)和肯尼斯·布兰查德(Kenneth H. Blanchard)发展完善。该理论的主要观点:领导风格应

对领导的有利性	有利			中间状态				不利
上下级关系	好	好	好	好	差	差	差	差
工作任务结构	明确	明确	不明确	不明确	明确	明确	不明确	不明确
领导者职权	强	弱	强	弱	强	弱	强	弱
领导方式	指令型			宽容型				指令型

图 6-3　**费德勒领导权变理论模型**

当适应下属的成熟程度。

1. 领导风格　该理论将领导行为分为任务行为和关系行为,任务行为表示领导者用单向沟通的方式指挥命令下属完成任务。关系行为表示领导者用双向沟通的方式指导下属完成任务。根据两方面高低组合成了 4 种领导风格。①命令型(高任务—低关系):强调直接指挥,以单向沟通的方式规定工作目标和工作规程,告诉下属做什么、如何做、何时做、在何地做等。②说服型(高任务—高关系):领导者除了向下属布置任务外,还与下属共同商讨工作如何进行,以双向沟通的方式对员工的意愿和热情加以支持,并向员工说明决定,通过解释和说服获得下属的认可和支持。③参与型(低任务—高关系):领导者与下级共同决策,给下属提供支持,鼓励下属参与决策,对下属的工作尽量不做具体指导,促使其搞好内部的协调沟通。④授权型(低任务—低关系):领导者充分授权下属,鼓励下属做决定并承担责任。

2. 权变因素　该理论提出的权变因素是下属的成熟度。成熟度(maturity)是指个体完成某项具体任务所具备的能力和意愿的程度,包括工作成熟度和心理成熟度。工作成熟度(job maturity)是指一个人从事工作所具备的知识和技术水平。工作成熟度越高,完成任务的能力越强,越不需要他人的指导。心理成熟度(psychology maturity)是指从事工作的动机和意愿。心理成熟度越高,工作的自觉性越强,越不需要外力激励。成熟度划分为 4 个等级。①M_1(不成熟):工作能力低,动机水平低。缺乏接受和承担任务的能力和意愿,既不胜任又缺乏自信。②M_2(初步成熟):工作能力低,动机水平高。初知业务,愿意承担任务,但缺乏足够的能力,有积极性但没有完成任务所需要的技能。③M_3(比较成熟):工作能力高,动机水平低。具备了工作所需要的技术和经验,但没有足够的动机和意愿。④M_4(成熟):工作能力高,动机水平高。不仅具备了独立工作的能力,而且愿意并具有充分的信心主动完成任务并承担责任。

3. 领导风格的选择　领导风格与成熟度相匹配才能实现有效领导。该理论认为,命令型领导风格适用于不成熟(M_1型)的下属;说服型领导风格适用于初步成熟(M_2型)的下属;参与型领导风格适用于比较成熟(M_3型)的下属;授权型领导风格适用于成熟(M_4型)的下属(图 6-4)。领导生命周期理论启发领导者必须创造条件帮助员工从不成熟逐渐向成熟转化,将使用人和培养人结合起来,注重人才开发。

(三) 路径 - 目标理论

路径 - 目标理论(path-goal theory)由加拿大多伦多大学教授马丁·埃文斯(M. Evans)首先提出,其同事罗伯特·豪斯(Robert House)和华盛顿大学教授特伦斯·米切尔(Terence Mitchell)予以扩充和发展。该理论认为:领导的主要职能是帮助下属达到他们的目标,并提供必要的指导和支持,以确保他们各自的目标与组织的总体目标相一致;领导者的效率以能激励下属达到组织目标并在工作中使下属得到满足的能力来衡量。路径 - 目标理论关注两个方面:一是下属如何建立工作目标和工作方法、路径;二是领导者所扮演的角色,即如何帮助下属完成工作的路径 - 目标循环。

1. 领导风格　该理论确定了 4 种领导风格。①指导型领导(directive leadership):领导者明确告

Note:

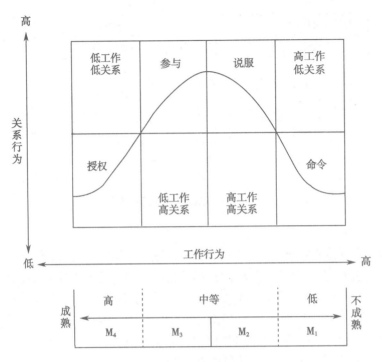

图 6-4 领导生命周期理论模型

知下属工作任务的预期目标、日程安排、工作要求、规章制度等,并在下属完成任务的过程中,给予充分具体的指导。②支持型领导(supportive leadership):领导者平易近人,与下属友善相处,关心下属的福利和需要,公平待人,尊重下属地位,能在下属需要时提供真诚帮助。③参与型领导(participative leadership):领导者与下属一同探讨工作,征求下属的意见和建议,允许下属参与决策。④成就导向型领导(achievement-oriented leadership):领导者对下属有较高的期望,提出有挑战性的目标,要求下属有高水平的表现,鼓励下属并充分相信下属的能力。

2. 权变因素 该理论提出领导风格要适应情境因素,并提出影响选择领导风格的情境因素。①下属的个人特点:主要包括下属对自身能力的认识和控制点,如受教育程度、对参与管理和承担责任的态度、对成就的需要、领悟能力、对独立性的需求程度等。②工作场所的环境特点:主要包括任务结构、正式权力系统和工作群体的特点。

3. 领导风格与情境因素的匹配 当下属认为自己能力不强,则喜欢指导型领导方式;相信内因决定事情成败的人更喜欢参与型领导方式,相信外因决定事情成败的人则愿意采取指导型领导方式。当任务结构明确时,领导者宜采用支持型领导风格,为下属提供缺少的"营养"。当任务结构不明确时,参与型领导风格效果更佳,因为参与才能明确目标和实现目标的路径。

四、领导理论的新进展

随着社会经济的发展,领导学的理论研究也在不断发展变化,近年来,领导研究进入了一个快速发展的时期,出现了一大批新的理论。

(一)魅力型领导理论

魅力型领导理论(charismatic leadership theory)是指领导者利用其自身的魅力鼓励下属并做出重大组织变革的一种领导理论。

20 世纪初,德国社会学家马克斯·韦伯(Max Weber)首先提出了领导魅力的概念,他认为魅力是一种特殊的人际吸引力、感染力和影响力。1977 年,罗伯特·豪斯(Robert House)明确了有魅力的领导者具有的 3 个特征:强烈的自信心、强大的支配力以及对个人信念坚定不移。魅力型领导者的特征见表 6-2。

表 6-2　魅力型领导者的特征

特征	涵义
自信	对自己的判断及各种能力有足够的自信
有远见	有理想的目标,该目标描绘出更加美好的理想状态
清晰表达	清晰地陈述目标,让所有人对其充满憧憬
信念坚定	坚信目标一定能够实现,并把这种信念传递给他人
创新	敢于创新和承担风险,不循规蹈矩,愿意为目标做出牺牲
对环境敏感	敏锐感知外部环境变化,适时做出评估并调整策略

在魅力型领导者的带领下,组织成员十分忠诚、充满活力。但魅力型领导者对于下任领导者的继任会产生消极影响,而且魅力型领导不总是有效。

（二）交易型领导理论

贺兰德(Hollander)于 1978 年提出了交易型领导理论(transactional leadership)。该理论强调领导是交换过程,领导者和被领导者之间的关系是一种现实的契约行为,目的在于交换特定的有价值的事物。领导行为是在特定的情境下,领导者和被领导者相互满足的交易过程。在交换中,领导者给被领导者提供报酬、奖励、晋升机会、荣誉等,以满足被领导者的需要和愿望,而被领导者则以服从领导者的命令指挥、完成其交给的任务作为回报。

交易型领导者总是强调组织规划,他们关注组织短期目标的顺利实现,能给组织带来高绩效。在这种领导风格下,下属更多是执行任务,而没有机会发表自己的意见,因此组织的创造力可能会被压制,不利于组织的长远发展。

（三）变革型领导理论

美国社会学家詹姆斯·麦格雷戈·伯恩斯(James MacGregor Burns)在其著作《领导论》中提出变革型领导理论(transformational leadership theory),该理论认为领导行为包括交易型领导和变革型领导,两者是一个连续体的两个极端。交易型领导为契约式领导,强调交易,没有调动下属的积极性。变革型领导强调改变,领导者通过让员工意识到所承担任务的重要意义和责任,激发下属的高层次需要或扩展下属的需要和愿望,使下属为团队、组织和更大的政治利益超越个人利益。

变革型领导者对环境有很强的敏感性,能够预测未来的发展趋势,对组织未来的发展形成一个愿景。他们鼓励下属以新视角看问题,促使群体不断接受挑战并不断学习提高。他们为下属设立具有挑战性的目标并激励下属努力工作以实现目标、建立成就感、满足自我需要。他们关注组织的长期发展,积极寻找提升组织价值的途径,给予下属发挥创造力的空间,并试图打破原有的组织结构、组织文化以满足变革的需要。

变革型领导是组织应对不断变化的外部环境的有效途径。变革型领导者崇尚创新,给组织发展带来机遇,也给组织带来风险,组织的短期效率也可能降低。

对领导理论的研究经历了领导特质、领导行为和领导权变三个阶段,在新时期有了更多的新发现,可见,领导是管理过程中极其复杂的职能,既是科学又是艺术,既需要理论指导,又必须通过实践获得经验。

第三节　激　励

激励是调动员工积极性的一项重要的领导艺术,护理组织要想获得显著的效益,就要科学有效地运用激励艺术,激发护士的工作积极性、鼓励护士的正确行为,引导护士为实现组织目标而努力工作。

Note：

一、激励的定义、过程及作用

1. 激励的定义 激励指激发和鼓励。《辞海》的解释是"激动,鼓励,使振作"。"激"在行动之前,是激发一个人有意愿、有兴趣、有信心去干;"励"在行动之后,是对一个人行为的评价和反馈。现代管理中的激励(motivation)是指利用外部诱因调动人的积极性和创造性,引发人的内在动力、朝向所期望的目标前进的心理过程。护理管理中的激励是护理管理者调动护士工作的积极性,以提高其工作绩效和达成组织目标的过程。

激励由 5 个要素组成。①激励主体:施加激励的组织或个人。②激励客体即激励的对象。③激励目标:激励主体期望激励客体的行为成果。④激励因素:能导致客体努力工作的事物。⑤激励环境:激励过程所处的环境,会影响激励效果。

2. 激励的过程 是需要、动机、行为、目标相互联系、相互作用、相互制约的过程。当人们有某种需要时,会出现不安与紧张的情绪,这种情绪成为一种内在驱动力时,就产生了动机。动机驱使人们开展寻求实现特定目标的行为。如果目标得以实现,需要得到满足,紧张的情绪会消除,又会产生新的需要,引发新的动机和行为。如果需要未得到满足,人们会继续寻求实现特定目标的行为,直到目标实现(图 6-5)。

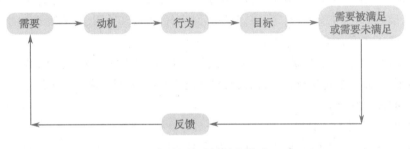

图 6-5　激励的基本模式

3. 激励的作用

(1) 调动护理人员的工作积极性,提高组织绩效:心理学研究表明,人的行为受激励而产生。一个护士工作能力再强,如果没有受到激励,也不可能有良好的行为表现。有效的激励能使护士自觉主动、充满信心地完成护理工作任务,以提高护理组织绩效。

(2) 发挥人的能动作用:激励最显著的特点就是内在驱动,它将人的需要作为基本作用力,不仅可以提高护理人员对工作的认识,还能激发对工作的热情和兴趣,挖掘工作潜能,将自己的全部精力投入到工作中。

(3) 增强组织的凝聚力:护理管理者运用多种激励方法,能够营造积极的组织氛围,满足护士的多种心理需求,增强护士的信任感和亲和力,有利于协调上下级关系,协调人际关系,增强组织的凝聚力。

(4) 形成良好的竞争氛围:科学的激励机制能够在组织中创建出良好的竞争氛围,形成良性的竞争机制,引导护士将注意力集中在争创先进的工作中,促使先进者戒骄戒躁,反省不足,向更高的目标前进,中游者奋起直追,赶超先进,落后者增强信心,改变落后状态,从而使更多的人愿意为组织目标而奋斗。

二、激励的原则

1. 目标结合原则 在激励机制中,设置目标是一个关键环节。目标设置必须同时体现医院目标和满足护士需要,否则激励会偏离实现医院目标的方向,也无法提高护士的目标效价,达不到理想的激励效果。

Note:

2. **物质、精神、信息激励相结合原则** 人的行为动力主要有物质动力、精神动力和信息动力,有效的激励措施应当将三者有机结合。护理管理者可以采用薪酬激励,也可以采用荣誉激励,还可以采用提供学习机会的信息激励方式。根据护理人员需要的不同,灵活采用多种激励方式。

3. **引导性原则** 外化的激励措施只有转化为被激励者的自觉意愿,才能起到激励效果。因此,护理管理者要与激励对象进行有效沟通,将激励方案详细解读,双方对激励方案达成共识,才能达到激励效果。

4. **合理性原则** 激励合理性要从适度和公平两个方面评判。适度是指要根据所实现目标本身的价值大小确定适当的激励量。公平是指取得同等绩效的护士,要获得同等层次的奖励。激励过大,会使护士产生过分满足感,丧失上升的动力;激励过小,会使护士产生失落感,丧失继续努力的动力。激励不公平会影响护士的情绪和工作效率,甚至比没有激励带来的负面效应还大。

5. **时效性原则** 护理管理者要善于把握激励的时机,尽量做到"雪中送炭",激励越及时,越有利于将护士的激情推向高潮,使其创造力充分有效地发挥出来。

6. **正负激励相结合原则** 正激励是对护士符合医院护理目标的期望行为进行奖励。负激励是对护士违背医院护理目标的非期望行为进行惩罚。正负激励都是必要而有效的,不仅作用于当事人,还对周围其他人产生间接影响。

7. **按需激励原则** 激励的起点是满足护士需要,但护士的需要因人、因时而异,能够满足最迫切需要的激励措施效果最好。护理管理者要全面了解护士的群体特点和个性特征、护士的需要层次、需要结构的变化趋势,有针对性地采取激励措施。例如,对有理想有抱负的年轻护士给予晋升和赞美激励可能比物质激励效果更好,而对一些家庭负担过重的护士,能够帮助解决后顾之忧可能最为恰当。

8. **明确公开直观性原则** ①明确:明确激励的目的是需要做什么和必须怎么做。②公开:对护士关注的问题公开,如奖金分配、职称晋升等敏感问题。③直观:直观表达实施激励的指标,总结和授予奖励和惩罚的方式。

三、激励理论

自20世纪20~30年代以来,管理学家、心理学家和社会学家从不同的角度对激励问题进行了大量研究,提出诸多激励理论。主要的激励理论有三大类,分别为内容型激励理论、过程型激励理论和行为改造型激励理论。

（一）内容型激励理论

内容型激励理论(content motivation theories)针对激励的原因和起激励作用的因素的具体内容进行研究。代表性的理论主要有马斯洛的需要层次理论、麦克利兰的成就需要激励理论、赫茨伯格的双因素理论等。

1. **需要层次理论** 美国心理学家马斯洛(Abraham Maslow)提出的需要层次理论(hierarchy of needs theory)认为,每个人都有5个层次的基本需要,由低到高依次为生理需要、安全需要、爱与归属需要、尊重与自尊需要和自我实现需要(图6-6)。未满足的需要会成为行为的动机,当低层次的需要得到部分满足后,高层次的需要才有可能成为行为的重要决定因素。一般来说,人的需要虽然多种多样,但在特定的时期总有一种或一些相对主要的需要,即优势需要。优势需要是人们动机和行为的主要根源,最具有激励作用。该理论强调激励的核心是满足人的需要。

该理论对护理管理者的启示:①合理分析护士的需要,了解护士需要的复杂性和动态性,充分考虑护士的文化背景、学历层次、年龄阶段、性格特征、健康状况等的差异带来的需要的不同,也要考虑同一护士在不同时间和不同情况下需要的不同。②努力使激励手段和方法与护士的需要层次相适应。对于低层次的需要多采用物质激励,如增加薪酬、改善劳动条件等。对于高层次的需要多采用精神与信息激励,如授予荣誉、派出学习培训等。③分析护士需要的序列性和潜在性。在科学分析的基础上,

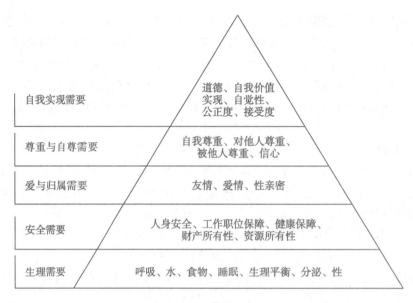

图 6-6　马斯洛的需要层次理论

找出护士的优势需要,有针对性地采取激励措施。同时由于个体需要有潜在性,护理管理者也要帮助护士激发有利于组织与个人发展的潜在需要,从而实现两者的良性发展。

2. 成就需要激励理论　美国心理学家麦克利兰(David McClelland)提出的成就需要激励理论(achievement need motivation theory)认为,在生存需要基本得到满足的前提下,成就需要、亲和需要、权力需要就成为人最主要的 3 种需要。成就需要是指通过个人努力追求成功或成就的需要。亲和需要是指建立友好亲密的人际关系、寻求被他人喜爱和接纳的需要。权力需要是指影响、支配或控制他人且不受他人控制的需要。这 3 种需要在人们需要结构中有主次之分,主要需要得到满足之后,往往会显示更多更大的满足,也就是说拥有权力者更追求权力、拥有亲情者更追求亲情、拥有成就者更追求成就。同时,他认为成就需要的高低对人的成长和发展起到特别重要的作用。在不同的个体身上,会体现出 3 种需要的不同强度组合,形成个体独特的需要结构,影响其追求与行为。

该理论对护理管理者的启示:①营造满足 3 种需要的工作环境,对权力需要比较强的护士要适当授权,对亲和需要比较强的护士要积极营造良好的人际关系,对成就需要比较强的护士,要让其承担具有挑战性的工作,及时给予反馈,确认其成就。②3 种需要可以进行内部等级划分,如对权力、成就欲望较高的护士,护理管理者可以将成就带来的荣誉、权力分成等级,根据贡献大小,给予相应的荣誉与权力,以发挥激励作用。③重视 3 种需要共存的情况,考虑 3 种需要在个体身上不同的强度组合,分析出每位护士独特的需要结构,协调 3 种需要以发挥更大的激励作用。

3. 双因素理论　美国心理学家赫茨伯格(Fredrick Herzberg)提出的双因素理论(dual-factor theory)认为与人努力工作的动机相关的因素有两类:保健因素和激励因素。激励的过程为一个从不满意到没有不满意的连续过程,也是一个从没有满意到满意的连续过程。

该理论提出,导致员工满意的因素和不满意的因素是有本质差别的。保健因素(hygienes)又称维持因素,属于外在因素,是导致员工不满意或没有不满意的原因,包括员工的薪水、工作条件、人际关系、组织管理政策、稳定与保障等。这类因素能维持员工安心工作,消除员工的不满、怠工与对抗,安抚员工,但不会对员工产生激励作用。激励因素(motivators)属于内在因素,是导致员工满意或没有满意的因素,包括工作富有成就感、工作成绩得到认可、工作具有挑战性、工作上的责任感、工作上的表现机会、工作带来的愉悦等。这类因素能激励员工的工作热情,激发工作积极性。双因素理论引导管理者将工作重点从"保健因素"转移到了"激励因素",提出"不满意"的对立面是"没有不满意",而"满意"的对立面是"没有满意"。员工"没有不满意"并不代表员工"满意",只有重视员工的成就感、责任感、对他们的工作认可才能真正使员工满意,激励他们的工作热情(图 6-7)。

Note:

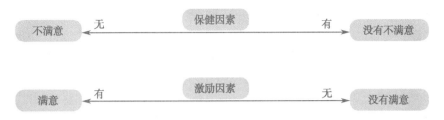

图 6-7　赫茨伯格的双因素理论

双因素理论对护理管理者的启示：①满足护士保健性需要。从人性化管理角度出发，尽力满足护士在保健因素方面的需求，使护士安心、安业，如建立良好的工作氛围、公平的分配制度等。②发挥激励因素的作用。要善于肯定护士的工作成绩，提供培训晋升的机会，进一步拓宽个人发展空间，使护士敬业、乐业。③重视保健因素和激励因素的转换。将保健因素转化为激励因素，如奖金分配与个人贡献大小挂钩，让护士感觉到奖金是对自己工作业绩的认可，此时奖金就不只是防止护士不满意的保健因素，而成为调动护士积极性的激励因素。

（二）行为改造型激励理论

行为改造型激励理论（behavior modification theories）认为，激励的目的是改造和修正人的行为，这类理论研究如何通过外界刺激对人的行为进行影响和控制，包括强化理论和归因理论。

1. 强化理论　美国心理学家斯金纳（Frederic Skinner）的强化理论（reinforcement theory）的前提是——学习的功能是用于改变人的外显行为，行为的改变是个体对环境中的刺激起反应的结果，激励的过程就是修正行为的学习过程。该理论定义的强化是能使个体操作性反应频率增加的一切刺激。管理学中的强化（reinforcement）是指采用有规律的、循序渐进的方式引导出组织所需要的行为并使之固化的过程。在管理实践中，常用的强化手段有多种。①正强化（positive reinforcement）：又称积极强化，指对某种行为予以肯定和奖励等愉快刺激，使之巩固、保持和加强的过程，如护理部用奖金、休假、认可、表扬等奖励工作业绩良好的护士，使其继续努力工作保持良好的工作业绩。②负强化（negative reinforcement）：又称消极强化，指通过撤销或减少不愉快的刺激，使某种期望的行为频率增加的过程，如护理部规定，如果护士因服务态度不好被患者家属投诉，将被降低奖金系数。连续 3 个月未被投诉，则恢复奖金系数，从而激励护士改善服务态度。③惩罚（punishment）：指对不符合组织目标的行为给予否定等不良刺激，以期减少该行为出现的可能性或消除该行为的过程，如护士擅自离岗将给予行政处分、扣发当月奖金等，杜绝此类行为的再出现。④消退（extinction）：指某行为出现以后，不给予任何强化刺激，久而久之该行为被判定为无价值而导致该行为出现的频率降低的过程，如对于经常向护士长打小报告的护士，护士长采取"冷处理"，达到"无为而治"的效果。

强化理论对护理管理者的启示：①尽量使用正强化。负强化、惩罚和消退都属于消极的强化手段，容易使护士产生抵触情绪，长此以往不利于组织目标实现。护理管理者要善于应用正强化，引导护士的正性情绪，激励护士为实现组织目标而努力工作。②巧妙运用负强化和惩罚。在使用负强化和惩罚措施的同时，要让护士明白错在哪里，才有助于改正错误。运用惩罚时，要注意场合和技巧，比如当众斥责护士会使护士感到屈辱，产生强烈的抵触情绪，也可能引起其他护士的不满。③及时对护士的工作给予反馈，使护士明确哪些是组织期望的行为，哪些是不符合组织要求的行为。④要公正。强化手段的应用要基于护士的行为和工作绩效，要客观公正地评估护士的行为表现和工作绩效，公平、适度地采取恰当的强化手段，才能达到预期效果。⑤尽量让护士自我强化。通过加大宣传教育力度，让护士自我认识到哪些是组织认可的行为，从而主动改变自己的行为。例如，护士长向护士宣讲科室物资使用管理的信息，让护士能认识到控制物资消耗的意义，从而自觉地节约使用。⑥要因人而异。针对不同对象采用不同强化手段，不能简单化、绝对化。合理地、创造性地运用强化激励手段是领导艺术的体现，护理管理者要根据护士的年龄、性格、观念、需要的不同采用不同的强化手段，激励护士的工作动机，充分调动护士的工作积极性。

Note：

2. 归因理论 由美国心理学家海德(Fritz Heider)提出。归因理论(attribution theory)认为,归因是指观察者为了预测和评价人们的行为并对环境和行为加以控制,而对他人或自己的行为过程所进行的因果解释和推论。换言之,当观察者观察某人的行为时,总是试图分析和判断行为产生的原因,从而达到解释、控制和预测行为的目的。

归因理论提出,人的行为原因可以分为内部原因和外部原因。内部原因是指存在于行为者本身的品质和特征因素,如需要、情绪、兴趣、态度、信念、能力等,具有稳定性和高强可控性。外部原因是指行为者周围环境中的条件和影响因素,如环境条件、情境特征、他人影响等,具有不稳定性和低弱可控性。

归因理论认为:人们把过去的成功或失败主要归结于努力、能力、任务难度和机遇四个方面。以内外因分类,个人努力和个人能力属于内因,任务难度和机遇属于外因;以稳定性分类,个人能力和任务难度属于稳定因素,努力和机遇属于不稳定因素;以可控性分类,个人努力是可控因素,任务难度和机遇属不可控因素。

归因理论对护理管理者的启示:①正确进行成功归因。护理管理者要引导护士将成功归因于个人努力与能力,可有助于提高护士的自信心,调动护士工作的责任心和积极性。②正确引导失败归因。护理管理者要引导护士将失败的原因聚焦于内部的可控因素上,帮助护士客观评估外部的不可控因素,避免失败带来的过重负面影响。③巧妙利用归因产生的情绪反应。护理管理者应该让护士体验到因努力而成功的愉快和自豪、不努力而失败的难过和羞愧。对于付出努力而实际工作效果不佳的护士,应对她的努力给予鼓励,同时帮助她查找原因,以期在今后的工作中弥补,提高工作效率。

(三)过程型激励理论

过程型激励理论(process motivation theories)是着重研究从动机的产生到采取实际行动的心理活动过程的激励理论,主要包括期望理论和公平理论。

1. 期望理论 美国心理学家维克托·弗鲁姆(Victor H. Vroom)在 1964 年发表的《工作和激励》一书中,提出了期望理论(expectancy theory)。该理论将期望定义为个体对于特定活动可能导致一个特定结果的信念。该理论认为,激励的力量取决于特定活动导致特定结果的信念大小、个人工作绩效与所得报酬之间的联系强弱以及人们对其行为结果的价值判断,即取决于对该结果的期望值、关联性和效价。其理论模型可以表示为:

激励水平(M)= 期望值(E)× 关联性(I)× 效价(V)

其中,激励水平(M)表示调动一个人的积极性,激发人内部潜能的强度。期望值(expectancy,E)表示某一行为会导致一个预期成果的概率。效价(value,V)表示某种回报对一个人的吸引程度。关联性(instrumentality,I)表示工作绩效与所得报酬之间的联系。从模型中可以看出,只有当三者都高时,才能真正达到高激励水平(图 6-8)。

期望理论对护理管理者的启示:①重视目标难度。护理管理者要设计具体可行的目标,让目标带

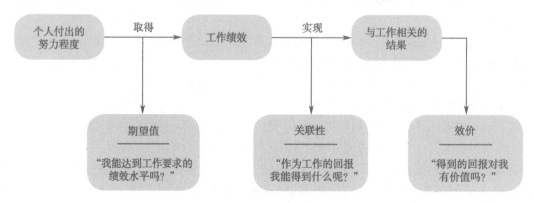

图 6-8 **弗鲁姆的期望理论**

有挑战性,适当高于护士的个人能力,让护士觉得自己实现目标要求的概率比较大,使其期望值较高。但不能目标过高或过低,目标过高,根本不可能实现,目标过低,轻而易举就能实现,都会失去工作动力,起不到激励作用。②强调期望行为。护理管理者要让护士清楚组织期望的行为表现和组织评价其行为的标准,选择有能力实现目标的护士或培训护士使其提高完成任务的能力,还要创造有利于完成任务的条件,以便护士可以自主地调整自己的目标向组织目标靠拢。例如,护理部规定,选拔护理本科生任课教师的条件之一是每年在国内核心期刊上发表至少一篇教学论文。③强调工作绩效与奖励的一致性。护理管理者要让护士清楚工作结果与得到奖励的匹配关系,使护士看到奖酬和自己的工作绩效之间的密切关系,可以使护士自觉地将努力工作与绩效和奖励联系起来,以调动工作的积极性。④重视护士的个人效价。护士对完成任务后的回报有不同的价值判断,有人重视物质回报,有人更注重精神奖励和信息奖励。因此护理管理者要换位思考,重视护士需求的个性化特点,提供多样化、个体化的回报方式,以充分发挥激励作用。

管 理 人 物

维克托·弗鲁姆

维克托·弗鲁姆(Victor H. Vroom),著名心理学家和行为科学家,期望理论的奠基人。早年于加拿大麦吉尔大学先后获得学士及硕士学位,后于美国密执安大学获博士学位。他曾在宾州大学和卡内基梅隆大学执教,并长期担任耶鲁大学管理科学"约翰塞尔"讲座教授兼心理学教授。曾任美国管理学会(AOM)主席,美国工业与组织心理学会(STOP)会长。维克托·弗鲁姆教授1998年获美国工业与组织心理学会卓越科学贡献奖,2004年获美国管理学会卓越科学贡献奖,是国际管理学界最具影响力的科学家之一。

2. **公平理论** 由美国心理学家亚当斯(J. Stacy Adams)提出。公平理论(equity theory)认为,人的积极性与付出的劳动、取得的绩效与得到的报酬和奖励是否公平合理有关。当一个人完成任务取得报酬以后,不仅关注个人所得报酬的绝对量,还关注个人所得报酬的相对量。通常会进行横向比较和纵向比较。横向比较是将自己获得的"报酬"(如金钱、工作安排、获得的赏识等)与自己的"投入"(如教育程度、所做努力、投入的时间和精力等)的比值与组织内其他人进行比较。纵向比较是将自己目前投入的努力与所获得的报酬的比值,与自己以往投入的努力与获得的报酬的比值进行比较。比较后如果判定是公平的,则会继续努力完成任务,否则,将会消极工作以寻求平衡(图6-9)。

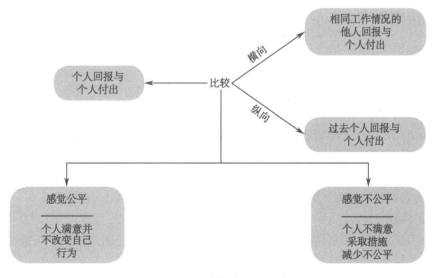

图6-9 亚当斯的公平理论

当员工感到不公平时,通常的做法:①减少个人投入。②改变他人的投入产出情况。③歪曲个人和他人的投入产出结果,寻求心理平衡。④选择另外的参照物,辞职离开。

公平理论对护理管理者的启示:①引导护士的公平心理。引导护士正确理解公平,树立正确的公平观。让护士明确,没有绝对的公平,不要盲目攀比,既按劳取酬,也要按绩效取酬,还应倡导和培养护士的奉献精神。②尽量做到公平判断。护理管理者应综合考虑多方面的因素,全面准确评估护士的工作绩效,制订绝大多数人认同的分配方案,力争实现绝大多数人认可的公平。③杜绝搞"平均主义"。护理管理者要避免实行平均分配,杜绝"大锅饭"和平均主义现象,要让付出多、贡献大的护士得到更多的肯定和回报。

第四节 领 导 艺 术

领导艺术体现在领导者与时俱进、因地制宜、灵活性地运用领导方法,反映领导者的综合素质,也是下属评价领导者水平的一把尺子,是决定事业成败的关键因素之一。

一、领导艺术的定义

领导艺术(the art of leadership)是指领导者在领导方式方法上表现出来的创造性和有效性。它是领导者的品格、作风、学识、智慧、能力等在领导实践中的具体体现,是领导者创造性地运用领导科学的一般原理、原则和方法的高超技巧。

二、领导艺术的特征

1. **普遍性** 领导艺术普遍存在于各层级领导职务和领导活动的各阶段,只要执行领导职能,都存在领导艺术的运用。

2. **经验性** 领导艺术是结合丰富领导经验,灵活、巧妙运用领导科学的良好展现。领导经验有自身的直接经验,也有他人的间接经验,有成功的经验,也有失败的教训,有书本上的理性经验,也有实践中的感性经验。

3. **创造性** 领导艺术是领导活动中的一种创造性活动,要求领导者在运用领导理论解决实际问题时,结合组织的实际情况,因地制宜创新举措有效解决问题。创造性是领导艺术的灵魂和生命。

4. **非常规性** 领导艺术无固定的模式,是对具体问题的具体分析和解决,因时间、地点、条件等的不同而不同。但是非常规性并非无规则,是在知识、经验积累基础上的机动灵活。

三、常用领导艺术

(一) 授权艺术

1. **授权的概念及意义** 授权(delegation)是指在不影响领导者原有工作责任的情形下,将职责范围内的某些任务改派给某位下属,并给予执行过程中所需要的职务权力。授权者对被授权者有指挥权和监督权,被授权者对授权者负有汇报情况及完成任务之责。

护理管理者适当授权可以减轻领导者的负担,集中精力总揽全局和聚焦战略性重大问题,也可以弥补领导者才能、知识和信息的"短板",得到下属更多的支持。将部分权力交给下属,使其有被重视的感觉,进而增强责任感和成就感,激发工作主动性、积极性和创造性,提高工作效率,也可以增长下属的才干,锻炼和提高下属的工作能力,有利于后备管理人员的培养。

2. **授权的原则**

(1) 明确目标:授权者需要向被授权者阐明所授任务应达到的目标,使被授权者能够在目标指引下开展工作。目标不明确,会让被授权者无所适从。

(2) 合理授权:护理管理者授权的动机应当是为了提高护理管理者的领导效能,为了锻炼培养后备护理管理者,程序、途径必须符合组织规定。

(3) 以信为重:授权须建立在相互信任的基础上,要充分信任下属,给予下属适当的自主性和灵活性。要避免授权后过多干涉,让下属无所适从,畏手畏脚。当然,信任不等于放任,要进行必要的监控、指导和帮助。

(4) 逐级授权:护理管理者应当将自身职务权力范围内的权力授予直接下属。比如,护理部主任只能将自己职权范围内的任务授权给科护士长,不能越过科护士长,直接授权给护士长,否则,是越级授权,侵犯了科护士长的合法权力,造成科护士长有职无权,也可能造成科护士长和护士长之间的矛盾与隔阂。

(5) 带责授权:护理管理者的授权一般有授权授责和授权留责两种,前者既授权也授责,可以增强下属的责任感,但会给下属带来责任压力;后者只授权不授责,可以增强下属对护理管理者的信赖感,但容易出现滥用权力。处理突发或危机事件的授权,适宜采取授权留责的形式,其他情况的授权适宜授权授责。无论哪种形式的授权,护理管理者都是责任的主要承担者,要推功揽过,有利于激发下属的主动性、创造性,有利于树立护理管理者的权威。

(6) 适度授权:护理管理者要根据工作任务的性质和难度,兼顾下属的工作能力等条件,选择适当的任务进行授权,即选定合适的任务给合适的人,避免小材大用和大材小用。

(7) 授中有控:护理管理者授权不是放权,授权之后要对被授权者实施有效指导、检查和监督,做到权力能放、能控、能收,确保权力得到恰当使用。

(8) 宽容失败:管理者应当宽容下属的失败,不过分追究下属的责任,要同下属一起承担责任,分析原因,总结教训。当然宽容不是迁就,要执行规范和标准。

3. 授权的过程

(1) 选择需要授权的工作:护理管理者在个人职权范围内,认真分析任务的内容、时间、主要责任、权力范围、环境条件、下属能力等,确定授权任务。通常,关系到部门发展的重大决策、人员管理或短时间内可解决的事务性工作不适合授权。

(2) 确定授权对象:护理管理活动具有多样性和专业化特点,护理管理者必须充分考虑授权对象的能力和意愿,以保证授权对象有能力和动力完成任务。可以从小项目授权开始,逐步培养下属的业务能力和管理才能,为承担更大的任务奠定基础。

(3) 落实授权内容:将任务、权力和资源分配给下属。向下属说明任务的背景和授权目的等,告知任务范围、工作要求、时间进度、权力范围、责任、考核标准等,商讨工作方法和沟通方式,明确上级提供的支持和指导,通知相关人员,以便被授权者顺利行使权力完成工作。

(4) 授权后的监督与跟踪:护理管理者要对授权对象进行监督跟踪,了解工作进展和遇到的问题,及时予以纠正偏差。如果出现原则性错误,护理管理者要及时收回权力。

(5) 授权效果评估:护理管理者要及时总结和评估下属的任务完成情况,找出问题,分析原因并改进管理方法。

4. 授权的方法

(1) 充分授权法:护理管理者在分派任务时,将完成任务所必需的组织资源交给下属,并准许其发挥主观能动性,自行制订行动方案。充分授权能极大地发挥下属的积极性、主动性和创造性,并能减轻护理管理者的工作负担。通常要求下属有较强的责任心和业务能力。

(2) 不充分授权法:护理管理者在分派任务时,赋予下属部分权限。包括以下几种具体情况:由护理管理者制订工作方案;下属制订几种工作方案,由护理管理者抉择;下属制订详细的工作方案,由护理管理者审批;下属采取行动前报告护理管理者;下属在采取行动后,将结果报告护理管理者。这种授权比较灵活,可以因人因事采取不同的方式,但上下级需在方案执行前统一认识,保证授权的有效性。

(3) 弹性授权法:综合使用充分授权和不充分授权的混合授权方法。当工作任务复杂,护理管理

Note:

者对下属的能力、水平没有把握,或环境条件多变时,护理管理者掌握授权的范围和时间,根据实际需要授权给下属,并予以调整,是一种动态的授权。这种授权方法有较强的适应性,需要上下级及时沟通协调,取得下属的理解。

(4) 制约授权法:当护理管理者的管理跨度大、任务繁重、精力不足时,易导致工作出现疏漏时,可将某项任务分解成若干部分,分别授权不同的个人或部门,并使之互相制约,以防止工作中的疏漏。这种授权适用于性质重要、环节复杂的工作,但可能抑制下属的工作积极性。

(5) 目标授权法:护理管理者根据下属所要达到的目标而授予下属权力。护理管理者将组织目标进行分解,由各层次各部门成员分别承担,并相应地授予权力和责任,使下属齐心协力、共同努力实现组织总目标。这种授权可以避免授权的盲目性和授权失当。

(6) 逐渐授权法:护理管理者在授权前对下属的品德和才能不完全了解,或者对完成某项工作所需要的权力无经验参考时,可采取逐渐授权法。例如,先用“代理”职务等非授权形式或在小范围内授权,根据工作成效逐步扩大,避免失误造成较大的损失。

(7) 引导授权法:管理者在授权时,要充分肯定下属行使权力的优点,充分激发其积极性;同时,也要指出不足,并给予适当的引导,防止偏离目标。特别是下属出现失误时,管理者更应当善于引导,提供支持,帮助纠正失误,尽可能减少损失。

5. 授权的注意事项

(1) 积极承担责任:授权不是推卸责任,在充分信任下属的基础上,护理管理者要积极承担责任,为最终的工作成效负责。

(2) 克服不愿意授权的心理:护理管理者要克服不舍得、不信任、怕受到威胁、怕失去掌控权等不利于授权的心理,积极主动运用授权艺术,以培养下属的工作能力,更加高效地完成工作任务。

(3) 授权要规范:授权之前将下属需要的权、责、利规范化、制度化,保持相对的稳定,随时关注其进展情况;若下属出现失误或损失,也要根据形势的变化和工作需要适当调整,防止下级的越权和滥用职权。

(4) 尽量公开授权:只要不是保密性工作,护理管理者尽量采用公开授权,既能让下属认识到工作的重要性,也能让相关者知晓,便于被授权者开展工作,争取同事的支持和配合。

(5) 克服偏爱心理:护理管理者要努力发现每个人的能力特长,尽量人尽其才,充分调动更多下属的积极性。避免总是授权给某一个或某几个人,使某些人工作负担重,产生畏难情绪,而另一些人失去工作热情,能力得不到提升。

(6) 把握好授权时机:把握好任务内容、人员和资源条件,一旦条件具备就及时授权,否则,会导致任务不能如期完成,也会导致下属的挫败感。

管 理 故 事

事必躬亲的诸葛亮

诸葛亮在《自贬疏》中道:“街亭违命之阙,箕谷不戒之失,咎皆在臣授任无方。”诸葛亮忠心耿耿辅助阿斗,日理万机,事事躬亲,乃至“自校簿书”。司马懿一次接见诸葛亮的使者时,问诸葛亮身体好吗,休息得怎么样? 使者对司马懿说,诸葛亮“夙兴夜寐,罚二十已上,皆亲览焉;所啖食不过数升”。使者走后,司马懿对人说:“孔明食少事烦,其能久乎!”果然不久,诸葛亮病逝军中,蜀军退师。诸葛亮为蜀汉“鞠躬尽瘁,死而后已”,但蜀汉仍最先灭亡,仔细想想,这可能与诸葛亮不善于授权有一定关系。

(二) 创新管理艺术

1. 创新管理的概念　创新管理(innovation management)是指组织从管理的基本职能出发,创造

Note:

一种新的更有效的方法对各种管理资源进行创造性改革或重组,以实现组织既定目标的活动。创新管理将创新活动和管理相融合,不再是局部的、部分的创新活动,而是关注全局的、系统性的创新活动。创新管理具有创造性、系统性、动态性、效益性、风险性等特点。

2. 管理创新的过程

(1) 寻找机会:发现机会是一切创新活动的开端。创新机会有两个基本特征:一是仅是一种可能而非现实存在;二是创新一旦实现,将给组织带来益处。寻找创新机会是一个积累的过程,需要密切注视、系统分析组织运行中出现的不协调,广泛地探索、研究与问题有关的一切事物,从中寻找创新契机。

(2) 提出构想:对创新机会进行分析,在此基础上形成完整的关于创新产品、项目和工作的方案,是对创新活动的前期筹划。一般要经历提出创新创意、设计创新方案、创新方案评价三个步骤。

(3) 迅速实施:创新受机会和竞争因素的影响,因此,创新方案一旦确定,必须迅速实施。创新的构想可以在尝试中逐渐完善,避免因追求完美而错失良机,导致效益下降或失去实施价值。

(4) 坚持不懈:创新是一个不断尝试、不断失败、不断提高的过程,一旦开始,就要坚持下去,正确面对失败,保持自信心和忍耐力,不断总结经验教训,以获得最终的成功。

3. 护理管理者在创新管理中的角色功能

(1) 把创新作为一项基本工作:现代管理理论倾向于将创新作为管理工作的职能之一,随着创新价值的日益显现,创新发展已经成为趋势。护理管理者应当成为创新活动的参与者、组织者和领导者,努力为护士提供有利于创新的环境,容忍创新中的失败,鼓励、支持和引导护士开展创新活动。

(2) 提高护士的创新意识:积极营造创新的组织氛围,使护士树立创新的意识,认识到创新的价值,正确评估自己的创新能力和潜力;建立激励护士创新的管理机制;培训和引进创新人才,提高创新能力。

(3) 制订有弹性的工作计划:创新意味着打破原有的秩序,意味着可能需要各类资源的计划外占用,因此,组织的计划要有弹性,能够为勇于创新者提供资金、信息、时间、物质、试验场所等条件。

(4) 正确对待失败:创新的过程是可能充满失败的过程,管理者应该允许和宽容失败,帮助护士总结教训,为继续创新奠定基础。

(5) 建立合理的奖酬制度:创新动力来自个人成就感的需要,也来自组织的认可,护理管理者要制订公正的评价和合理的奖酬机制,维持护士的创新动力。

(三) 权力运用艺术

1. 法定权的建立和运用　领导者在运用法定权力时应注意:①提出要求时礼貌、语气坚定、简单明了。②确定提出的要求在自己的权限范围内。③解释提出这些要求的理由。④选择正确的下达指令渠道。⑤定期行使权威使下属习惯被指挥。⑥坚持要求下属执行合法要求并跟踪执行情况。⑦对下属的诉求做出回应。

2. 奖酬权的运用　有条件的奖酬会让下属服从组织的规定或领导者的特定要求。许诺奖赏可以是明白告知,也可以隐约暗示。在下列情况下,行使奖酬权最可能使下属服从:①下属的行为表现能够被有效评估,能准确衡量工作绩效。②向下属提出要求时兼顾任务的性质及下属的技能、自信心以及外在条件等,使下属认可要求是可达到的。③奖赏要有吸引力。④奖赏要保证兑现。⑤工作要求合理合法。

3. 强制权的运用　成功的领导者应尽量避免使用强制权,以免引起下属的愤恨和敌视,甚至攻击。在使用强制权时要注意:①告知下属规定和罚则,使其了解违纪的后果。②行使惩罚要迅速而一致。③在处罚前有足够的忠告,最好采取逐步的方式,由轻到重,但非常严重的违纪除外。惩罚的同时,明确指出对下属的期望。④惩罚前充分调查事实真相。⑤调整情绪,从帮助下属的角度真诚地提出期望和建议。⑥维持处罚威信,有错必罚。⑦惩罚程度必须与制度规定一致,与违纪的严重性相匹配。⑧尽量避免公开惩罚。

4. 专家权的建立和运用 建立和运用专家权应注意诸多事项。①建立专家形象：领导者应让下属、同事和上级知道自己的教育经历、相关工作经验和显著成就。②维持形象：要精心维护专家形象，不随意评论不十分了解的事情。③果断而自信地处理危急事件：危急时刻能挺身而出，提出正确的处理意见，即使不确信能有效应对，也要冷静而自信地处理。④保持信息通畅：领导者必须掌握学科发展的相关的信息，以说服下属，取得信任。⑤说服下属的过程中重视下属感受。⑥虚心听取下属意见，保护下属的自尊心。

5. 参照权的建立和运用 建立和使用参照权应注意诸多事项。①关心下属：领导者应关心下属的需求和感受，公平对待每个人，对外做员工的代言人和利益维护者，对内应喜爱、信任、接受和关心下属。②角色塑造：领导者应为下属树立适当的角色行为范例，保持积极的工作态度，诚实守信，以丰富的知识和高超的能力履行职责，使下属愿意追随。③适当采用个人名义：以个人名义向下属发出呼吁，告诉下属当前的工作非常重要，自己需要他们的支持。但不能频繁采用，否则会透支信用，减低领导者的影响力。

(四) 创建高效能团队艺术

1. 团队的概念 团队（team）是由两个或两个以上相互依赖、承认共同规则、具有共同愿景、技能互补、愿意为共同目标而努力的成员组成的群体。团队是一种特殊的工作组合，通过成员之间相互沟通、信任、合作和承担责任，产生群体的协作效应，使团队的绩效远远大于单个成员绩效的总和。

2. 高效能团队的概念 高效能团队（the high performance team）是指发展目标清晰、完成任务前后对比效果显著增加，工作效率相对于一般团队更高的团队。团队成员在有效的领导下相互信任、沟通良好、积极协同工作。

3. 高效能团队的特征 ①清晰和开放的目标：目标清晰明了、被团队成员接受和认可。②掌握必备技能：团队成员具备实现目标必需的技能，且具有良好合作的品质。③相互信任：团队成员对彼此的品行和能力深信不疑，这种信赖是提高工作绩效和决策质量的心理基础。④高度忠诚：团队成员对组织高度忠诚，愿意为实现目标做出最大贡献。⑤沟通良好：团队成员信息共享，相互理解，内部团结，有高度认同感。⑥掌握应变和谈判技能：团队成员具有应变能力，运用沟通和谈判等技能达到充分的理解和信任，最终化解冲突。⑦拥有有效领导者：领导者能明确发展方向，设定目标，保持团队运行，引进变革和激励，带领团队摆脱困境。善于担任教练和后盾，对团队提供指导和支持，鼓舞士气。⑧良好的环境支持：有来自内外环境的支持，即充足的软硬件资源、合理的人员配置、正常运行的机制等。

4. 创建高效能团队的工作步骤 ①明确团队使命和目标：明确团队的目标、任务、职权和性质，据此建立高效能团队。②选择并培训成员：选择具备实现目标所需技能的团队成员，根据本人意愿纳入成员并开展必要的培训。③构建组织结构：科学合理设置岗位，明确分工与合作，明确岗位职责和权力。建立畅通的沟通渠道，鼓励成员相互理解和尊重。④制订团队战略：制订实现目标的总体战略和实施方案。⑤完善制度体系：建立健全激励制度、绩效考核制度、培训制度、薪酬福利制度等。⑥凝聚团队力量，激发团队潜能：鼓励和引导团队成员以目标为导向，不断突破自我，发掘个人潜能，为团队做出最大的贡献。

(五) 提升领导执行力艺术

领导执行力是将组织战略、规划转化为效益、成果的关键，其强弱关系到组织目标的完成效果和组织核心竞争力。护理管理者要掌握有效执行的科学方法，提高领导的执行力。

1. 领导执行力的概念 领导执行力（executive ability）是指领导者通过运用各种资源，在准确理解战略和规划的基础上，有效地宣传战略和规划，制订具体的执行方案并加以实施，监督和检查执行过程，以完成预定目标的能力。领导执行力包括执行动力、执行能力、执行保障力三个基本要素。

2. 提高护理管理者领导执行力的策略

(1) 构建强化执行的组织文化：护理管理者要树立正确的价值观，制订行为规范，积极营造组织执

Note：

行力文化,以身作则,为护士树立典范,通过组织文化影响护士的行为。

(2)调整和提高执行力:护理管理者既是责任人,也是执行人,不仅制订策略和下达命令,还参与执行,并在执行中发现策略存在的问题,及时调整。同时,护理管理者要重视护士执行力培养,使"执行"成为组织的核心元素。

(3)消除结构和制度缺陷:护理管理者要通过组织变革和制度建设将执行的精神落实到组织程序中,依据组织战略构建合理的组织结构,优化业务流程,强化制度的权威性、一致性和合理性,确保执行过程的顺畅。

(4)提高领导者自身的执行力:护理管理者要充分了解组织和护士,参与到战略计划的实施中;要掌握组织的实际情况,设定明确的目标及优先顺序;要持续跟进执行进程,帮助护士清除工作中的阻碍因素。

(5)善于使用有良好执行力的人:即能以身作则、带领他人完成任务的人;富有激情、精力充沛,用自己的信念和自信感染他人,有效激励他人的人;有敢于承担风险的勇气、果敢决断的能力和坚定的信念的人。

第五节　压　力　管　理

工作压力是护士不可回避的职业经历,也是护理管理的一项重要内容。护士的工作压力与护士个人和护理组织密切相关,因此,工作压力管理,不仅是护士的义务,也是护理管理者的责任。

一、压力管理的相关概念

1. **压力(stress)**　作为心理学概念的压力,是指主观感受到周围环境对自己身心的影响过程。它可对人的身心健康产生积极或消极的影响。适度的压力能激发护士的工作潜能和工作积极性,进而提高护理组织的绩效。但压力过大,会造成护士的心不在焉、积极性下降、工作效率降低甚至离职。

2. **压力源(stressor)**　是指任何能够被个体感知并引起人的心理行为变化和适应的任何事件或内外环境刺激。有工作中的压力源,如工作负荷过重、组织中的角色、组织内的人际关系等,也有生活中的压力源,如创伤性事件、角色冲突、失去工作、失去亲人等。生活中的压力源也对工作产生一定影响。

3. **工作压力(work stress)**　是指人们在工作过程中,在应对那些自己认为无法应对的情况或威胁时,所产生的情绪上和身体上的异常反应。它来源于人与环境的相互作用,是机体的一种内部状态,能够处理好工作压力带来的问题对于每位员工和整个组织绩效都有重大影响。

4. **压力管理(stress management)**　是指通过帮助人们认知工作压力反应,发现工作压力源,运用理论知识和处理技巧,有效降低压力源对个体身心影响的过程。有学者提出,有效管理工作压力的方法包括问题聚焦型处理法和情绪聚焦型处理法。前者是直接消除压力源的方法,如换岗、离职等。后者是管控和处理情绪的方法,如倾诉、运动等。大多数情况下,会同时使用这两种压力管理方法。

二、工作压力的影响

1. **对护士身心健康的影响**　工作压力过大对护士的生理和心理健康均有较大的损害,不同的人表现出来的症状不同。长时间、反复地处于过度工作压力中,会导致身体不适、头晕、胃痛、背痛等一系列不良反应。重压之下,还会出现心率增加、出汗、血压升高、新陈代谢紊乱等。还会在心理方面表现出焦虑、愤怒、恐惧、沮丧、悲观、敌对、抑郁等情绪异常,其中危害最大的是焦虑和抑郁。

2. **对护士工作满意度的影响**　工作满意度是个人在组织内,对工作本身及工作环境或工作经历的满意程度,是个体职业生活质量的一项重要的心理指标。当护士感受到工作压力过大时,其工作满意度往往较低,进而影响其工作的积极性。

3. 对护理组织绩效的影响 工作压力和组织绩效之间存在相关性。工作压力过小,难以有效激发人的大脑兴奋区,护士会表现出萎靡不振、不思进取,不利于创造高水平绩效;适度的工作压力能锻炼护士的适应能力,磨练人的意志,有利于实现较高水平的组织绩效,也有利于护士的成长和发展。工作压力过大,容易导致护士的心智水平下降,增加决策失误的概率,影响工作效率,导致工作绩效下降。

三、护士面临的工作压力

1. 来自专业发展的压力 专业发展要求护理人员必须快速提升个人的专业发展,既要做好当下的临床护理工作,又要努力学习提高,做好储备;既要注重实践能力,又要注重护理研究。许多健康问题的处理涉及伦理、情感、法律等,所学知识不足以应对复杂的问题;个人专业提升压力大,晋升难度大,学习培训机会少。

2. 来自社会环境中的压力 如护理工作社会地位低,不被尊重,薪酬待遇整体偏低,工作中独立少,工作繁重但报酬和受尊重的程度相对较低,付出与回报不平衡。

3. 来自组织内部的压力 工作风险高,责任重;工作分工不明确,非护理工作量大;人员配置偏少导致的工作负荷过重;工作环境条件差,工作所需的仪器设备不足;面临各种职业暴露的威胁;工作的连续性导致作息不规律;面临护患、医护、护护、上下级之间等复杂人际关系,护理管理者提供的支持不足、上下级和同事关系紧张、考核过多等。

4. 来自患者的压力 护理工作的贡献得不到患者及家属的认可,患者的不合作,患者及其家属的不尊重,受到患者的轻视、刁难甚至辱骂、殴打。

5. 来自个人生活中的压力 结婚、妊娠、生病、婚姻纠纷、父母健康问题、子女健康问题等等个人生活中的事件也会给护理人员造成压力。

四、护士工作压力管理

(一) 护士工作压力管理的意义

对护士而言,有利于维护个人的身心平衡,提高生活质量。对组织而言,可以能动地理性地采取压力应对的方式,把压力控制在合适的程度,变消极因素为积极因素,使护士能更好地履行责任,促使组织积极改进,提高工作效率。

(二) 护士工作压力管理的基本原则

1. 适度原则 进行压力管理需要兼顾组织利益和护士利益,不能一味地减轻护士压力,求得护士的最大满意度,而是要适度。

2. 个体化原则 压力在很大程度上是主观感受,不同部门、不同岗位、不同个体面临的工作压力不同、表现不同、压力应对的方式不同,应根据对象的不同特点差别化对待,体现个体差异。

3. 引导原则 压力产生是不可避免的,压力管理就要引导压力向积极的方向发展,对于一些不可控的因素,如工作任务难度大,护理管理者要引导护士将压力转变为动力,激发更大的工作热情,努力提升工作能力。

4. 区别对待原则 压力管理首先要分析压力的来源并区别对待,一些可以避免的压力,如护士之间不团结、分工不合理等造成的压力;而有些压力是不可避免的,如社会地位、工作风险等,需要通过提高工作能力和心理承受力来解决。

(三) 护士工作压力管理的措施

1. 识别是否存在工作压力 护理管理者首先要依据护士的工作态度和行为识别是否存在工作压力及压力程度。护士压力过大时的表现:工作失去动力,常有消极抵制情绪,工作质量下降,高缺勤率,高离职率,同事间关系和护患关系紧张,甚至发生冲突等。还要分析工作压力的主要来源,为采取措施奠定基础。

2. 护理管理者自身工作压力管理技术　①问题导向应对技术:直接针对压力来源采取措施,如拒绝接受任务。②情感导向应对技术:采取措施缓解被压抑的情绪和情感,如锻炼。③理智应对技术:理解自身压力的来源,运用既有知识有效应对压力。

3. 护士工作压力管理的方法

(1) 组织层面的管理方法

1) 明确工作任务和角色职能:完善工作制度建设,制订合理的工作程序,合理选拔和配置人力,明确岗位的职责和任务,加强沟通,及时发布组织有关信息,建立护士参与管理的机制,可减轻因角色模糊、角色冲突引起的心理压力,增加其控制感。关心护士,了解其困难和需要,尽可能提供帮助和支持,缩短双方的心理距离。

2) 改善工作环境和条件:护理管理者应力求创造高效率的工作环境,如光线、噪声、通风、装饰等,确保护士拥有做好护理工作的良好设备用物;实行弹性工作制,力求护士与工作环境和工作条件相适应,提高护士的安全感和舒适感。

3) 组织文化建设方面加以引导:向护士提供压力管理的信息,帮助护士提高心理保健能力,如举办讲座、报告会,为护士订阅心理健康的期刊,开设宣传栏等,普及护士的心理健康知识,帮助护士提高抗压能力。

4) 提供保健项目:为护士提供保健或健康项目,鼓励护士建立健康生活方式,有条件的医院为护士提供各种锻炼、放松设备,设计专门锻炼计划,帮助护士释放和宣泄压力。聘请专门的心理咨询师,为护士提供心理咨询,帮助其提高社会适应能力,缓解心理压力,保持心理健康。

(2) 个体层面的管理方法

1) 引导护士正确认知压力:对压力认知的偏差,往往会使护士的压力管理走入误区,或者过于忧虑,承受了不必要的压力,或者轻视那些长期持续存在的微小压力,或者认为所有的压力都必须消除掉。护理管理者要引导护士正确认知压力,主动调整心态,树立自信,主动学习,提升应对压力的能力。

2) 降低护士的工作期望:护士个人的期望过高,期望和现实之间存在较大落差,往往是造成工作压力的原因。护理管理者要帮助护士适当降低期望,合理设置目标,掌握时间管理策略,及时给予反馈,可以减轻护士的挫败感和压力感。

3) 建立良好的支持系统:护理管理者要提供心理支持和工作援助,和护士一起讨论问题,向他们提供建议,哪怕只是陪伴或倾听,也能使护士的压力有释放的出口,感到组织的温暖和力量。

4) 提高护士的自我调整能力:自我调整的方法包括有氧锻炼、放松法、休闲娱乐等,这些积极的活动能刺激大脑分泌内啡肽,连接与愉快感觉有关的脑部组织,释放压力。①有氧锻炼:有氧健身、散步、骑行、慢跑、划船、游泳、跳舞、爬楼、跳绳等有规律的体育运动,有助于促进心血管功能,减轻压力。②放松法:让人平静的方法,如冥想、瑜伽、催眠、阅读、写日记等,可以令人达到深度放松,进而减轻压力。③休闲娱乐:发展广泛而健康的兴趣爱好,如垂钓、旅游、琴棋书画等,可劳逸结合、让人心情舒畅、缓解工作压力。

 ———————————————— 导入情境分析 ————————————————

对本章的导入情境进行分析,病区护理工作需要全体护士共同努力来完成,护士长如何带领护理团队成为护理管理者面临的挑战。护士没有严格执行规章制度,没有积极主动工作,都是影响患者对护理服务满意度的因素。针对护理团队的问题,本章在领导理论部分讲述了不同学者提出的领导理论,领导特质理论明确了领导者应该具备的特质,领导行为理论讲述了不同的领导方式,领导权变理论讲述了领导者需根据不同的情境条件选择恰当的领导行为。

给予护士长的建议:①充分了解患者对护理服务的需求、评价,找出存在的问题。②针对护理队伍存在的工作积极性不高、不能严格执行规章制度等问题,开展调研,了解护士的所思、所想、所需,深入分析原因。③根据领导行为四分图理论,既重视任务,又关心人,在完善制度、加大监管力度的同时,

Note:

满足护士的需要,激发护士的工作积极性。

本案例中,可以选用一种领导理论,也可以根据多个领导理论,结合领导艺术的运用,达到有效领导护理团队的目的。

(王艳梅 许 辉)

思 考 题

1. 领导者影响力的构成因素有哪些?
2. 授权的基本原则是什么?
3. 期望理论的主要内容是什么?

案例分析题

三种领导风格的比较

[案例介绍]

小李大学毕业后到某医院任职,经过两年的临床科室轮转实践培训后,到护理管理岗位实习培训。目前在护理部做干事。现任的护理部主任重视任务完成,对工作质量要求高,要求护士长凡事都要向她汇报,得到指示才可行动,所以日理万机,工作繁忙。小李每日忙于上传下达,但觉得工作还算轻松,因为不需要动脑筋,凡事交给主任,再把主任的指示转给护士长就行了。终于,护理部主任累病了,不得不调离主任岗位。原来的一位副主任升任主任。这位主任重视任务完成,同时注重护士的需要,经常深入临床一线,且讲究"抓大放小",重视制订规划和目标,对小李只会上传下达提出了批评,要求她学会分出轻重缓急,有些工作可以直接交给分管副主任或科护士长就好,以保证她能够有更多的精力统揽全局。一段时间后,护理工作质量在许多方面都有了明显的提升。小李虽然忙碌,但感觉确实学到了很多,充实了不少。一年后,分院开始运行,这位副主任被调任分院的护理部主任,工作由另一位副主任代理。这位副主任感觉全院护理工作运行良好,对总体情况感到满意,就对科护士长和病区护士长说:"大家管理比较到位,你们各自管理自己的病区就可以,关键的事情再找我把关。"小李不知道什么才是关键事情,什么时候才能找主任,大部分时间不知道要做什么。

[问题提出]

1. 三位护理部主任的领导风格有区别吗? 根据领导行为四分图理论进行归类。
2. 你认为哪位领导的领导风格对提高管理成效更有益? 为什么?

[分析提示]

案例分析思考要点:①请总结三位主任的领导风格特点。回顾领导行为四分图理论的内容,明确四分图理论提出的四种领导风格及各自的特点,第一位主任注重任务完成,其领导风格属于高任务低关系型,第二位主任既注重任务完成,又注重护士的需要,属于高任务高关系型,第三位主任将自主权交给下属,属于低任务低关系型。②针对四分图理论中提出的领导风格的效果,高任务高关系型领导风格的领导效果最佳,案例中第二位主任既重视任务完成,同时注重护士需要,属于这一类型。根据该领导风格的特点,说明其能够提高管理成效的原因。

URSING

第七章

管理沟通与冲突

07章 数字内容

────── 学 习 目 标 ──────

知识目标：

1. 掌握影响有效管理沟通的因素、冲突处理策略及方法。

2. 熟悉管理沟通的类型、冲突的分类及基本过程。

3. 了解管理沟通、冲突的概念和内涵。

能力目标：

1. 能结合临床护理工作实际情境，正确使用管理沟通方法及技巧。

2. 能根据临床护理工作中的情况，正确地处理各种类型的冲突。

素质目标：

具有善于沟通、团结协作、服从大局的职业精神。

孤 岛 求 救

有一条船在海上遇难,留下3位幸存者。这3位幸存者分别游到3个相隔很远的孤岛上。第一个人没有无线电,他只有高声呼救,但在他周围2km以内都没有人。第二个人有无线电,但已受潮,一架从他头上飞过的飞机虽能听到声音,却无法听清他的呼救内容。第三个人有一架完好的无线电,他通过无线电向外报告自己受难的情况和目前所处的方位,救援飞机收到他发出的呼救信号后迅速前往救他。虽然3个人都在呼救,都在向外联系,但由于各自联络的手段不同,效果截然不同。

请思考:

这3个人都在呼救,都在向外联系,为什么效果截然不同?

管理离不开沟通,管理者所做的每一件事都包含沟通,管理沟通渗透于组织管理活动的各个方面。组织中有效的沟通有利于工作的完成和组织目标的实现,而缺乏沟通或沟通不畅常导致管理的混乱或失败,甚至影响组织的生存和发展。要保持组织成员间协调一致,顺利实现组织目标,就必须化解因沟通不畅造成的管理冲突。良好的管理沟通决定管理质量、员工士气和组织绩效,在组织生存发展中起到重要的作用。

第一节　管理沟通概述

一、管理沟通的概念及内涵

(一) 基本概念

1. **沟通**(communication)　是指信息在两个或更多的人之间传递与理解的过程。信息发送者凭借一定的媒介将信息发送给既定的对象即接收者,并寻求反馈以达到相互理解的目的。沟通既可以是单纯的信息交流,也可以是思想、情感、态度的综合交流。理想的沟通是经过信息传递之后,信息发送者发出的信息与接收者得到的信息在意义上是一致的,能达成共识。

2. **管理沟通**(management communication)　是指管理者为了实现组织目标,在实现管理职能过程中的有计划的、规范性的职务沟通活动和过程。换言之,管理沟通以组织目标为主导,以管理职能为基础,以计划性、规范性、职务活动性为基本特征。管理沟通作为组织的信息交流行为,是管理的实质和核心内容,广泛存在于组织的所有成员当中。

> ### 管 理 箴 言
>
> 巴纳德曾说:"管理者的最基本功能是发展和维系一个畅通的沟通管道"。
> 通用电气公司总裁杰克·韦尔奇曾说:"管理就是沟通、沟通再沟通"。管理和被管理者之间的有效沟通是任何管理艺术的精髓。

(二) 管理沟通的内涵

管理沟通的本质仍是沟通,但管理沟通与一般的沟通相比,其内涵主要表现在:

1. **管理沟通是一种有目的的活动**　管理沟通是特殊的沟通形式,是管理者为了有效实现管理职能而进行的一种职务沟通活动,沟通的目的是为了实现组织目标。因此,管理沟通有别于任何随意的、私人的、无计划的、非规范的沟通,而是在管理沟通过程中以实现组织目标为目的进行沟通。

2. 管理沟通是一个互动的过程　管理沟通不是单向的,而是一个涉及思想、信息、情感、态度或印象交流的双向互动过程。在这个过程中,人们的态度或印象可能无法用语言表达,但这类沟通的互动性依然存在。

3. 管理沟通强调信息的理解　管理沟通是为了执行管理职能而进行的,只有当管理沟通所传递的信息被理解和接受,这样的信息才有意义。有效的管理沟通常常通过反馈来核实理解的正确与否。

4. 管理沟通是多层面的沟通　管理沟通是一个涉及个体、组织和外部社会多个层面的过程。因此,管理沟通既可存在于个体之间、群体之间,还可存在于个体与群体、组织内部和外部之间等。

（三）管理沟通的过程

管理沟通的过程就是信息的发出者将信息通过特定的沟通渠道传递给接收者的过程。完整的管理沟通过程由 7 个要素共同作用完成:信息、信息源、编码、沟通渠道、解码、接收者、反馈(图 7-1)。首先是信息的发出者(信息源)产生管理沟通的意图或想法,这个意图或想法在这里称之为信息,对这个信息进行编码,然后将信息通过沟通渠道,即传递信息的媒介物(书面或口头等)传递给接收者。接收者收到信息后,对信息进行解码,将信息变为可以理解的内容,并对信息做出反应,反馈给信息发出者,使其了解沟通是否准确。其中,信息的编码、解码和沟通渠道是管理沟通过程取得成效的关键环节。如果编码不清楚,解码错误,沟通渠道不恰当,则会造成沟通不畅。

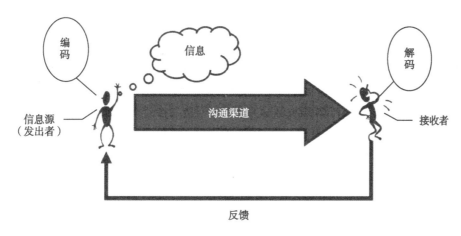

图 7-1　管理沟通的过程

在整个沟通的过程中还受到噪声的影响。这里的噪声是指信息传递过程中的干扰因素,如外界环境的影响、语言、接收者的理解力等都是噪声。噪声可能在沟通过程的任何环节上造成信息的失真。

（四）管理沟通的原则

1. 准确性原则　良好的沟通是以准确性为基础的,准确性原则是管理沟通的基本原则。准确性原则指信息沟通所用的语言和传递方式能被接收者准确理解。为了保证沟通的准确性,信息发送者除了要具有较高的语言或文字表达能力外,还要确保所传递的信息来源可靠,传递信息时尽量言简意赅、深入浅出。

2. 及时性原则　任何管理沟通都有时间期限,离开特定的时间范围,原本重要的信息可能变得毫无价值。及时性原则要求沟通双方要在信息传递和交流过程中注意信息的时效性,做到信息的及时传递,及时反馈。例如,一个组织的年度考核目标必须在年初甚至前一年年末传达至各相关部门,否则将可能影响组织目标的实现。但是某些特殊情况下,如精简人员时,应对信息传递时间予以控制,给予下属足够的时间做好心理准备。

3. 完整性原则　完整性原则强调的是沟通过程的完整无缺。组织在设计管理沟通模式时必须保证使每一个沟通行为过程要素齐全,既要有明确的信息发送者和接收者,还要有具体的沟通渠道和方式,尤其是不能缺少必要的反馈过程。管理沟通过程不完整,就会使原本设想好的管理沟通受阻,不利于组织的管理。

4. 灵活性原则　组织内的沟通形式应该是灵活多变的,有些沟通可以是非正式的。事实上,在实际工作中大量的沟通是非正式的,因为有些信息并不适合用正式渠道来传递,如护士长的任职消息在未正式发文之前不宜用正式渠道传递。管理者要结合使用正式和非正式的沟通渠道,才会产生最佳的沟通效果。

5. 互动性原则　管理沟通是双向的交流过程,沟通双方处于平等交流地位。不是一方强迫另一方接收自己的信息,或人为地拒绝接收对方的信息,而是双方均应对沟通给予适当、及时、同步的反应,相互理解和尊重,充分把握对方所传递信息的意义,这样才能保证沟通顺利完成。

6. 连续性原则　大多数管理沟通的行为过程,尤其是例行的日常管理沟通活动,并非一次沟通就能完成沟通任务,而是要通过反复多次的沟通,才能较好地履行和完成沟通工作。因此,在管理沟通过程中要注意保持沟通时间、沟通模式、沟通内容上的连续性。

二、管理沟通的目的和作用

(一) 管理沟通的目的

1. 收集资料　通过与组织内部、外部的信息沟通,获得内部环境与外部环境变化的信息,如了解卫生政策的变化、护理专业的发展状况,掌握患者对护理工作的满意度、护士的需要、工作的士气、各部门的关系、管理效能等,为制订决策提供依据。

2. 传递信息　组织必须保证每名员工都能够理解组织的目标,从而使组织内部的所有活动与组织的目标保持一致。员工对组织目标了解得越清楚,就越能够采取正确的行动,这离不开组织内外畅通的沟通和信息传递。例如,召开全体护士大会传达护理质量改进的措施等。

3. 改变行为　当组织需要推行一种政策或开展某项工作时,管理者将知识、经验、意见等信息传递给员工,影响员工的知觉、思想及态度,进而改变其行为。例如,护士长将护理部关于护理质量的标准及本病房护理质量总结传达给全体护士,提高护士对护理质量重要性的认识,促进护士采取行为改善护理质量。

(二) 管理沟通的作用

1. 促进正确决策　管理者需要根据汇总的信息做出决策,良好的沟通能够帮助管理者及时、有效、全面、真实地获取信息以做出正确决策。因此,成功的沟通是管理者进行正确决策的前提和基础。

2. 改善人际关系　沟通可以使个人思想和情感得以表达,减少人与人之间的冲突,消除隔阂,增进彼此之间的了解和理解,从而建立良好的组织工作气氛和和谐的人际关系。

3. 激发员工士气　一个管理者必须通过沟通将自己的意图和要求告诉下属,并了解下属的想法和需求,从而采取有效的策略进行指导、协调和激励。畅通无阻的上下沟通,有助于增强员工的主人翁意识、激发员工的士气,众志成城,实现组织目标。

4. 控制员工行为　组织的规章制度、政策等是每一个员工都必须遵守的,对员工的行为具有控制作用。员工通过不同形式的沟通来了解、领会这些规章制度和政策,因此,管理沟通具有控制员工行为的作用。

三、管理沟通的类型

管理沟通可按方式、方向或组织系统等不同而分成不同的类型。

(一) 按沟通的方式分类

按沟通的方式分类,管理沟通可以分为口头沟通、书面沟通、非语言沟通和电子媒介沟通。

1. 口头沟通　是指借助于口头语言实现的信息交流,是日常生活中最常采用的沟通方式,主要包括面对面交谈、口头汇报、会谈、演讲、讨论等。口头沟通的优点是简便易行、灵活迅速,可以得到及时的反馈,尤其可伴有手势、体态和表情等,有利于增强传递信息的效果;缺点是缺乏书面沟通的准确性与清晰性,存在较大的失真可能性。

2. **书面沟通**　是通过图表、文字的表达形式进行沟通,包括通知、文件、报告、信件、备忘录、书面汇报等。优点是具有清晰性和准确性,受时间和空间的限制较小,有利于长期保存、反复研究,具有一定的严肃性和规范性等;缺点是书面沟通耗时较长,不能得到及时的反馈。

3. **非语言沟通**　是指通过身体动作、面部表情、语气语调、空间距离等来传递信息的过程。研究表明,人们的沟通至少有 2/3 是非语言沟通。非语言沟通容易被人忽略,但其往往能够反映人的真实思想感情。恰当地使用非语言沟通可以提高沟通的效果。

4. **电子媒介沟通**　是借助现代电子通信技术进行信息传递的过程,包括电子邮件、手机短信、电话、视频等,目前已成为现代组织进行管理沟通的重要方式。电子媒介沟通的优点是可以远距离、快速、大容量地传递信息,可同时传递多人;也可面对面实时交流沟通,不受空间限制。缺点是沟通过程中缺乏真实感,容易受到通信设备和技术等的干扰。

(二) 按沟通的方向分类

按沟通的方向分类,可以分为上行沟通、下行沟通、横向沟通和斜向沟通 4 类。

1. **上行沟通**　是指下级向上级进行的信息传递,如下级向上级请示工作、汇报进展、反映意见等。上行沟通是管理者了解实际工作情况的重要途径,但下级因地位、职务的不同有一定的心理距离和障碍,在进行上行沟通时很容易受阻。因此,管理者应鼓励上行沟通。例如,护理部主任可以每月设立一个接待日鼓励护士进行上行沟通。

2. **下行沟通**　是指上级向下级进行的信息传递,如分配工作任务、发出指示、规章制度传达、政策讲解等。下行沟通是组织中最重要的沟通形式,通常是为了达到控制、指导、激励和评价等目的。下行沟通的主要弊端:信息在从上到下的传递过程中可能被层层过滤,从而影响信息的准确性,可通过健全组织的反馈系统进行弥补。

3. **横向沟通**　是指组织结构中同一层次的人员或部门之间所进行的沟通,包括群体内部同事之间进行的沟通,如同病房责任护士之间的沟通;与其他群体(或部门)同等职位的人员进行沟通,如病房护士长之间的沟通。横向沟通在规模较大、层次较多的组织中尤为重要,有利于及时协调各部门之间的工作,减少矛盾,提高工作效率。

4. **斜向沟通**　是指组织内部既不属于同一隶属关系,又不属于同一层级之间的信息沟通,如大学护理学院教师与附属医院病房护士长之间就学生实习事宜的沟通,或护士长与设备处维修技术人员之间针对医疗设备维修的沟通。斜向沟通的优点是能使沟通线路和信息传递时间大大缩短,缺点是容易在部门之间产生冲突。

(三) 按沟通的组织系统分类

按照沟通的组织系统分类,可以分为正式沟通与非正式沟通。

1. **正式沟通**　是一种按照组织设计的结构系统和信息流动的渠道等进行的沟通,是组织沟通的一种主要形式,如组织内的文件传达、定期召开的会议、上下级之间的定期汇报以及组织间的公函来往等。正式沟通的优点:沟通效果好,具有权威性,约束力强,易于保密。然而,正式沟通需要依靠组织系统层层传递,较为刻板,沟通速度慢,也存在着信息失真或扭曲的可能。

在正式沟通的渠道中存在 5 种典型的沟通网络,即链式、轮式、Y 式、圆周式和全通道式(图 7-2),这些沟通网络对组织效率有不同的影响,适用于不同的情况。每种沟通网络均有优缺点,管理者应根据组织结构及各种沟通网络的特点,均衡利弊,选择或综合使用各种沟通网络。

(1) 链式沟通:是信息在沟通成员间进行单向、顺次传递,形如链条状的沟通网络形态。链式沟通中,每个成员的沟通面较窄,彼此沟通内容较分散,尤其是网络两端的人难以沟通,难以形成共同的群体意见。这种沟通形式适用于组织系统庞大,需要分层授权的管理机构。

(2) 轮式沟通:又称星式沟通,是一位主管与其他成员之间的沟通,其他成员之间无沟通联系。最

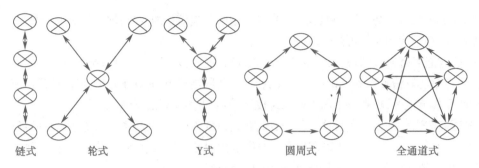

图7-2　正式沟通渠道5种典型的沟通网络

大的特点是有中心人物,其他成员都给这一中心人物提供信息,以便其了解、汇总全局情况,并能迅速地把自己的意见和决定反馈出去。轮式沟通是加强组织控制的有效方法,在组织接受了紧急任务,且需要严格控制时,轮式沟通效果较好。

(3) Y式沟通:是有一名成员位于沟通网络的中心,充当沟通的媒介。这一网络大体相当于组织领导到秘书班子再到下级管理人员或一般成员之间的纵向关系,此时,秘书班子充当了沟通媒介。Y式沟通因为增加了中间的过滤和中转环节,容易导致信息失真,因此,沟通的准确性也受到影响,组织成员的士气比较低。

(4) 圆周式沟通:又称环式沟通,沟通的形式与链式沟通相似,只是首尾相连。在这个沟通网络中,成员之间地位平等,不能明确谁是主管,组织集中化程度低,且沟通渠道少,信息传递较慢。但该沟通网络中的成员间有较高的满意度和工作热情,适用于需要通过激发员工热情来实现组织目标的情况。

(5) 全通道式沟通:是一个开放式的网络系统,其中任意两个个体之间都有沟通联系,民主气氛浓,群体成员满意度高、士气足,能高效地完成复杂任务。但是,由于网络渠道多,容易造成沟通混乱,尤其是当任务简单时,沟通时间较长,影响组织工作效率。

2. 非正式沟通　是指正式沟通渠道以外进行的信息传递和交流。组织中的很多信息是通过非正式沟通渠道获得的,最典型的就是小道消息。与正式沟通不同,非正式沟通的沟通对象、时间及内容等各方面,都是未经计划和不确定的,是基于组织成员的感情和动机上的需要而形成的。非正式沟通形式灵活,直接明了且速度快,省略许多繁琐的程序,容易及时了解到正式沟通难以提供的内幕消息,但其传递的信息容易失真、不确切、难以控制,并有可能形成小集团和小圈子,影响员工关系的稳定和组织的凝聚力。非正式沟通是客观存在的,管理人员在充分利用其传递信息优势的同时,还应采取措施避免或减少不必要的负面影响。

四、有效管理沟通

在管理沟通过程中,任何一个环节出问题都可能造成信息的扭曲、偏差、失误,使沟通达不到预期目的,甚至会带来不良后果。影响有效管理沟通的因素如下:

1. 语言因素　由于年龄、教育程度、文化背景、自然和社会环境的差异,加上语言表达和含义多样化,不同的人对同一种语言、同一信息的理解会存在差异。此外,信息发出者措辞不当,如使用晦涩难懂或信息接收者不熟悉的语言,或者信息含义不明确的文字等也可造成接收者错误的解码,导致沟通无效。例如,医院院长在与医务人员沟通时可以使用医学术语(行话)从而使沟通更便利,但与办公室行政人员沟通的时候则应尽量避免使用行话。

2. 信息过滤(information filtering)　是指信息发出者为达到某种目的,有意、无意增删、选择或丢弃信息,造成信息歪曲,如向上级反映情况时报喜不报忧,只汇报领导想要听到的情况。沟通中的过滤器包括语言文化、智力水平、重视程度、记忆损耗等。组织的纵向层次越多,信息被过滤的机会就越多,信息失真的可能性和程度也就越大。

3. 选择性知觉(selective perception)　是在沟通过程中,信息接收者会根据自己的需要、动

Note:

机、经验、背景及其他个人因素有选择地看、听信息。选择性知觉还会影响信息接收者对信息的接收和处理,会把自己的兴趣和期望带到所接收的信息中。例如,开会时,大家对自己感兴趣的、与自己利益相关的信息,如调整工资、晋升等相关内容听得很仔细,给予特别的关注,而容易忽略其他内容。

4. 信息传递时机　信息发出者忽视了管理沟通中时间的作用,信息传递过早或过晚,均会影响沟通效果。例如,会议时间通知过早,容易忘记;安排护士加班或调班的通知过晚,会使护士缺乏准备而使工作难以推行。

5. 沟通渠道因素　沟通必须借助于一定的媒介渠道,如果沟通渠道选择不恰当或沟通渠道过长,中间环节多,都会影响沟通效果。例如,面对面沟通有利于解决较为复杂的问题,当沟通双方相隔很远只能依靠通信设备传递信息时,要进行较为复杂问题的沟通,效果往往欠佳;在传达重要事项时,为了减少信息在传递过程中减损甚至改变,护理部主任可以召开全体护士大会直接传达而不是通过护士长层层传达。

6. 情绪因素　交流包括信息和情感的交流,情绪本身也是信息的重要组成部分。在信息传递中,情绪往往会影响信息发出者及接收者对信息内容的编码和解码。同一个人在不同情绪状态下,对同样一条信息的理解并不相同,从而引发不同的反应和处理方式。极端的情绪,如狂喜或抑郁,可以使人判断出现偏差,影响沟通的准确性。因此管理者最好避免在情绪波动的时候与下属沟通。

7. 其他因素　其他如个人因素、环境因素等均可影响信息沟通的准确性。例如,护士对护士长的业务水平、管理能力等不信服,就会用怀疑的态度理解护士长传递的信息;而环境是沟通发生的背景,会对有效沟通产生重大影响,如病房陪人多,环境嘈杂,都会影响管理沟通的效果。

管 理 故 事

秀才与卖柴人

　　有一个秀才去买柴,他对卖柴人说:"荷薪者过来!"卖柴的人听不懂"荷薪者"(担柴的人)三个字,但是听得懂"过来"两个字,于是把柴担到秀才面前。秀才问他"其价如何?"卖柴的人听不懂这句话,但是听懂了"价"这个字,于是就告诉了秀才价钱。秀才接着说"外实而内虚,烟多而焰少,请损之(你的木柴外表是干的,里头却是湿的,燃烧起来,会浓烟多而火焰少,请减些价钱吧)"。卖柴人实在听不懂秀才的"鸟语",只好担着柴走了。

　　管理者最好用简单的语言、易懂的词语来传达讯息,而且对于说话的对象、时机要有所把握,有时过分的修饰反而达不到想要的目的。

五、护理管理中的沟通方法与技巧

在护理管理中,每天有大量的沟通活动,如个别谈话、发布指令、组织会议、护理查房、护理交班,也包括交接班记录、护理记录等护理文件书写等。在沟通过程中,护理管理者应注意以下的常用管理沟通方法与技巧的使用:

(一) 个别谈话

个别谈话是指护理管理者通过正式或非正式的方式在组织内同下属或同级交谈,是管理沟通中的一个主要形式。护理管理工作中的许多具体问题,都适宜通过个人谈话加以解决。这种交流形式大都建立在相互信任的基础上,双方表露真实的思想,提出不便在其他公开场合提出的问题,有利于增进双方的信任感和亲切感,有利于统一思想、认清目标、体会各自的责任和义务。个别谈话的类型包括指示性、汇报性、讨论性、请示性等。

1. 个别谈话前准备的技巧　①选择适宜的谈话环境:个别谈话应选择安静不被打扰的场所,如护士长办公室,创造对谈话有利、适宜、易于敞开心扉的气氛。②选择合适的谈话方式:谈话方式多种多样,应根据具体情境进行选择,如可以专门约好时间谈话,也可以在工作间隙交谈;可以开门见山地谈,也可以无的放矢地谈。③选择适当的谈话时机:个别谈话要根据谈话的目的、问题性质、迫切程度、谈话对象的心理素质、思想觉悟等选择适当的时机,如某骨干护士有辞职意向,应及时与之谈话,防止辞职事件不可挽回;但是对于护士间矛盾等问题,则应该进行冷处理,待双方情绪稳定后,再进行教育帮助。

2. 个别谈话的技巧 个别谈话具有很强的感情色彩,需要讲究艺术性,在谈话过程中应注意做到:①积极倾听。在陈述自己的观点和说服对方之前,先让对方畅所欲言并认真聆听是解决问题的前提。倾听过程中注意不要随手翻阅文件或玩手机,这些动作会让讲话人觉得你感到厌烦或不感兴趣。②激发谈话愿望。管理者需要注意谈话的态度、语气,与谈话人进行目光接触,给予对方信任和尊重,耐心听取谈话内容,鼓励对方交谈并表达真实想法。③抓住主要问题。礼节性地谈话之后,应逐渐转入正题,要注意把谈话中的公事与私事分开,不谈私事或将私事限制在最小限度内。④适时反馈。谈话中管理者可用表情、姿势、插语等对谈话内容表示感兴趣,通过及时、积极、适当的反馈,使谈话更融洽、深入。⑤善于把握沉默。谈话中的沉默传递着很多有用的信息,如反对、忧虑、犹豫、好奇等,要了解沉默的原因和性质,并妥善应对。如果对方是一时紧张出现思考盲点,不必立刻打破僵局,稍加耐心等待即可;如果对方有所顾虑或对某些问题一时不愿回答,应注意耐心引导和鼓励;如果对方出现明显的对抗性沉默,则应尝试继续沟通的可能性,如无可能,则暂时友好地结束沟通。⑥保持良好、冷静的情绪。谈话过程中,管理者应学会克制自己的情绪,冷静、清醒地听取对方的讲话,本着实事求是的原则,谨慎地表达个人意见。例如,某护士向护士长反映近期大家对护理管理工作的不满情绪,护士长须保持冷静客观的心态,不要急于发表意见,妥善解决问题。

(二) 发布指令

护理管理者在指导下属工作时,发布指令是最重要的、最有效的领导方式。指令内容应与实现护理工作目标密切关联。指令带有强制性,隐含有自上而下的管理层次关系,要求下属在一定环境下执行或停止某项任务。指令可有一般或具体,书面或口头,正式和非正式等类型。

1. 发布指令前准备的技巧 为确保指令执行的效果,在指令发布前必须明确以下几个方面:①在发布指令前应广泛听取各方面的意见,避免指令不恰当。②指令必须简洁、清晰、明了,便于下属理解。③确定发布对象。由于每个人的特征、能力不同,能够承担的工作也有所不同,因此应明确指令发布的合适对象。例如,完成科研任务的指令要发布给学历高、科研能力强的护士完成。④如果指令是新的或难度较大的任务,还应考虑是否需要培训或指导,以切实落实指令。

2. 确保指令有效传达的技巧 指令发布后必须确认指令是否有效传达,可通过:①让下属复述指令,确定下属理解指令。②如果有需要,在发布指令时向下属做出示范。例如,病区护士长想规范某项护理操作流程,可先在病区做示范以便护士们了解掌握。③把握指令传达的关键环节,经常检查是否有遗漏和误解,使管理工作处在一个最佳状态。

3. 下属对指令的不同态度的应对技巧 指令发布后,由于对指令的理解和看法不同,下属可能表现出不同的态度,管理者应采取不同的方式进行有效应对。①认同:当下属认同指令时,可以适当授权,激励其工作积极性。②不关心:当下属对指令持无所谓态度时,不要责备,了解下属关注的利益重心,引导下属将个人的利益和组织的目标相结合。③反对:当下属反对指令时,应积极沟通或对其进行训导,若无法改变其反对态度,可以考虑将工作分配给他人。护理管理者要尽量避免重新分派工作的情况出现,否则日后的指令可能会失去作用,管理者的地位和权威将难以维持。

(三) 组织会议

在护理管理中,组织会议是进行管理沟通的一种重要方法,也是与会者在组织中的身份、影响和地位的表现。护理工作中的重大决策离不开会议这种沟通形式,通过会议可传递信息、集思广益,达成共识。组织者在召开会议之前、与会者在出席会议之前都要充分准备,以免流于形式。根据交流目的不同,会议可分为自上而下指导性的会议、汇报性质的会议和以商讨为主的会议。会议组织者应根据会议性质的不同选择沟通的具体策略。

1. 会议前准备的技巧　为使会议顺利进行并取得成效,会前应该做好充分的准备:①明确会议目的、时间、地点、主持人、参会人员、讨论内容、议程,预测可能出现的问题及对策等。②提前通知参会人员会议的主要议题或将相关资料分发给参会人员,使其做好充分的参会准备。③会议组织方应提前准备好会议讨论稿或相关材料,以便参会人员开会时能进行高效的讨论。④准备好必要的仪器设备,如电脑、投影仪等,并做好与本次会议相关的信息收集等。

2. 组织会议的技巧　①主持人应使用参与型领导方式,创造民主的气氛,调动参会者的积极性,鼓励大家发表意见,允许有不同意见的人表达自己的想法。②连续性的讨论会议应回顾上次会议情况,保持会议连贯性。③控制会议中出现的干扰因素,应围绕会议主题,集中解决主要问题,避免会议讨论偏离主题。例如,讨论如何激励护士的会议会偏离主题讨论到护士地位、护患冲突等问题,组织者应及时将讨论拉回到主题。④会议结束时,应尽量达成结论性的意见;对不能立即做出结论的问题,应明确再次讨论的时间和拟解决的办法。⑤会议应做好记录并妥善保存,以便后期查阅。

(四) 护理查房

护理查房是临床护理工作中为了提高护理质量、护理管理及临床教学水平而采取的一种管理沟通方式,是病房开展业务学习、沟通患者病情和检查护理质量的主要方式。通过护理查房,可以提高护士的理论及技能水平,同时也可以发现护理工作中存在的问题。

1. 护理查房前准备的技巧　①明确本次查房的目的、时间、地点、参加人员、主讲人、患者、记录人员、查房程序等。②应选择合适的患者,并得到患者的允许和配合,必要时请家属参加。③查房前主讲人做好充分的准备(病历、相关疾病及护理知识),并为参加查房者推荐有关参考资料。

2. 护理查房的技巧　①查房内容应以患者为中心。②床边查房时间不宜过长,要避免在床前对患者进行过多的评论及不必要的检查。③需要对患者回避的内容,应选择合适的地点进行。④参加查房人员不宜过多,人员多少应根据查房目的决定,可以灵活掌握。⑤查房过程中,主讲人进行护理报告,主持人应引导讨论方向,调动参加者参与讨论的积极性,并在查房结束时做出总结与评价。⑥护理查房应做记录并妥善保存。

其他如书面报告、报表、口头或书面调查、访问等方法也均可应用于护理管理沟通中,有利于领导了解下属工作情况及其对现行制度、政策的意见。

第二节　冲　突　概　述

组织中的冲突是普遍存在、无法避免的,管理冲突毫无疑问是管理者必须掌握的重要技能。美国管理协会进行的一项调查表明,大多数管理者把冲突管理的重要性排在决策、领导和沟通技能之前,他们平均花费20%的工作时间来处理冲突。在一项有关管理成功与25项技能和人格因素的关系研究中,唯有处理冲突的能力与管理的成功成正相关。冲突虽有可能影响组织团结、危害组织工作绩效,但并不是所有的冲突都是坏事,也有积极的冲突。处理冲突的能力是护理管理者需要掌握的重要技能之一。

一、冲突的概念及内涵

(一) 冲突的概念

冲突(conflict)是指组织中的成员因为各种原因出现的意见分歧、争论或对抗,使彼此的关系出现紧张状态。冲突是普遍存在的,它可能发生在人与人之间、人与群体之间、群体与群体之间。冲突可源于目标不一致、认识不相同、情绪与情感上的差异等多个原因。冲突的表现形式可以从轻微的抵触到激烈的罢工、骚乱和战争。

（二）冲突的特点和内涵

1. 冲突是否存在不仅是一个客观性问题，也是一个主观知觉问题。客观存在的冲突必须经过人们去感知，如果没人意识到冲突，那么一般就认为没有冲突存在。

2. 冲突产生的必要条件，是存在某种形式的对立或不相容以及相互作用。

3. 冲突的主体、客体既可以是单一的，也可以是多元化的。一般而言，后一种冲突即多元化的冲突在组织中更为常见。冲突的主体既可以是组织、群体或个人，冲突的客体可以是利益、权力、资源、目标、方法、意见、价值观等。

4. 冲突是一个动态变化的过程。从产生、发展到结束，它总是处在不停的变化之中。

（三）对冲突的认识发展

1. **冲突的传统观点（19世纪末至20世纪40年代）**　认为所有的冲突都是不好的、有害的，会给组织造成不利影响，常与暴乱、破坏混为一谈。因此，传统观点主张管理者必须尽量去避免冲突，消除冲突。

2. **冲突的人际关系观点（20世纪40~70年代）**　认为冲突是所有组织中不可避免的自然现象，冲突不一定给组织带来不利影响，有可能对组织工作绩效产生积极影响。因此应该接受冲突的存在，承认冲突在组织中存在的合理性。

3. **冲突的相互作用观点（20世纪80年代至今）**　这种观点代表当代主流思想，认为冲突可以成为组织内部工作的积极动力，适当的冲突能使组织保持活力和生命力，是推动组织发展必不可少的因素。这种观点不仅接受冲突的存在，而且鼓励有益冲突的出现。

知 识 拓 展

鲶 鱼 效 应

挪威人捕获沙丁鱼，抵港时如果鱼还活着，卖价会高出很多，所以渔民千方百计想办法让鱼能够活着返港。但种种努力都归于失败，只有一艘渔船却总能带着活鱼进港。人们费尽心机想要知道秘诀，而答案却只是一条鲶鱼。鲶鱼的加入迫使沙丁鱼十分紧张，四处游动，反而使更多的沙丁鱼能够活着回到港口。

（四）冲突管理对组织的影响

冲突对组织的作用可以是建设性的，也可以是破坏性的。组织中冲突过于激烈会导致组织分裂和合作受阻，但没有冲突的组织又会缺乏活力和创新。只有当冲突达到最佳水平时，才可以阻止迟滞，解除紧张，激发创造力。因此，管理者要充当冲突水平的调节者，在冲突水平过低时激发建设性冲突，在冲突程度过激时消减破坏性冲突，使组织保持一个最适宜的冲突水平。

二、冲突的分类

根据不同的分类方法，冲突可以分为以下多种类型：

（一）按照冲突对组织绩效的影响分类

在管理过程中，最主要的是根据冲突对组织绩效的影响分为建设性冲突和破坏性冲突。

1. **建设性冲突（constructive conflict）**　是指冲突各方目标一致，实现目标的途径手段不同而产生的冲突，是对组织有积极影响的冲突。建设性冲突可以充分暴露组织中存在的问题，防止事态的进一步演化，促进不同意见的交流和对自身弱点的检讨，有利于促进良性竞争。

（1）建设性冲突的特点：①冲突双方关心共同目标的实现和现有问题的解决，争论的目的是为了寻求较好的方法解决问题。②冲突是以问题为中心，冲突双方愿意了解对方的观点。③在争论过程中不断增加彼此的信息交流。

（2）建设性冲突的积极作用：①可以帮助组织或小组内部发现存在的问题，采取措施及时纠正。②可以促进组织内部与小组间公平竞争，提高组织工作效率。③可防止思想僵化，提高组织的决策质量。④可以激发组织内员工的创造力，使组织适应不断变化的外界环境。

2. 破坏性冲突（destructive conflict）　是指由于认识不一致，组织资源和利益分配不均，导致员工之间发生相互抵触、争执甚至攻击等行为，造成组织工作效率下降，并最终影响组织发展的冲突。

（1）破坏性冲突的特点：①争论不再围绕解决问题展开，人身攻击的现象时常发生，双方极为关注自己的观点是否取胜。②双方不愿听取对方意见，千方百计陈述自己的理由。③互相交换意见的情况不断减少，以致完全停止。

（2）破坏性冲突的消极作用：造成组织内成员的心理紧张、焦虑，导致人与人之间相互排斥、对立，涣散士气，破坏组织的协调统一，最终削弱组织战斗力，阻碍组织目标实现。

在实际工作中，提倡建设性冲突，控制和减少破坏性冲突。区别建设性和破坏性冲突的标准是组织的工作绩效。管理的目的是为达到或实现组织目标，因此，判断冲突性质的依据是冲突是否促进组织目标的实现。尽管有些冲突对个人来说是破坏性的，但只要对实现组织目标有利，这种冲突就是建设性的。需要注意的是，即使对于建设性冲突，也要适当控制，疏密有度，太少则死水一潭，组织缺乏活力和进步；太多则将危及组织的正常工作和生存。

（二）按照冲突发生的层次分类

在组织活动中，按照冲突发生的层次来划分，冲突可以分为：

1. 个人内心冲突　一般发生于组织中个人面临多种选择难以决策时，个人会表现得犹豫不决，茫然不知所措，如一些年轻的护士就面临着继续升学和怀孕生子的冲突。

2. 人际关系冲突　是指组织中两个或两个以上的个人感觉到他们的态度、行为或目标的对立而发生的冲突。有研究显示，在临床护理工作中，护士长和护士由于排班、晋升、奖金分配、任务分派等原因较常发生冲突。

3. 团队间冲突　是组织内团队之间由于各种原因而发生的对立情形。它可能是同一团队内部成员间的冲突，导致成员分化成两个或更多个小团队，从而把团队内的冲突转化为团队间的冲突，也可能是分别处于两个团队内的成员间个人冲突逐渐升级而成。

4. 组织层次冲突　是指组织在与其生存环境中的其他组织发生关系时，由于目标、利益的不一致而发生的冲突，如企业和它的竞争对手之间所发生的冲突。

三、冲突的基本过程

冲突形成的过程包括 5 个阶段：潜在对立阶段、认知和个人介入阶段、行为意向阶段、行为阶段、结果阶段。

（一）潜在对立阶段

潜在对立阶段是冲突产生前的酝酿阶段。这一阶段，冲突产生的条件已经具备，这些条件是冲突发生的前提条件和引起冲突的原因，但并不一定导致冲突的发生。冲突的前提条件可概括为以下几个方面：

1. 沟通方面　语言使用不当、语义理解困难、误解，以及沟通过程中的"噪声"干扰等均可造成沟通障碍，成为冲突的潜在条件。此外，沟通过少或过于频繁也会增加冲突的可能性。

2. 结构方面　是指组织结构本身设计不良，造成了整合的困难，最后导致冲突。研究表明，组织规模越大，工作专门化程度越高，组织中各部门职权范围界定越不清晰，发生冲突的可能性就越大。

3. 个人方面　由于个人的价值观、个性特征等的不同所引起的冲突。有证据表明，具有高权威性、过于武断和缺乏自尊等个性特征的人容易引发冲突。另外，价值观和人生观的不同也会引起冲突。

（二）认知和个人介入阶段

在认知和个人介入阶段，各种潜在的冲突条件进一步发展，引发个人的情绪反应并被人知觉，致

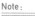
Note：

使冲突产生。这时强调知觉的必要性,即冲突双方至少有一方知觉到冲突的存在。另外,只是知觉并不表示个人已介入冲突中,还需有情绪的卷入,即人们确实体验到焦虑、紧张或挫折感。比如,护士长与护士一起讨论护理差错问题,言谈中双方出现了意见上的分歧,但这并不意味着护士长与护士必然会发生冲突,只有当双方感觉到紧张和焦虑的情绪时,冲突就产生了。在这个阶段,冲突变得明朗化了。双方如何看待彼此的冲突非常重要,这在很大程度上决定了冲突的性质,而双方感知的冲突的性质又极大地影响了冲突的解决方法。

(三) 行为意向阶段

冲突被双方感知后,就会产生应对冲突的行为意向。之所以把这一阶段独立划分出来,是因为这一阶段介于认知和行为之间,行为意向会导致行为。如果冲突双方积极地看待冲突,有可能共同寻求双赢的解决方法;反之,就可能采取较为激烈的方式解决冲突。很多冲突之所以不断升级,原因就在于冲突一方对另一方进行了错误归因。

(四) 行为阶段

在行为阶段,冲突双方开始有所行动,此时,冲突表面化,已到非解决不可的地步。公开的冲突包括各种各样的行为:从微妙的、间接的、有意的横加干涉,到激烈的、直接的、侵略性的冲突。大多数情况下,过于激烈的冲突行为常常有损组织的绩效。行为阶段往往也是开始出现处理冲突的时候。一般而言,一旦冲突表面化,双方会寻找各种方法处理冲突。

(五) 结果阶段

在结果阶段,冲突行为的结果显现出来。这些结果可能是积极的,也可能是消极的。如果冲突能提高决策的质量,激发革新与创造,促进组织目标的实现,那么这种冲突就具有建设性。如果冲突带来了沟通的迟滞,降低了组织凝聚力,阻碍组织目标的实现,那么这种冲突就是破坏性的,在极端的情况下会威胁到组织的生存。

四、冲突处理策略及方法

建设性冲突和破坏性冲突的划分不是绝对的,如果处理不当,建设性冲突也可以转化为破坏性冲突。如何正确地认识和理解冲突,合理解决组织内的破坏性冲突,保持组织内一定水平的建设性冲突,从而提高管理的有效性是管理人员的责任。冲突处理策略的形成是和冲突处理的内容、方法结合在一起的,即冲突处理的策略包含了冲突处理的方法,而冲突处理的方法是策略的重要组成部分,对冲突处理策略的实施起着支持作用。

(一) 处理冲突的策略

目前常用的冲突处理策略包括回避、妥协、迁就、竞争和合作5种。护理管理者采取的冲突处理策略可直接影响护士的服务质量、对护理职业的忠诚度以及患者对护理工作的满意度。

1. **回避(avoiding)** 是指冲突发生时,采取无视或漠视的态度,对双方的争执或对抗的行为采取冷处理的方式。如果冲突本身不是太重要,或者冲突已经引发过度的情绪反应,此时回避策略可能在短期内很有效,但常常由于忽略了对方的观点,使之受挫,易遭对手非议,长期使用效果不佳。

2. **妥协(compromising)** 是指冲突双方互相让步,以达到双方都可以接受的目标。妥协的特性是双方都必须付出某些代价,同时也有些许获益。当冲突双方彼此势均力敌、相持不下,或是迫于时间压力需对某些议题取得一个暂时的解决方案时,妥协可能为最佳策略。妥协策略是最常用的,也是被人们广泛接受的一种处理冲突的策略,因为它提供了一种切实解决问题的方法。

3. **迁就(accommodation)** 是指一方放弃自己的利益来满足另一方的利益和需要,以维持双方关系的方法。当争端的问题不太重要或为长远利益考虑时,选择这种方法很有价值。迁就是最受对手欢迎的,但容易被对手认为是软弱或是屈服的表示。一味地迁就和牺牲自身利益也为大多数冲突解决者所拒绝。

4. **竞争(competition)** 是指为满足自己的利益而无视他人的利益,是一种"我赢你输"的策略。这种策略很难使对方心悦诚服,并非解决冲突的好办法。但当一方在冲突中具有占绝对优势的权力和地位,对方赞同与否并不重要,或者有些重要议题存在时间压力,需要立刻解决时,竞争策略往往奏效。

5. 合作(collaboration)　是指当冲突双方都愿意了解冲突的内在原因,分享信息,在满足自己利益的同时也满足对方的需要,便会协商寻求对双方都有利的解决方法。合作被认为是处理冲突的最佳方式,它代表了冲突解决中的"双赢"局面。当问题非常重要不可能妥协折中,或者没有什么时间压力,双方都很理性地看待问题时,合作是最佳策略。

(二)处理冲突的方法

处理组织内的冲突的方法一般可选择结构法、对抗法、促进法。

1. 结构法　管理人员可以利用组织结构进行冲突管理,包括裁决法、隔离法、缓冲法。

(1)裁决法:管理者可通过发出指示,在职权范围内解决冲突。这种方法的明显之处是简单、省力。例如,两位护理部副主任分别提出了不同的护理质量改进方案,护理部主任则应该行使权力来确定执行哪种方案。

(2)隔离法:管理人员可以直接通过组织设计来减少部门之间的依赖性。将组织内各部门的资源和获取途径尽可能分开,从而使其各自独立,以减少各部门之间发生正面冲突的可能性。不过,由于隔离需要花费精力和设备,该方法可能会增加成本。

(3)缓冲法:具体可分为以储备作为缓冲、以联络员作为缓冲和以调解部门作为缓冲3种形式。①以储备作为缓冲:是指管理者可以通过在组织内部设计适当的储备部门,以缓冲各部门之间的冲突,如某些病房的静脉输液泵等无法在全院周转,得不到合理配备,有时甚至引发科室之间的矛盾。因此,医院管理者通过建立相关部门,统一储备、管理、调配这些设备,既能保证各病房的需求,又能缓解矛盾。②以联络员作为缓冲:是指当两个部门之间存在不必要的冲突时,组织可以安排了解两部门工作情况、与两部门都保持良好关系的管理人员任命为联络员,从而协调两部门工作,如科护士长往往充当联络员的角色,负责处理有矛盾的两个病区之间的协作问题。③以调解部门作为缓冲:是指对于比较大的组织,有专门的协调部门负责对部门间的冲突进行协调。例如,很多医院的院长办公室就承担着调解部门冲突的角色。

2. 对抗法　冲突管理中的对抗不是指敌对性的相互行动,而是用来描述一种处理冲突的建设性方法。在这种意义上,对抗是冲突双方直接交锋,公开地交换相关信息,力图消除双方分歧,从而达到一个双方都满意的结果的过程。对抗法实际上是一种双赢的局面。对抗法的主要形式有谈判和第三方调解。

(1)谈判:当双方对某事意见不一致而又希望达到一致时,他们可能进行谈判。谈判开始前,需要对谈判双方的情况进行详尽评估,评估冲突的性质、冲突发生的原因、冲突双方对冲突的理解,谈判的目标、抵触点,并制订谈判计划。谈判过程中应注意以下几点:①以积极主动、灵活应变的态度谈判。②建构开放和谐的谈判气氛。③针对问题,而不针对个人,避免攻击对方。④寻求使双方均满意的解决方法。⑤必要的情况下寻求第三方调解。

(2)第三方调解:第三方通常训练有素,能够使用各种调解和谈判技巧解决个体、群体和组织之间的冲突。第三方所起的作用包括:①保证每一方都有解决冲突的动机和积极性。②维持双方力量平衡,如果双方力量过于悬殊,就很难建立相互信任。③保持公开的沟通渠道,促进对话中的坦率气氛。

3. 促进法　建设性冲突能够帮助组织成员拓宽思路,激发创造性,避免小团体思想,因此促进可能的建设性冲突是处理冲突的一种有效且实际的方法。在实际工作中,可以通过征集多种行动方案或者组织针对活动方案的讨论来获取不同的意见进行实现。

五、护士工作中的冲突管理

护士工作的性质使护士面临多种冲突,包括护士与护士、患者以及其他医务人员之间的冲突。然而有研究显示,面对冲突时,64%的护士没有明确的冲突应对策略。冲突管理对护士工作非常重要,处理不当会影响其护理服务质量,导致护士离职率增加、工作满意度下降等。

(一) 护士与护士之间的冲突

护士与护士之间的冲突,是指护士与护士之间的各种不和谐的、对抗性的相互关系。冲突使护士陷入不安,产生焦虑,增加护理差错发生的概率,影响护士的身心健康和工作满意度,增加了护士的旷工率和离职率,影响护士的职业选择及护理队伍的稳定性。因此,正确识别并及时处理护士之间的冲突具有重要的意义。

1. 形成原因　护士之间冲突发生的根源,首先可能是医疗保健及护理队伍中存在一定层次等级结构的结果,如正式编制的护士较合同制护士,年资较长的护士较新护士都具有一定的优越感,容易造成工作分配不均引起不满等。其次,护士在工作中感知到不被信任、不被尊重和缺乏交流也易产生不满。此外,由于护士之间常常有一些利益上的冲突,如奖酬分配、晋升、学习机会等,也容易引发矛盾。

2. 冲突管理　作为护理管理者,应注意关心下属并意识到护士之间的冲突普遍存在。在解决冲突时,应综合考虑冲突产生的原因,及时处理破坏性冲突,积极引导建设性冲突,并注意团队及团队文化的建设。护理管理者在处理本单位冲突时应注意以下几点:

(1) 充分认识冲突在组织内部的不可避免性,同时要认识到不是所有的冲突都是破坏性的,要允许在自己团队中存在一定程度的分歧。

(2) 确认在本单位内长期抱怨、经常与人发生冲突的人,找出令其不满的原因并着手解决。因为长期抱怨的行为会造成组织内工作气氛不和谐,涣散士气,引发冲突,降低组织的工作效率。

(3) 护士之间发生冲突,护理管理者应设法让当事者站在对方的角度看待问题,增强同理心,加强彼此的沟通和理解,帮助她们自行处理冲突。同时,要让护士们知道管理者相信她们有能力解决分歧。

(4) 在处理护士之间的冲突时,要坚持两个原则:一是信任,二是公正。首先要创造一个信任的解决冲突的氛围。在倾听当事人陈述时,把自己看作是一个客观的观察者,而不是一个家长或仲裁者。在整个过程中不要批评或否认人的正常感情,如生气、激动、害怕等。其次,要注意公平公正地解决冲突。在陈述自己的看法时,注意确认自己没有偏向任何一边,公平公正地处理冲突。

(二) 护士与患者之间的冲突

护士与患者(包括家属)之间的冲突是指护患双方不协调的矛盾状态。据统计,与护士发生冲突最多的是患者,占83.8%。为患者提供优质服务是护理工作的核心内容,但是由于护患双方期望值不同、护患双方个人因素等原因,护患冲突以各种形式普遍发生于护士工作中。

1. 形成原因　首先,有研究表明,在护士与患者之间的冲突中,患者原因占38.89%。这与患者对医疗护理期望值过高,对护理工作的不理解有关。患者常将疗效不满意认为是因为护理服务不到位造成的,甚至会把疾病所造成的苦痛迁怒于护士,就容易发生正面冲突。其次,有研究显示,38.02%的护患冲突是由于沟通不良(包括护士态度不合理)引起,加之部分护士的技术操作水平欠缺,临床经验不足,增加了患者的痛苦而导致。另外,由于医院规章制度不完善,人员配备不足以及护士承担着一些容易引起冲突的非护理工作,如催费等,也加剧了护患冲突的可能。

2. 冲突管理　护士是临床工作中与患者接触最多的医务人员,护患冲突在一定程度上不可避免。护患冲突的出现,说明患者在接受治疗、护理服务过程中有不满意的地方,向医院提出意见和建议,这是患者的权利,也是对医院工作的一种客观评价和有效监督。处理护患冲突是每位护理管理者常遇到的问题,护理管理者在解决冲突时不能一味迁就忍让,而要做到有礼有节,客观公正,避免矛盾的进一步激化。护理管理者在处理护患冲突时应注意以下几点:

(1) 做好调解工作,避免矛盾升级:护理管理者发现护士与患者发生冲突或接到患者投诉后,要以积极的态度接待,绝不可推诿回避;不能因事情不大而敷衍或搪塞患者,要用亲切的语气获得患者的信任。护理管理者,尤其是基层护理管理者,如病区护士长或护理组长,要第一时间做好调解工作,避免矛盾的进一步升级。

(2) 深入调查,尊重事实:在做调解工作的同时,需要到发生冲突的科室并对当事人进行深入调查。如查明确实是护士的责任,应尽快向患者道歉,取得患者的谅解;如果不是院方责任,护士长也应真诚地与患者做好沟通,尽快解决冲突。

(3) 强化服务意识,规范服务行为:在护士的日常工作中应强化以患者为中心的服务意识,不断规范服务行为,有效地减少护患冲突的发生。护理管理者应采取有效措施提升护士的沟通能力,提高护士的服务意识和技术操作水平,尽量解决患者的困难,加强护患间的相互理解和配合,形成良好的护患关系。

(4) 加强安全意识教育,及时采取防范措施:护理管理者应注意总结分析易引起护患冲突的原因,不断总结经验,减少冲突发生的可能性;加强护士的安全意识教育,探索维护医护人员安全的管理机制;提高护患冲突的综合管理水平,及时采取有效的防范措施化解冲突。

(三) 护士与其他医务人员之间的冲突

护士在临床工作中经常需要和其他医务人员打交道,而护士与医生是医院中人数最多的两大群体,在临床工作中也接触最多,因此,此处所说的护士与其他医务人员的冲突主要是指护士和医生之间的冲突。医护的密切合作对改善患者健康状况,保障医疗质量具有重要作用,但是由于角色期望的不同,医护之间矛盾也时常发生。

1. 形成原因　由于医护双方各自所处的地位、环境、利益、工作性质和内容、受教育程度及道德修养的不同,在治疗护理患者的活动中,对一些问题和行为的看法和要求有所不同,从而导致双方在一些问题上产生冲突,造成医护关系的不和谐,影响医疗护理质量。例如,有危重患者或患者周转快时,医生按自己的时间表去安排工作,经常会打乱护理工作的程序。护士感到自己的工作程序被打乱,而医生则感到危重患者的监护及管理达不到期望值,此时如果双方不能很好地沟通,便会产生冲突。

2. 冲突管理　随着现代护理学科的飞速发展,医护关系的模式已逐步转变为交流、协作、互补型,即医护之间是高度协作、相互独立、分工合作的关系。护理管理者在处理护士与医生之间的冲突时,应注意与科主任通力合作,鼓励医护人员加强沟通、理解、尊重、支持、信任对方,尽可能满足彼此的角色期待,营造科室内良好的工作氛围。另外,在排班时注意综合考虑护士与医生的个性特征,合理进行人员搭配,避免冲突的发生,促进团队的和谐共建。

 ——————————————　导入情境分析　——————————————

对本章的导入情境进行分析,虽然3个人都在呼救,都在向外联系,但由于各自的沟通方法不同,效果截然不同。第一个人未能采用合适的沟通渠道联络信息接收者;第二个人虽然采用了合适的沟通渠道进行了联络,但发出的信息不清楚,对方无法辨认;只有第三个人才真正实现了沟通。

(张俊娥)

———————————　思　考　题　———————————

1. 为什么管理沟通是特殊的沟通形式?
2. 影响有效管理沟通的因素有哪些?
3. 护理管理中的沟通方法与技巧有哪些?
4. 区分建设性冲突和破坏性冲突的标准是什么?
5. 在护理管理中,如何恰当地运用各种冲突处理策略及方法?

Note:

案例分析题

难以融入的"老员工"群体

[案例介绍]

赵某本科毕业于某知名大学护理学院,毕业后在一家综合性医院成为了一名新护士。赵某本以为可以和其他同事成为好朋友,共同合作把护理工作做好,但是工作一段时间后,赵某发现表面上和和气气的科室,人际关系并不和谐,自己也融不进"老员工"群体里。她经常被"老员工"安排做她们不愿做的事情,由于赵某性格内向,平时不爱说话,沉默寡言,"老员工"就认为她是在表达自己的不满。赵某做事很细致,但不够快,有时就不能帮"老员工"干活。有的老资历护士就故意说:"我们刚进来时,自己的事情做完了就帮老资历护士做,所以她们就会乐意教我们一些工作经验。哪像现在的年轻人,不爱干活,一副自以为是的样子"。有一次护士长安排赵某参加一个培训,就有护士暗示赵某抢了某个"老员工"的培训机会。两年后,本来就性格内向的赵某因为长期人际关系不和谐感到压抑、苦闷,不得不向护士长递交了辞职信。护士长看了辞职报告才了解到赵某的境况,后悔没有及早处理冲突,导致人才的流失。

[问题提出]

1. 请分析本案例中所描述的冲突的性质。

2. 请结合本案例分析赵某和"老员工"冲突形成的原因有哪些?赵某和"老员工"应该怎样做更好?

3. 请结合本案例分析,如果你是护士长,你该如何及早发现问题,并帮助赵某融入群体?

[分析提示]

案例分析思考要点:①本案例中赵某和"老员工"发生冲突,最终导致了护理人才流失,属于破坏性冲突。②她们各自应如何改进才能促进人际关系的和谐?③作为护理管理者,护士长应及时发现科室存在的问题,该如何发现?结合教材中所阐述的冲突处理方法及策略,寻求护士长帮助赵某解决困境的恰当方法。

URSING

第八章

控　制

08章　数字内容

学习目标

知识目标：

1. 掌握控制的概念和类型。

2. 熟悉控制的功能和基本原则、有效控制系统的特点。

3. 了解控制的过程及重要性。

能力目标：

1. 能根据护理工作的特点，确定护理管理控制的关键点。

2. 能结合护理临床管理实践，制订护士及患者安全管理的主要策略。

素质目标：

具有严格自我控制的慎独精神以及专业、敏锐的观察能力。

小小的针头，大大的隐患

护理人员是针刺伤的高危人群。实习护士由于技能操作不熟练、缺乏实践经验及防护知识、心理素质不稳定等，在进行护理操作时更容易发生针刺伤。

急诊科注射室：实习生小王忙碌地穿梭在输液的患者之间，因两位患者同时呼叫，小王在为其中一位患者拔针时，被裸露的针头意外扎伤了手指。

呼吸内科：凌晨 6 点，夜班实习生小张为患者抽血，在松解止血带时，被反弹的针头刺伤。

神经内科：忙碌了一天的实习生小李为患者行肌内注射完毕，患者突发躁动，导致刚刚拔出的针头划破了小李的皮肤。

请思考：

如果你是护理部主任，如何加强实习生针刺伤的控制管理？

控制职能是管理活动的五大基本职能环节中的最后一环，是一个管理周期的结束，同时又是另一个管理周期的开始。有效的控制能够使整个管理过程顺利运转，循环往复。控制范围十分广泛，涉及组织目标实现过程中的方方面面，关系到组织每一层级的人员，也体现在组织活动过程的每一个环节。控制工作是护理管理活动中不可或缺的关键，对实现护理组织目标至关重要。

第一节　概　　述

一、控制的基本概念及理论基础

(一) 控制的概念

控制（control）是指按照既定的目标和标准，对组织活动进行衡量、监督、检查和评价，发现偏差，采取纠正措施，使工作按原定的计划进行，或适当地调整计划，使组织目标得以实现的活动过程。

控制是一个过程，几乎包括了管理人员为保证实际工作与计划和目标一致所采取的一切活动。它具有很强的目的性，即通过"衡量、监督、检查和评价"和"纠正偏差"来实现预期计划和目标。一个有效的控制系统可以保证各项计划的落实，保证各项工作朝着既定的目标前进。

(二) 控制的理论基础

控制这一重要的管理活动，有着深厚的理论基础支撑，主要包括系统论、信息论以及控制论。任何组织，当然也包括护理管理组织，都是一个系统。系统论的核心思想是系统的整体观念，任何系统不是各个组成要素的机械组合或简单相加，而是一个相互关联的有机整体，实现整体大于部分之和。信息论的基本思想是任何控制系统都是一个信息的传输和加工处理系统，通过系统的信息交流和变换使系统维持正常的有目的运动。控制论主要研究系统各个部分如何进行组织，以便实现系统的稳定和有目的的行为。

一个管理系统，实际就是一个信息控制系统。信息作为系统的一个重要特征，是系统内部和系统之间联系必不可少的重要因素。控制论处理信息产生、存储、显示和利用等问题，从而对信息进行控制，进而维持系统良好的运行。在系统运行的过程中，通过信息的传输和变换，使系统以最经济的方式进行调节和控制，管理者通过不断对系统中产生的各种信息进行评价和反馈，及时消除隐患，及时纠正偏差，从而保证组织实现目标。

二、控制的类型

控制活动按照控制对象的不同,可以划分为不同的类型。按照控制的节点,可以分为前馈控制、过程控制和反馈控制;按照控制的性质,可以分为预防性控制和更正性控制;按照控制的手段,可以分为直接控制和间接控制;按照控制的方式,可以分为正式组织控制、群体控制和自我控制;按照实施控制的来源,可以分为内部控制和外部控制。

这些类型不是孤立的,有时一个控制活动可能同时属于几种类型。例如,护理管理工作中,制订各种规章制度、护理常规、护理技术操作规范、工作流程既属于预防性控制,也属于前馈控制;如以此来约束护士的行为,属于间接控制;护士具有良好的职业道德和慎独精神,认真遵守和执行这些制度、常规、流程、规范和职责等,就属于有意识的个人自我控制;护士长对照这些制度、常规、流程、规范和职责等,检查护士的工作,既属于直接控制,也属于过程控制。

管 理 故 事

扁鹊的医术

扁鹊三兄弟从医,魏文侯问扁鹊:"你们家兄弟三人,到底哪一位医术最好呢?"扁鹊答:"长兄最好,中兄次之,我最差。"文侯说:"为什么这么说?"扁鹊说:"我长兄是治病于病情发作之前。一般人不知道他事先能铲除病因,所以名气无法传出去。我中兄是治病于病情初起之时。一般人以为他只能治轻微的小病,所以他的名气只及于本乡里。而我治病于病情严重之时,一般人都看到我在经脉上穿针管、在皮肤上敷药等,所以都以为我的医术最高明。"从医术上来说,治病于病情初起或病情严重之时,均不如未病先治。

在护理管理过程中,发现小的隐患及时排除,做好前馈控制,把风险和事故消灭在萌芽状态是最高明的管理策略。

下面重点介绍按控制的节点而划分的前馈控制、过程控制和反馈控制,这三者的关系见图8-1。

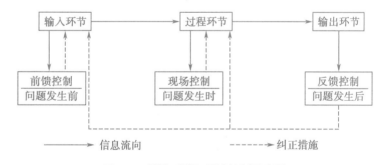

图 8-1 前馈、现场、反馈控制示意图

(一) 前馈控制

前馈控制(feedforward control)又称预防控制或基础质量控制,是在实际工作开始之前,对输入环节所实施的控制。前馈控制面向未来,其重点是预先对组织的人、财、物、信息等合理地配置,使其符合预期标准,强调"防患于未然",将偏差消灭在萌芽状态。由于其不针对具体的工作人员,一般不会造成冲突,是一种比较理想、有效和经济的控制类型。实施前馈控制,管理者必须对整个运行系统有一个全面、深刻的认识,掌握大量的信息,充分估计各种因素对计划的影响,才能对这些因素进行预防性控制来防止偏差的发生。

在护理管理中,前馈控制的实例很多,如培训护士掌握理论知识及操作技能,使其成为合格的专业技术人员;定期维护检修各种仪器设备,使其处于备用状态;配备充足的洗手设备、洗手液、擦手纸

Note:

或者快速手消毒剂,以提高护士手卫生落实率等,都属于前馈控制。

(二)过程控制

过程控制(process control)又称同步控制或环节质量控制,是在计划执行的过程当中对过程环节所实施的控制。过程控制具有监督和指导功能。监督是指对照标准检查正在进行的工作,发现问题。指导是指针对工作中出现的问题,管理者根据自己的知识和经验,对下属进行的技术性指导,或与下属共商纠偏措施,帮助下属正确地完成任务。例如,护理部主任查房时,发现治疗室内不同给药途径药物摆放区域划分不清;护士长巡视病房时,看到护士执行静脉穿刺时,皮肤消毒范围不足等问题,管理者们除了有责任立即指出外,还应与下属沟通并指导其改进。

因管理者的技术指导,过程控制兼有培训护士的作用,因而能够提高下属护士的工作能力。但由于高层管理者会受到时间、精力、业务水平等的限制,很难事事亲临现场,所以,过程控制主要由基层管理人员执行。又由于过程控制是针对具体人员的特定行为,比较容易形成管理者和员工之间的心理对立。例如,对护士不良行为的纠正效果与护士长的方法和态度密切相关。因此,要做好过程控制,管理人员必须努力提高自身的业务水平和管理水平。

(三)反馈控制

反馈控制(feedback control)又称事后控制或后馈控制,是在行动结束之后,对输出环节所进行的控制。这类控制是历史最悠久的控制类型,主要通过对行动结果进行测量、分析、比较和评价,对已经发生的偏差采取相应的措施,其目的并不是要改进本次行动,而是纠正下一次的行动,以防止偏差再度发生或继续发展,力求做到"吃一堑,长一智"。尽管反馈控制对于已经发生的偏差、已经造成的损失几乎于事无补,但能帮助管理者更好把握行动规律,为更好地实现组织目标创造条件,正可谓"亡羊补牢,未为晚矣"。

在护理质量控制中,"住院患者跌倒发生率""院内压力性损伤发生率""插管患者非计划拔管发生率"等护理敏感质量指标都属于反馈控制指标。对这些指标的分析能够为护理管理者提升各项护理质量以及做好各级人员绩效考评提供科学的依据。

三、控制的功能

1. 限制偏差积累　一般来说,小的偏差和失误并不会立即给组织带来严重的损害,但如果长此以往,不予纠正,小的偏差就会积累和放大。这如同下棋、打台球等活动,往往"差之毫厘,失之千里""一招不慎,满盘皆输"。护理工作中出现偏差在很大程度上是不可避免的,但如果管理者不能及时地获取偏差信息,采取有效的纠偏措施,减少偏差的积累,就会带来严重的后果。例如,在护理安全管理过程中,如果忽视对护士的培训,缺乏对关键环节、关键设备的控制,就会给患者生命造成不可挽回的损失。只有关注细节,防微杜渐,注重关联,控制全局,才能确保患者安全。

知 识 拓 展

青 蛙 效 应

19 世纪末,美国康奈尔大学曾进行过一次著名的"青蛙试验"。他们将一只青蛙放在煮沸的大锅里,青蛙触电般地立即窜了出去。后来,人们又把它放在一个装满凉水的大锅里,它在里面相当自由地游来游去;然后温度逐渐上升,它却因为舒服没有及时地跳出来;最终只能看着自己被煮熟。科学家经过分析认为,这只青蛙之所以第一次可以逃出来是因为感受到了沸水的强烈刺激,第二次没能逃脱是因为没有比较明显的刺激感觉,所以最终失去警惕,即使后面感受到了危机,也没办法逃脱了。

青蛙效应告诉我们,风险及危机无处不在,我们一定要有危机意识,有善于发现问题的眼睛,不能让风险慢慢积累,最终造成不可挽回的损失。

2. 适应环境变化 任何一个组织都不是静止的,其内部条件和外部环境都在随时随地变化着。如果建立目标和实现目标是同时的,就不需要进行控制。但现实工作中,这两者之间总是有一段时间距离。在这段时间内,组织内外部环境都会发生许多变化,如突发性公共卫生事件的发生;疾病谱的变化,服务对象产生新的需要;政府出台新的政策法规或对原有的进行修订;组织机构的重新调整;组织内部人员的变动等等。这些都会对组织实现目标产生影响。因此,需要建立有效的控制系统帮助管理者预测和识别这些变化,并做出反应。这种监测越有效,持续时间越长,组织对环境变化的适应能力就越强,组织在激烈变化的环境中生存和发展的可能性就越大。

四、控制的原则

1. 与计划一致的原则 控制是对活动进行衡量、测量和评价,看其是否按既定的计划、标准和方向运行,如果有偏差,及时采取纠偏措施,以保证实际活动与计划活动相一致,顺利实现组织目标。在这一过程中,计划始终是实施控制工作的依据,不同的计划有不同的特点,其控制所需要的信息也不相同,所以,控制系统和控制方法都要能够反映所拟定计划的要求。例如,检查临床护理质量和检查护理教学计划落实以及检查护理科研计划的执行情况,所需要的信息是不相同的。因此,在设计控制系统、运用控制技术、确立控制方法等进行控制活动之前,必须分别制订不同的临床护理、护理教学和科研计划,而且控制系统和方法要与计划相适应。例如,临床护理质量的控制标准与方法要反映临床护理工作特点和要求;护理教学和科研的计划与落实要依据教学质量标准和科研计划要求予以设计和控制。总之,控制活动越是考虑到各种计划目标的特点,也就越能更好地发挥作用。

2. 组织机构健全的原则 要实现有效的控制,必须有健全的、强有力的组织机构做保证。究其原因,其一是健全的组织机构能够保持信息有效传递,保证工作信息或纠偏指令能够准确、迅速地上传下达,有效避免控制过程中的时滞或错误现象,提高控制活动的效率。其二是组织结构健全是明确计划执行职权和产生偏差职责的依据。由于控制工作是一种带有强制性的管理活动,组织机构如果没有权力,就无法进行控制;但在赋予权力的同时,还要明确规定机构中岗位的责任,即健全的组织机构要求职、责、权三者统一。例如,在护理质量控制过程中,全院成立“护理部—科护士长—病房护士长”三级质量控制体系,院级护理质量控制组主要由护理部成员、各学科带头人和科护士长组成,每月或每季进行质量考评,对全院各项护理质量负责;科护士长级的护理质量控制组主要由科护士长和病房护士长组成,每周或每月进行质量考评,对科护士长所辖区域内的各项护理质量负责;病房护理质量控制组主要由护士长和病区质量控制员组成,每天或每周进行质量考评,对护士长所辖区域的各项护理质量负责。这些护理质量控制组织拥有不同层次内的监督、指导和奖惩等权力。只有这样,才能确保每一层级、每一岗位和每一个人都能切实担负起自己的责任。否则,在执行过程中出现了问题或差错,就无法找到问题的责任者和差错的环节,偏差就难以纠正,控制就难以实现。

3. 控制关键问题的原则 开展控制活动时,尽管管理人员都希望对自己所管理的人员和工作进行全面的了解和控制,但由于受到时间、精力和财力等的限制,不可能、也不宜对组织中每个部门、每个环节的每个人在每一分钟的每一个细节都予以控制。有效的控制应该是持续对影响计划实施和目标实现的关键问题进行控制。坚持控制关键问题的原则,不仅可以扩大管理的幅度,降低管理成本,还可以改善信息沟通的效果,提高管理工作的效率。护理工作项目繁多、错综复杂、涉及面广,护理管理控制工作也不可能面面俱到,而应着重于那些对目标实现有着举足轻重影响的关键问题,及时发现与计划不相符合的重要偏差,并给予及时纠正。例如,基础护理、特级护理、危重患者的病情观察、消毒隔离管理、护理安全管理、护理文件书写、护士职责、制度和常规的落实等都是护理组织中的关键问题,控制了这些关键问题,也就控制了护理工作的全局。

4. 控制例外情况的原则 是指控制工作应着重于计划实施中的例外情况。一般来说,计划和控制常常是以环境变化不大为前提,对可能影响计划实施的问题很难全面预判。因而,对那些突发性事件、环境的巨大变化或者是计划执行过程中的重大偏差,管理者要格外关注。否则,很可能会让组织错过最好的纠正时机,造成重大损失。对在组织的条例、规章和制度中已经明确的事情,则由职能部门和下属部门照章执行即可,这样不仅可以提高管理的效能,取得较好的控制效果,还可以增强下属的独立工作能力和责任感。控制例外情况原则还要与控制关键问题的原则相结合,因为控制关键问题的原则强调的是需要控制的要点,而控制例外情况原则强调的是控制点上发生偏差的大小。只有密切注意关键点上的例外情况,才能产生事半功倍的效果。

5. 控制趋势的原则 对管理者来说,重要的是关注现状所预示的趋势,而不是现状本身。一般来说,趋势是多种复杂因素综合作用的结果,是在一段较长的时期内逐渐形成的,对管理工作起着长期的调节作用。但趋势往往容易被现象所掩盖,控制趋势的关键在于从现状中揭示全局发展的方向,特别是在趋势刚显露苗头时就察觉,并给予及时、有效的控制。例如,某教学医院去年发表护理科技论文数较上一年同比增加 20%,但通过对论文发表相关资源投入(政策、经费、人员等)以及论文发表期刊的统计分析后,却发现这种"增长"实际上正预示着一种相反的趋势。因为,在其他资源投入不变的情况下,近几年该院护理人员总数以及研究生人数持续增长,而去年发表在非统计源期刊,甚至是非引证期刊的论文数却增加 40%,高质量的统计源期刊发文数实际是下降的。管理者如果不能发现趋势的端倪,一旦下降趋势形成,再进行控制就会事倍功半。

6. 灵活控制的原则 控制的灵活性是指控制系统本身能适应主客观条件的变化,持续地发挥作用。任何组织都处在一个不断变化的环境之中,灵活控制不仅要求在设计控制系统时,要有一定的灵活性,还要求控制活动依据的标准、使用的方法等,能够随着情况的变化而变化。如果发现原来的计划是错误的,或者环境发生了巨大的变化,而使得计划目标无法实现,若此时还机械、僵化地实施控制,要求下属不折不扣地执行原本错误和不适用的计划,那将会在错误的道路上越走越远。作为一名管理者,要灵活执行控制要求,如在管理计划失常时,要及时上报失常的真实情况,以便采取积极的纠正措施,进行计划的修正;在遇到突发事件时,要果断采取特殊应对措施,保证对运行过程的管理和控制。

7. 经济控制的原则 控制的经济性是指控制活动应该以较少的费用支出来获得较多的收益。只有当控制所产生的收益大于控制所需要的消耗时,才有控制的价值。提高控制活动的经济性要从以下两个方面努力:一是适度控制,控制活动是需要费用的,不一定是控制力度越大越好,控制技术越复杂越好,要考虑整个控制系统运行的成本,考虑时间、精力和资金等资源的占用,要根据组织规模的大小,控制问题的重要程度,对进行控制活动所支出的费用和所获得的收益进行分析;二是纠偏方案的双重优化,第一重优化是指纠偏的成本要小于偏差可能造成的损失,第二重优化是基于第一重优化,并对各种纠偏方案进行比较,从中选择成本效益好的来组织实施。

管 理 故 事

看管仓库的蚂蚁被解雇了

一家企业准备淘汰一批落后的机器,董事会特批建了一间仓库,并雇佣蚂蚁看管仓库。但董事会说:"对蚂蚁的行为,要有监管;对蚂蚁的绩效,不能搞平均主义;对仓库的管理,需要有层次。"于是先后招募了蟑螂成立企划部、苍蝇成立监督部、蚊子成立财务部、猫头鹰成立管理部。一年之后,身为董事长的狮子说:"去年仓库的管理成本为 35 万元,这数字太大了!"最后,经各部门讨论,看门的蚂蚁被解雇了。

尽管组织机构健全是开展控制活动的保障,但应遵循控制关键问题原则及经济控制的原则,否则就会出现故事中描述的那样,为了管理一个存放淘汰机器的仓库,花费了很大的控制成本,而几乎没有收益。

第二节　控　制　方　法

一、控制对象

1. 人员　管理者主要是通过他人工作的完成来实现组织目标,因此必须对人员进行控制。人员的控制可以分为硬管理控制方法和软管理控制方法,如职务设计、岗位管理、直接监督、绩效评估、劳务报酬等属于硬管理控制方法;而职业培训、继续教育、组织文化建设等属于软管理控制方法。对人员进行硬管理控制方法最常见、最简明的方法是直接巡视和评估员工的表现,发现问题马上进行纠正。另一种硬管理控制方法是对员工进行系统化的评估,通过评估,对绩效好的员工给予奖励,如评先、评优或增加工资等,以维持和增进其良好的表现;对绩效差的员工,管理者应该采取相应的措施,如进行谈心谈话、强化培训及考核,根据偏差的程度给予适当的处分。

2. 财务　要保证医院各项工作的正常运作,必须进行财务控制,主要包括审核各期的财务报表和进行常用财务指标的计算,找出与目标之间的差距,分析形成差距的具体原因,保证各项资产都得到有效的利用等等,以降低成本。这部分职能主要由财务部门完成,对护理管理者来说,主要的工作是进行护理预算和护理成本控制。

3. 作业　所谓作业,就是指从劳动力、原材料等物质资源到最终产品和服务等的转化过程。所以,作业控制的对象是"事"。对护理工作而言,作业就是指护士为患者开展各项治疗、护理的过程。对作业开展控制活动,就是通过对护理过程进行评价并提供如何提高护理工作的效率和效果方法的反馈,从而提高医疗服务质量。护理工作中常用的作业控制有护理技术控制、护理不良事件控制、护理质量控制等等。

4. 信息　管理者通过信息来完成控制工作,信息的数量、质量、来源和时效性直接关系整个控制工作的成效,因此对信息本身的控制十分重要。对信息的控制就是建立一个良好的信息管理系统,使它能在正确的时间,以正确的数量,为正确的人提供正确的数据。护理信息系统包括护理业务管理、行政管理、科研教学等信息系统。护理业务管理系统又分为患者信息系统、医嘱管理系统和护理病例管理系统等。行政管理信息系统包括护理人力资源信息、工资绩效信息、岗位级别信息等。

5. 组织绩效　是指组织在某一时期内任务完成的数量、质量、效率及盈利情况。把整个组织绩效作为控制的对象是比较全面的,这是上层管理者的控制对象。一个组织的整体绩效很难用一个指标来衡量。组织绩效实现应基于个人绩效实现,但是个人绩效的实现并不一定保证组织是有绩效的。如果组织的绩效按一定的逻辑关系被层层分解到每个工作岗位以及每个人的时候,只要每个人达成了组织的要求,组织的绩效就实现了。

二、控制过程

控制过程(control processes)也称"控制基本程序",指由一系列管理活动组成的一个完整的衡量、监督、检查和评价过程,包括建立控制标准、衡量偏差信息和评价并纠正偏差 3 个关键步骤,它们相互关联,缺一不可。建立控制标准是控制工作的前提和依据;衡量偏差信息是控制工作的重要环节,不掌握偏差信息,控制就无法继续开展;评价并纠正偏差是控制工作的关键,矫正措施是根据偏差信息,做出决策调整,并予以实施。

(一) 建立控制标准

标准就是衡量实际工作绩效或预期工作成果的尺度,是预定的工作标准和计划标准,是控制工作的依据。如果没有了标准,检查和衡量实际工作就失去了依据,控制就成了无指引的行动,就不会产生任何效果。

1. 确立控制对象　明确"控制什么"是决定控制标准的前提。控制的最终目的是确保实现组织的目标,因此,凡是影响组织目标实现的因素都应该是控制的对象。然而,在实际管理工作中,影响组织目标实现的因素很多,想要对它们都进行控制是不可能的。因此,还要分析这些因素对目标实现的影响程度,从中挑选出具有重要影响的因素,并把它们作为控制的对象。护理管理的重点控制对象主要是护理工作者、服务对象、时间、护理行为、岗位职责和规章制度、工作环境和物资设备等。

2. 选择控制关键点　重点控制对象确定后,还需要选择控制的关键环节,以确保整个工作按计划执行。一般来说,控制标准作为一种规范,来自于计划,但它不等同于计划;它是从一个完整计划程序中提炼出来的,是对计划目标的完成具有重要意义的关键点。目标、计划、标准和控制的关系见图8-2。管理者只需根据二八原则,对这些 20% 的关键点进行有效的控制,就可了解整个工作的进展,而无需事必躬亲。

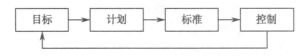

图8-2　目标、计划、标准和控制的关系

按照控制点位置的不同,选择控制的关键点也不同。前馈控制的关键点在于输入环节,如检查医疗护理材料的质量、实施护士资格准入制度等;过程控制的关键点在于不间断的作业过程,如护理质量的临床督察、护士的自我控制等;反馈控制的关键点在于输出环节,如患者满意度调查、不良事件发生原因分析等。

在选择控制的关键点时,一般要考虑以下 3 个方面的因素:①影响整个工作运行过程的重要操作和事项。②能够在重大损失出现之前显示出差异的事项。③能够让管理者对组织总体状况有一个比较全面了解,能够反映组织主要绩效水平的时间和空间分布均衡的控制点。

护理管理控制的关键点有关键制度、关键控制对象、高危患者、高危设备和药品、高危科室、高危时间及高危环节。①关键制度:查对制度、消毒隔离制度、交接班制度和危重患者抢救制度等。②关键控制对象:新上岗的护士、实习护士、进修护士以及近期遭受重大生活事件的护士等。③高危患者:疑难重症患者、新入院患者、大手术后患者、接受特殊检查和治疗的患者、有自杀倾向的患者以及老年和婴幼儿患者等。④高危设备和药品:特殊耗材、急救器材和药品、重症监护仪器设备、剧毒药品、麻醉药品、高渗药品以及高腐蚀性药品等。⑤高危科室:急诊科、手术室、供应室、监护室、新生儿病房、血液透析室、产房、高压氧治疗中心等。⑥高危时间:交接班时间、节假日、夜班、工作繁忙时等。⑦高危环节:患者转运环节、手术安全核查环节等。

知 识 拓 展

二 八 原 理

二八原理,是意大利经济学家帕累托(Pareto)在 19 世纪末提出来的。他在从事经济学研究时,发现英国人财富和收益模式中,大部分财富流向了少数人手里,并且这种不平衡的模式经反复实践证实具有数学上的准确度,大体是 2∶8。由此他提出了"二八原理",即"重要的少数与琐碎的多数原理",大意是:在任何特定的群体中,重要的因子通常只占少数,而不重要的因子则占多数。

二八原理指出我们的世界上充满了不平衡关系,如 20% 的人口拥有 80% 的财富,20% 的员工创造了 80% 的价值,80% 的收入来自 20% 的商品,80% 的利润来自 20% 的顾客,等等。因此,在工作中要学会抓住关键的 20% 的问题,控制重要的少数,才有助于控制全局。

---

3. 确定控制标准　在找到控制关键点后,最理想的就是以这些关键点直接作为控制标准,但在实际工作中通常不可行。往往需要将这些关键点进一步分解为一系列的控制标准,再区分哪些是定

Note:

量标准或是定性标准,前者是控制标准的主要形式,后者主要是有关服务质量、组织形象等难以量化的标准。确立标准不仅要抓住关键点,还要使标准便于考核,具有可操作性。因此,将这些对计划目标的完成具有重要意义的关键点分解成一系列具体可操作的控制标准是确立控制标准的关键策略。定性标准具有非定量性,在实际工作中也尽量采用可度量的方法予以量化处理。例如,在患者对护理工作满意度的调查中,可以通过量化了解回应呼叫铃是否及时、是否对患者进行健康宣教等。

（二）衡量偏差信息

衡量偏差信息是控制过程的衡量阶段,是用确定的标准衡量实际成效,确定计划执行的进度和出现偏差的过程。它是控制过程中一个十分重要的环节,通过比较和分析实际工作情况或结果,与控制标准或计划要求之间的差异,了解和掌握偏差信息,这不仅关系到控制工作是否能够继续开展,而且直接关系到管理目标能否实现。做好这一阶段的工作,要求对受控系统的运行效果进行客观公正的分析和评价。对照控制标准衡量实际工作绩效需要注意以下两个方面:

1. 确定适宜的衡量方式　在进行绩效衡量之前,应对衡量项目、衡量方法、衡量的频度和衡量的主体做出合理的安排。管理者需要根据能够反映实际工作好坏的重要特征来确定衡量项目,不能只衡量那些易于衡量的项目。衡量工作绩效的方法有很多,护理管理工作中常用的有观察法、自评及他评、抽样调查等。有效的控制要求确定适宜的衡量频次。检查次数过多,不仅会增加成本,还会引起有关人员的不满、焦虑和自卑感,从而影响他们工作的积极性;检查次数过少,有可能导致许多严重的偏差不能被发现,无法采取及时的补救措施,从而影响组织目标的实现。衡量的频次一般取决于控制对象的重要性和复杂性,对于长期的标准,可以采用年度控制;而对于短期、基础的作业,则要采用比较频繁的控制。例如,对护士长管理工作绩效的控制常常以季、年为单位,而对护理质量的控制则需要以日、周、月为单位。

2. 建立有效的信息反馈系统　由于不是所有的控制都是由主管部门直接进行,因此,必须建立有效的信息反馈系统,使实际工作情况的信息能够迅速、实时地上传到对应的主管部门,并且能够将纠偏措施的指令迅速下达到有关执行部门。管理者可以从以下几个方面获得大量的真实的控制信息:

（1）实地考察:管理者深入临床工作的第一线,能够获得其他来源所疏漏的隐情以及有关实际工作的未经他人过滤的第一手资料,并能亲临现场指挥,及时发现问题、解决问题。亲自观察不仅能够提高管理的效率,还能够促进上下级之间的思想交流和情感联系,提高员工的士气,以保证组织目标准确无误的实现。例如,护士长对病房落实责任制整体护理工作情况的观察等。

管 理 故 事

袋鼠与笼子的启示

一天,动物园管理员发现袋鼠从笼子里跑出来了,于是开会讨论,一致认为是笼子过低,所以他们决定将笼子加高到20m。结果第二天他们发现袋鼠还是跑出来了,所以又决定将笼子加高到30m。没想到隔天他们居然发现所有的袋鼠都出来了,于是决定一不做二不休,干脆将笼子加高到100m。这天长颈鹿和几只袋鼠们在闲聊,"你们看,这些人会不会再继续加高你们的笼子?"长颈鹿问。"很难说。"袋鼠说,"如果他们再继续忘记关门的话!"

袋鼠从笼子里跑出来,应该到现场去看一看,采用观察法掌握实际情况,而不是在会议室里主观推断。数据收集错误,问题诊断不对,纠偏措施也就不会有任何效果。

（2）建立工作汇报制度:以口头、书面汇报的形式,或是召开会议,或是采用网络、手机等电子媒介,让各部门管理者或下属汇报各自的工作状况和遇到的困难,使上级管理者迅速、及时了解下属工作的执行情况,从而进行有效的控制。例如,护理安全不良事件及时上报;病房护士晨间集体交接班;病区护理质量控制小组随时汇报质控问题;每周病区全体成员的医疗安全不良事件讨论;护理部每季

Note:

度一次的护士长质量反馈会等。

（3）建立监督检查机构：管理者的亲自观察会受到个人时间、精力和偏见的影响，下属的汇报又会由于下属素质以及他们自身利益的影响而有失偏颇，因此建立专门监督检查机构，进行定期或不定期的监督检查，能够让管理者及时了解到大量真实而全面的信息。例如，成立院级、科级和病区护理质量监督控制小组，定期或随机地对各病区的护理质量进行全面或抽样的督促检查，可以帮助管理者及时发现护理质量存在的问题，为针对性采取改进措施提供可靠的信息依据。

（4）应用现代化信息系统：开发应用现代化护理管理信息系统，可以让管理者进行实时动态的监督和控制。例如，通过信息系统自动抓取各病房动态情况，护理部主任可以随时掌握各个病区编制床位数、实际收治患者数、一级护理患者数、重危患者数、手术患者数、护士在岗人数、各种高危风险的患者数等，以便于进行科学的护理人员的调配、高危患者的风险控制等。

3. 检验标准的客观性和有效性　一般来说，在控制标准确立后，主管部门应将标准以指令的方式，传递给下属参照执行。对执行结果进行控制不仅是衡量成效的过程，同时也是检验标准客观性和有效性的过程。将衡量实际工作所获取的反馈信息与标准进行比较的结果有两种。一种是没有偏差：此时虽然不需要采取任何纠偏措施，但要分析成功控制的原因，从而积累管理经验，向下属及时反馈信息，适时奖励，以便激发下属的工作热情。另一种是存在偏差：出现偏差有两种可能，一是执行中出现问题，需要进行纠正；二是标准本身存在问题，需要纠正或更新标准。

（三）评价并纠正偏差

纠正偏差是控制过程中的最终实现环节，也是控制工作的关键。纠正偏差，使系统重新进入正常的轨道，从而实现组织预定的目标，这不仅体现了控制职能的目的，还把控制和其他管理职能紧密结合在一起。然而要采取适当的纠正措施，必须对偏差做出正确的评价，找出偏差的原因，明确纠偏的对象。

1. 评价偏差及其严重程度　偏差是控制系统中既定标准与实际结果的差距。并非所有的偏差都会影响组织目标的实现，有些偏差可能是由于计划本身或执行过程中的问题造成的，有些则是由于一些非关键的、偶然的局部因素引起，不一定会对目标的实现造成严重的影响。对偏差严重程度的判断，不能仅凭概率统计，还要看偏差是否足以构成对组织活动效率的威胁、是否需要立即采取纠正措施。例如，急救仪器、药品完好率99%与健康教育知晓率90%比较，前者1%的偏差会比后者10%的偏差对医院造成更大的危害。

2. 找出偏差产生的主要原因　解决问题首先要明确问题的性质，找出产生差距的原因，然后再采取措施矫正偏差。由于引起偏差的原因多种多样，管理者可以从以下3个方面入手：

（1）从控制系统内部找原因：如目标是否切合实际、组织工作是否合理、人员是否称职、设备和技术条件是否完备、管理是否到位等等。

（2）从控制系统外部环境找原因：如外部环境和预想的条件是否发生变化以及变化的程度，这些变化对内部因素的影响等等。

（3）在分析内外部因素的基础上找主要原因：在实践中，管理者出于各方面的原因，对发现的偏差只采取一些临时性的纠正措施，而不去分析偏差产生的真正原因，或许会产生一时的效果，但从长远来看，反而会带来许多不良的影响。因此，管理者必须把精力集中在寻找引起偏差的真正原因上，才能求得治标治本之策。

3. 明确纠偏措施的实施对象　纠偏措施的实施对象可能是实际的作业，也可能是衡量的标准或计划本身。标准或计划的调整一般取决于两个方面的原因：①标准不合适（过高或过低）或计划本身不科学，使得绝大多数员工不能达到或大幅度超过标准。②标准或计划本身没有问题，而是环境发生了不可预料的变化，使原本适用的计划或标准变得不切实际。

4. 选择适当的纠偏措施　如果衡量的结果表明，引起偏差的原因是由于工作失误而造成的，那么，管理者就应根据分析的结果，加强管理、监督，确保工作与目标接近或吻合。根据行动效果的不同，此类纠偏行动分为两种：①立即执行临时性应急措施，即针对那些迅速、直接影响组织正常活动的急迫问题，要求以最快的速度纠正偏差，避免造成更大的损失。②采取永久性的根治措施，即通过对引起偏差问题的深入分析，挖掘问题的真正原因，力求从根本上永久性地解决问题，消除偏差。现实中，有些管理者常常只满足于充当临时"救火员"的角色，没能认真探究"失火"的原因，最终导致更加严重的后果。在护理管理控制过程中，管理者要根据具体问题，灵活地综合运用这两种方法，如先立即采取临时性应急措施，将损失降低到最小，待危机化解以后，再采取永久的根治措施。如果偏差是由于计划或标准的不切实际，或者是组织运行环境发生了重大的变化，那么，控制工作主要是按实际情况修改计划或标准，或是启用备用计划。

在纠偏的过程中，要比较纠偏工作的成本和偏差可能带来的损失，比较各种纠偏方案之间的成本差异，选择投入少、成本低、效果好的方案组织实施。此外，如果纠偏工作涉及到对原先计划进行调整时，管理者要充分考虑计划已经实施的部分对资源的消耗、环境的影响以及人员思想观点的转变。最后，由于纠偏措施会不同程度地涉及到组织成员的利益，因此，在纠偏过程中，管理者要注重消除执行者的疑虑，争取组织成员对纠偏措施的理解和支持，使纠偏工作能够顺利实施。

三、控制技术

控制技术（control technology）指管理者为了保证组织目标的实现，对下属的实际工作进行测量、衡量和评价所采取的相应措施来纠正各种偏差的手段，可分为硬技术和软技术。控制硬技术是指实施控制所采用的技术设备、仪器和工具等；控制软技术是指控制方法。软技术与硬技术要相互结合，才能更加科学、有效。下面介绍几种护理管理中常用的控制方法：

1. **行为控制**　在管理控制中，最主要的控制对象就是组织中的人员，除了人力资源比率控制，如医护比率、床护比率、护理人员离职率等，就是对员工的行为控制，即使员工的行为符合组织的计划要求，更有效地趋向组织目标。常用的行为控制有以下几种：

（1）目标控制：是管理活动中最基本的控制方法之一，就是将总目标分解成不同层次的子目标，形成一个目标体系，并由此确定目标考核体系，将受控系统的执行情况与之进行对比，发现问题，及时采取纠正措施。在目标控制中，受控系统的行动方案可以根据系统当前所处的状态来决定，并可根据环境的变化不断进行调整，因此，目标控制比计划控制更具环境适应性。比起计划控制只能通过上级的控制机制改变程序来更改行动方案，目标控制也更显灵活。在护理管理控制工作中，目标控制方法只需向护士输入目标信息，让其明白自己努力的方向，而对具体的行动方案，护士则有较大的弹性空间，他们可以根据工作中的具体情况来决定，能够充分发挥主观能动性。首次提出目标管理概念的管理学大师彼得·德鲁克认为，目标管理最大的作用就是以自我控制的管理方式取代上级统一支配的管理方式。由于每一位护士均可参与目标的设立，并且可以对照目标考核体系，自我评价计划的执行情况以及自我控制目标的完成情况，变"要我干"为"我要干"，因而，可以形成强大的动力，极大激发广大护士的潜能。

（2）直接监督：是行为控制中最直接的方法。直接监督可使管理者根据需要监督对象的行为，直接告诉他们哪些是合适或不合适的行为，并立即采取纠正措施。护士长对新上岗的护士、带教老师对实习生、进修护士的控制多采用此种方式。采取直接监督的方法进行控制，可提高员工的工作效率。但这种控制方法需要较多的管理者，会提高组织的管理成本，同时也不利于下属创造性的发挥。

（3）行政控制：是一种以规则和标准操作程序组成的综合控制系统进行控制的方法，目的是以规则和标准操作程序来规范组织员工的行为，在员工碰到问题时，为员工的行为选择做了详细的说明。行政控制使员工的行为标准化，可对工作结果进行预测，还可使管理者可以从常规化的事务中解脱出来，以处理更为紧急、重要的事情。但行政控制方法也有缺陷，可能使组织管理者对环境变化反应迟钝，使员工变得循规蹈矩，缺乏创新。因此，管理者在采用行政控制的方法时，需要保持敏锐的洞察力。

（4）组织文化与团体控制：组织文化是一个组织在长期发展过程中所形成的价值观、群体意识、道德规范、行为准则、特色、管理风格以及传统习惯的总和。团体控制是通过分享价值观、规范、行为标准、共同愿景和其他与组织文化相关的因素,对组织内个人和群体施加控制。组织文化和团体控制不是通过外部强制发挥作用的约束系统,而是通过护士内化价值观和规范,进而由这些价值观和规范约束指导他们的行为。例如,院歌、院训、优质文明服务用语、新护士授帽仪式、护士誓言宣誓等均属于此种控制。

2. **质量控制**　质量是产品、过程或服务满足规定要求的优劣程度。质量标准就是对产品、过程或服务质量特性的规定要求,是检查和衡量质量的依据。质量控制则是指为达到所规定的质量要求所采取的技术和活动。例如,各类护理工作质量管理标准、各种护理技术操作规范、各项规章制度以及各项质量检查标准等都是属于护理质量标准的范畴。护理质量控制就是让各项护理工作达到这些规定的标准,以满足广大服务对象的健康需求。由于护理质量的好坏直接关系到人的生命与健康,护理质量控制要始终坚持以下几点:①以"预防为主"的方针。②贯穿在护理工作基础质量、环节质量和终末质量形成的全过程。③全员参与。④前馈控制、现场控制和反馈控制有机结合。⑤实施护理服务质量和护理工作质量综合性控制。

3. **预算控制**　预算不仅仅是一种数字化的计划,还是一种控制技术。预算控制是组织中使用最为广泛和有效的控制手段,它通过制订各项工作的财务支出标准,对照该定量标准进行比较和衡量,并纠正偏差,以确保经营财务目标的实现。预算控制的优点表现:能够把整个组织内所有部门的活动用可以考核的数量化的方式表现出来,非常便于衡量、检查、考核和评价;能够帮助管理者对组织的各项活动进行统筹安排,有效地协调各种资源。预算控制的不足表现:过多地根据预算数字来苛求计划会导致控制缺乏灵活性;过于详细的费用支出预算,可能会使管理者失去管理其部门所需的自由;有可能造成管理者仅忙于编制、分析预算而忽视了非量化的信息。

4. **审计控制**　在管理过程中的审计控制是对组织中的经营活动和财务记录的准确性和有效性进行检查、检测和审核的方法。随着审计的发展,审计控制已经广泛应用到医疗卫生服务行业的专业技术质量的评价和控制之中。审计按照审计主体的不同可分为外部审计和内部审计。外部审计主要是指组织外部的专门审计人员和机构对组织财务程序和财务往来账目等进行有目的的综合审查,以监督其各项活动的合法性和真实性。内部审计主要是由组织内部的专门审计人员,或者高层经理和财务人员对组织各种业务活动及其相应管理控制系统进行的独立评价,以确定各项政策和标准是否贯彻,资源是否有效利用,组织目标是否达到等,主要职责是审查评价其他各项控制的效能,是对其他控制形式的总控制。

四、有效控制系统的特点

控制系统(control system)是指组织中具有目的、监督和行为调节功能的管理体系,包括受控和施控两个子系统。护理管理的受控系统,也就是控制的对象,一般分为人、财、物、作业、信息和组织的总体绩效等。护理管理的施控系统,也就是控制的主体,通常在医院内部有两种常见的类型:一是三级医院大多采取的院、科、病区(护理部—科护士长—护士长)三级护理管理组织形式;二是二级医院一般采用的院、病区(护理部或总护士长—护士长)二级护理管理组织形式。有效的控制系统具有以下特征:

1. **目的性**　是有效控制系统的一个实质性标志。目的是指主体在某种实践活动之前,对于自身活动及其结果的预期设想。目标从属于目的的范畴,它将决策者和执行者的行动统一起来,让不同岗位层级、不同学科领域的护理人员形成一个有目的的动态系统。控制活动为组织目标服务,如依据目标的规定,建立控制标准;衡量偏差信息,对目标实施结果进行检验;评价并纠正偏差,对目标进行维护或调整。因此,目标既是控制过程的开端和出发点,也是控制过程循环发展的归属和终结点,贯穿于整个控制过程的始终。

2. **及时性**　有效控制系统应该具有及时性。从某种角度上来说,控制就是一个获取信息、加工信息和使用信息的过程。在这样的一个过程中,信息是控制的基础。能否获得实时信息,能否及时发现计划执行中的问题,尽快采取应对措施进行纠正,不仅关系到控制的效率,也关系到整个管理的效率,更关系到计划目标能否实现。如果重要的信息得不到及时的收集和传递,信息的处理时间又过长,失误没有及时被纠正,甚至是偏差已发生了变化才采取改进措施,这些往往都可能造成严重的损失。例如,急救仪器损坏没有被及时发现,对患者病情观察不及时等,都会使患者错过最佳的抢救时机。

3. **客观性**　有效控制系统必须具备客观性。客观性要求在控制工作中实事求是,对组织实际情况及变化进行客观的了解、评价及反馈。在控制过程中,最容易受主观因素影响的是对人的绩效评价。晕轮效应、首因效应和近因效应等心理效应常常会影响我们为控制系统提供准确、客观的信息。一个人或者一个病区的某一点的好与坏,并不能代表其全部行为或质量的好与坏;一个人或者一个病区某一阶段工作的好与坏,也只能说明那一个阶段的绩效情况。在控制工作中,管理者要特别注意防止这些心理效应对评价工作的负面影响,避免个人偏见和成见。不仅如此,还要尽可能建立客观的计量方法,将定性的内容具体化,使得整个控制过程中所采取的技术方法和手段能够准确获得反映组织运行的真实状况。

4. **预防性**　有效控制系统还应具有预防性。在制订计划和控制标准时,要以未来的发展为导向,要能够预见计划执行过程中可能出现的问题,针对可能出现的偏差,预先采取防范措施。例如,对药物不良反应的控制就不能等严重过敏性休克发生后再采取干预措施,而应制订应急预案,并组织各级护士加强学习、培训和考核。又如,加强急救仪器、药物的管理,使它们处在常备的应急状态,以此来保证危重患者的抢救质量。这些控制都能够很好地体现控制的预防性,通过对人力、物力、财力、时间、信息和技术等基础条件的控制,将偏差消灭在产生之前。

5. **促进自我控制**　有效的控制系统应该是员工认同的系统,并能够促进员工进行自我控制。一项控制活动或是一项纠偏措施,如果得不到组织成员(包括受控者和施控者)的信任、理解和支持,注定是会失败的。因此,重视控制系统对人心理和行为的作用,努力克服受控的消极影响,促使员工主动自愿地控制自己的工作活动,是实施控制的最好办法,它不仅可以激发组织成员的聪明才智和主观能动性,还可以减少控制费用,提高控制的及时性和准确性。

第三节　护理成本控制

在护理管理中,对护理绩效、护理成本和护理安全等全方位控制十分重要。本教材在人力资源管理章节中详细介绍了护理绩效管理,本节重点介绍控制在护理成本管理中的应用。

一、护理成本控制的相关概念

1. **成本(cost)**　是生产过程中所消耗的物化劳动和活劳动价值的货币表现。在医疗卫生领域,成本是指在提供医疗服务过程中所消耗的直接成本(材料费、人工费和设备费)和间接成本(管理费、教育训练经费和其他护理费用)的总和。

2. **护理成本(nursing cost)**　是指在给患者提供诊疗、监护、防治、基础护理技术及服务的过程中物化劳动和活劳动的消耗。其中,物化劳动是指物质资料的消耗;活劳动是指护士脑力和体力劳动的消耗。

3. **成本管理(cost management)**　是以降低成本,提高经济效益,增加社会财富为目标而进行各项管理工作的总称。在医疗卫生领域,成本管理包括对医疗服务成本投入的计划、实施、反馈、评价、调整和控制等各环节和全过程。成本管理对医院经济效益起决定性的作用。

4. **成本控制(cost control)**　是根据一定时期预先建立的成本管理目标,由成本控制主体在其职权范围内,在生产耗费发生以前和成本控制过程中,对各种影响成本的因素和条件采取的一系列预防和调节措施,以保证成本管理目标实现的管理行为。在医疗卫生领域,成本控制过程是对医院运营过程中发生的各种耗费进行计算、调节和监督的过程,也是一个发现薄弱环节,挖掘内部潜力,寻找一切可能降低成本途径的过程。

5. 护理成本控制(nursing cost control) 是按照既定的成本目标,对构成护理成本的一切耗费进行严格的计算、考核和监督,及时揭示偏差,并采取有效措施,纠正偏差,使成本被限制在预定的目标范围之内的管理行为。

二、护理成本控制的方法

开展成本控制的目的就是防止资源的浪费,使成本降到尽可能低的水平,并保持低水平成本运营。成本控制应在保证质量的基础之上,科学地组织实施,使医院在激烈市场竞争的环境中生存,并不断发展和壮大。护理成本控制是按照成本控制流程,对护理成本构成、护理活动进行分析并进行财务管理的过程。因此,明确成本控制的程序,了解护理成本构成是掌握护理成本控制方法的基础。

（一）成本控制的程序

1. 确定成本控制标准 是对各项费用开支和资源消耗规定的数量界限,是评定工作绩效的尺度,也是成本控制和成本考核的依据。

2. 衡量偏差信息 对成本的形成过程进行计算和监督,即通过管理信息系统采集实际工作的数据,与已制订的控制标准中所对应的要素进行比较,了解和掌握工作的实际情况,核算实际消耗脱离成本指标的差异。在这一过程中,要特别注意获取信息的质量问题,确保信息的准确性、及时性、可靠性和适用性。

3. 评价衡量的结果 即将实际工作结果与标准进行对照,分析成本发生差异的程度和性质,确定造成差异的原因和责任归属,为进一步采取管理行动作好准备。

4. 纠正偏差 纠正偏差的方法有两种:一是降低护理成本,改进护理工作绩效;二是修订成本标准。

（二）护理成本构成分析

1. 工资 医院的人力资源成本中,工资通常占 40%~50%,而护士分布在医院 75% 以上的科室,占医院卫生技术人员的一半以上,因此是医院人力成本控制的重点。大量研究表明护理人力不足是导致护理风险的重要因素,专科护士、有经验的护士及高学历的护士能够提供高品质的照护,减少住院天数,降低患者再住院率、并发症及死亡率,有效降低成本。因此,控制人力成本不应以裁减护士或是聘用低薪资浅的护士为手段,更不能雇用无执照的护士。在实际工作中常常采用以下几种方法来控制护理人力成本:

（1）成立应急护士库:在护理部层面,培养全科护士队伍,建立应急护士库,使其能够应对各种临床护理情景,在某些科室出现大量季节性疾病患者、有突发的公共卫生事件、开展新技术和新业务等情况下发挥重要的应急作用。在科室层面,促进人员的合理流动和相互增援,以缓解护理人力不足问题。

（2）实施兼职制或部分工时制:多岗兼职或部分工时制能够整合已有的护理人力资源,其工作时间可以根据病房的需要实行弹性排班,缓解护理人力资源不足的问题。

（3）聘用辅助人员:聘用辅助人员,经过培训考核合格后,承担部分患者日常生活照顾,如患者日常生活活动、翻身、沐浴等,或者承担标本转运、陪检、患者转运等工作。

（4）应用患者分类系统:应用患者分类系统,实施患者分类管理,根据患者自理状况和病情严重程度,计算护理工作量、护理时数、工作绩效和护理费用等,也以此作为排班、分析与调派护理人力的依据,从而改善护理人力配置及护理服务品质。

（5）优化工作环境及流程:可以从 3 个方面入手。一是引入现代化手段,应用计算机信息管理系统,节省人力成本;二是改进医院建筑及设施,使用更高效的医疗护理设备,如移动护士站,方便护士开展相关工作;三是调整工作流程和操作程序,提高工作效率。

Note:

2. **仪器与设备**　护理服务工作的开展和推进,有赖于良好的医疗设备、设施和仪器,做好医疗设备、设施和仪器的维修、保养和管理,不仅可以确保它们正常运转并处于完好状态,为治疗、抢救患者提供物质保证,还可以延长它们的使用寿命,减少资源浪费,节约成本。因此,对仪器和设备等固定资产,需要着重从以下几个方面加强管理:

(1) 建立仪器设备档案,记载机器的购进、安装时间,使用年限,故障及维修保养情况等。

(2) 实施仪器设备分类管理,对急救仪器设备、监控设备、检查设备或专科仪器设备分类编号登记,并指定专人负责定期维护保养。

(3) 制订仪器设备操作程序指引,将其悬挂在仪器设备上。使用时,必须先进行相关培训,了解器械的性能,熟悉故障的排除,严格遵守操作规程;使用后,及时进行清洁、消毒,妥善保管。

(4) 制订仪器设备维护保养卡,将其悬挂在仪器设备上,由专人负责进行日常自我检查、维护与保养,各级管理人员定期抽查是否落实。

(5) 检修和维护仪器设备性能,器材科或仪器计量局根据仪器设备的性能定期检查、保养、维修,保持性能良好。

(6) 建立仪器设备清点登记本,对仪器设备做到专管共用,借出物品必须办理登记手续。

3. **供应物品**　指各护理单元从设备处、总务处或供应室领出的所有消耗性物品,如床单、被套、输液器和注射器等。护理管理者应实施信息化管理,记录所有领用耗材的量,核查领取和使用是否相符;每月清库,对所有耗材的使用做到心中有数,防止丢失;减少库存成本,提高库存周转效率,杜绝供应物品的过期和浪费。

4. **其他人力成本**　有些成本既非经常支出性成本(如耗材),也非资本性成本,而是预期发生的支出成本,如奖金、在职进修培训费用、护理学术交流费用、健康保险、慰问金、活动费等。虽然这类成本不完全是由护理管理者来制订的,但护理管理者应该了解它们的支付方式,这样有利于有效调派人员,培养护理专业人员,促进护理学术交流,提高护士的工作积极性。

(三) 护理成本控制方法

护理成本控制包括编制护理预算,将有限的资源适当地分配给预期的或计划中的各项活动;开展护理服务的成本核算;进行护理成本分析,实施实时动态监测和管理,利用有限资源提高护理服务质量。成本预算是计划,也是前馈控制,是成本控制的最常用的方法;成本核算是过程控制,即对医疗护理服务过程中所花费的各种开支,依照计划进行严格的控制和监督,并正确计算实际的成本;成本分析是反馈控制,即通过实际成本和计划成本的比较,检查成本计划的落实情况并提出改进措施。

1. **编制护理预算**　实现成本控制的起点是预算,它既是成本控制的目标,又是成本分析与考核的依据,对挖掘降低成本的潜力、提高成本控制能力和财务管理水平都具有重要意义。编制护理预算需要管理者提前计划并建立明确的目标和期望值。编制预算的过程包括以下程序:

(1) 收集信息:包括环境评估,目标、任务评估,项目的优先性评估等。

(2) 进行各部分预算:包括营业预算(operating budget)、资本预算(capital budget)、现金预算(cash budget)。目前,护理预算主要是护理人力资源的预算、护理培训经费的预算、护理学术交流经费的预算、护理奖励经费的预算、护理仪器设备购置的预算等。

(3) 协商和修订:明确经费使用要求,认真核实基本数字,结合各种因素的影响对经费预算进行需求分析,确定是否需要调整预算,形成最终经费预算报告。

(4) 评估:包括反馈并进行差异分析,通过反馈,可将某一项目中的实际表现与预期预算的正或负的差异进行长远分析,以得到消除差异的依据。

2. **进行成本核算**　成本核算是对生产过程中各种费用进行汇集、计算、分配和控制的过程,并为未来的成本预测、编制下期成本预算提供可靠资料。护理成本核算是对护理服务过程的人力、物力和财力进行控制,有效配置有限护理资源的过程。护理服务实行成本核算的目的是实现护理服务社会

效益和经济效益最大化,为群众提供优质、高效、低耗的护理服务产品。护理成本核算方法包括以下几种:

(1) 项目法(fee-for-service):是以护理项目为对象,归集与分配费用来核算成本的方法。

(2) 床日成本核算(per day service method):是护理费用的核算包含在平均的床日成本中,是护理成本与住院时间直接相关的一种护理成本核算方法。

(3) 相对严重度测算法(relative intensity measures):是将患者的病情严重程度与护理资源的利用情况相联系的成本核算方法。

(4) 患者分类法(patient classification systems):是以患者分类系统为基础测算护理需求或工作量的成本核算方法,根据患者的病情程度判定护理需要,计算护理点数及护理时数,确定护理成本和收费标准。

(5) 病种分类法(diagnosis-related group,DRG):是以病种为成本计算对象,归集与分配费用,计算出每一病种所需护理照顾成本的方法。

(6) 综合法(synthetic method):是指结合患者分类法及病种分类法,应用计算机技术建立相应护理需求的标准并实施护理,来决定患者的护理成本,也称计算机辅助法。

知 识 拓 展

DRGs 付费模式

DRGs 付费模式是我国目前医保正在试点的支付方式,是一种综合考虑疾病严重性和复杂程度,同时考虑医疗需求量以及医疗资源的使用强度,依据患者个体特征和临床过程,将患者分入预先经过科学测定付费标准的分组中,并预先支付给医疗机构医疗保险费用的支付方式。DRGs在以美国为首的欧美发达国家兴起,多数国家结合自身医疗特点及资源状况,形成了本土化的DRGs 模式,我国自 20 世纪 80 年代开始尝试按病种付费,2019 年 10 月开始在全国 30 个城市包括北京、天津、上海等试行,并在 2021 年起实现实际支付。该支付方式比其他支付方式在科学测算费用、防止医院推诿重症患者方面更有优势,能够有效控制费用、规范医疗服务行为、提高治疗效率,实现医、保、患三方共赢。

3. 开展成本分析 成本分析是成本控制反馈的主要内容和关键步骤,可以为下一期的成本预测和决策提供必须的资料。成本分析的任务是依据成本核算资料,对照成本计划和历史同期成本指标,了解成本计划的完成情况和成本变动趋势,查找影响成本变动的原因,测定其影响程度,为改进成本管理工作、降低成本提供依据和建议。

(1) 成本与收费的比较分析:成本与收费的比较研究可以为评价医院护理服务的效益、制订合理收费标准、理顺护理补偿机制提供可靠的依据。

(2) 实际成本与标准成本的比较分析:通过标准成本与实际成本的比较研究,一方面可以帮助护理管理人员找出差距,提高管理水平;另一方面,由于实际成本其实是包含了部分资源浪费(或不足)的成本,标准成本较之更具有合理性。

(3) 成本内部构成分析:可以将成本按不同的方法分解成不同的组成部分。分析成本内部各组成部分的特点、比例及其对总成本的影响等。

(4) 量本利分析:服务量、成本与收益之间存在着一定的内在联系,运用经济学方法,可以分析既定产量下的最低成本组合、既定成本曲线下的保本服务量和最佳服务量。

(5) 护理成本 - 效果分析:以特定的临床护理服务结果(生理参数、功能状态等)为衡量指标,计算不同护理方案或方法的每单位护理效果所用的成本。一般用于评价不宜用货币来表示的护理服务结果。

(6) 护理成本 - 效用分析：目前常用的指标有质量调整生命年和失能调整生命年。其特点是选用人工指标评价护理效用，不仅重视生命时间的延长，更重视生命质量的效果。

(7) 护理成本 - 效益分析：用货币表示护理干预的效果，以完成护理资源配置经济效益、护理技术经济效益、护理管理经济效益的分析。目前常用的指标包括贴现率、内部收益率、成本效率比率等。

当实际支出超过预算支出时，叫负差异，反之叫正差异。当差异发生时，首先要明确哪些项目偏离了预算和计划；其次要找出哪些是连续性正差异或是连续性负差异。如果长期呈负差异倾向，表明可能存在经常性的浪费，如水费增加，其原因很可能是存在长流水和管理不善的问题，或者可能是原标准不切实际。对正负差异超过限额都应警惕，不能仅仅关注负差异，正差异有时揭示本该支出的没有支出，如设备仪器的维修保养费，如果平时不做维修保养，会加速仪器设备的损坏，造成护理过程的不安全因素。检查差异，进行深入分析，找出真正的原因所在，才能对症下药，药到病除。

4. 进行成本监督和管理　成本监督是指对支出的监督，即知道钱花在何时、何处、何因。成本管理就是要明确成本控制的主体，建立成本控制的组织机构，进行成本预测、成本计划、成本核算、成本控制、成本分析、成本考核等内容。护理成本监督和管理可采用多种方法。

(1) 厉行节约，从小事做起。例如，胶布、注射器、棉签、纱布等看似极小、极普通的用物，日积月累的浪费会造成很大的损失。

(2) 灵活机动调整护理人力资源，做到科学编配、合理排班。

(3) 建立耗材的请领、定期清点、使用登记、交接制度，减少其库存，每月或每周进行评价。

(4) 对仪器设备做到专管共用，定期检查、维修。

(5) 鼓励护士提出节约成本的建议。

(6) 实行零缺陷管理，提倡一次把事情做对、做好，减少护理缺陷、差错、事故的发生，防范护理纠纷，减少意外赔偿费用。

管 理 箴 言

在企业内部，只有成本。"利润中心"是一个误称，企业的内部只有"成本中心"。一个企业只有在顾客付钱买了企业的产品或服务后，企业才会产生利润。

——彼得·德鲁克

第四节　护理安全管理

一、护理安全的相关概念

1. 安全（safety）　是指不受威胁、没有危险、危害、损失。人类的整体与生存环境资源的和谐相处，互相不伤害，不存在危险、危害的隐患，是免除了不可接受的损害风险的状态。

2. 护理安全（nursing safety）　是指在实施护理服务全过程中，不发生法律和法定的规章制度允许范围以外的心理、机体结构或功能上的损害、障碍、缺陷或死亡。它包括实施护理活动的环境安全、护理实施主体的安全和护理对象的安全。

3. 护理安全管理（nursing safety management）　是指以创建安全的工作场所为目的，主动实施一系列与安全以及职业健康相关的各种行动措施与工作程序。它包括环境安全管理、患者安全管理和护士职业防护，是护理质量管理的重要内容，也是医院安全管理的一项重要内容。

4. 患者安全（patient safety）　是指患者避免遭受事故性损伤，规避、预防和改善健康服务导致患者不良结果或损伤的过程。

Note：

5. 护士安全（nurse safety）　是指将护士遭受不幸或损失的可能性最小化的过程,属于医疗机构职业健康与安全的范畴,主要涉及护理工作场所中的各类安全问题。

二、护理环境安全管理

环境（environment）一般指围绕着人群的空间及其中可以直接、间接影响人类生活和发展的各种自然环境和社会环境的总体。护理环境是指护士在为患者及其家属或其他人群提供健康服务时,所处的空间、时间、位置,所接触到的人物、事物、物体等信息构成的环境。护理环境可分为两大类:一是实体要素,即护士所接触到的客观实体环境,包括房屋、道路及各种设施等,可看作是护理的硬件环境;二是非实体要素,即护士接触到的人文环境氛围,包括管理制度、工作秩序、人的素质等,可看作是护理的软件环境。护理环境具有以下几个特点:①护理环境决定、影响或制约护理管理。②护理管理必须要适应护理环境。③护理管理与护理环境有其互动作用。患者的康复需要医护人员为其提供一个安全的治疗、护理环境,创造一个安全并利于医护人员身心健康的环境,才可能营造出更有利于患者康复的环境。此处主要学习护理的硬件环境安全。

（一）常见的护理环境安全问题

1. 建筑设施布局的问题　医院建筑设施不合理,会使护士及患者受到潜在的伤害。例如,病房布局不合理,易增加护士的职业疲劳感;卫生间的防滑设施欠缺(如地板未使用防滑材料、地漏设置不合理等);消防通道缺乏、建筑材料不防火、电路安装不规范,易在发生火情时产生严重后果。

2. 设备器械管理的安全问题　医疗器械不规范的管理和使用,可威胁患者的安全。医疗器械对患者常造成的损伤包括压力性损伤、烫伤、锐器伤等。体温计、血压计等常用的医疗物品中含有水银,对人体具有神经毒性和肾毒性;在消毒灭菌工作中,紫外线可引起眼炎或皮炎等损伤。

3. 化学品、危险品管理的安全问题　化学品、危险品管理是否符合管理要求,是产生安全风险的主要原因之一。临床常见的化学品有化疗药物、消毒剂、易腐蚀制剂等,化疗药物具有致癌、致畸及器官损害等潜在危险,消毒剂和易腐蚀制剂如使用不当极易对护士健康产生危害,医用危险品在使用时易发生操作不当造成管道泄漏或火灾等问题,所以必须提高警觉,确保临床使用安全。

4. 环境污染的安全问题　医院环境极易被各种病原微生物污染,如细菌、病毒等;同时,医院可能存在废水、废气的污染;临床上各种放射性设备以及医疗仪器等,可产生辐射,从而导致白细胞减少或致癌。严格控制医院的环境污染,可降低护士及患者受到环境污染危害的概率。

（二）护理环境安全管理的策略

1. 合理布局建筑设施　每个建筑体,必须设有灭火设备及火警报警装置;每个楼层必须有火灾应急通道、应急灯、防尘面罩;每个电路设备须保证设计合理、线路材料完好。定期对全体医护人员开展消防知识技能培训以及消防应急演练,保证人人知晓报警电话、应急预案、逃生路线、用电安全知识,掌握灭火设备的使用方法及逃生技巧等。

2. 规范管理各种仪器设备　加强设备器械管理是营造安全环境的前提和保障。定期检修维护各种仪器设备,定期巡查各种仪器设备运行是否正常,每台设备应有操作指引及应急状况处理流程,定期培训医护人员掌握各种仪器设备正确使用方法及其报警处理。

3. 规范管理易燃易爆易腐蚀物品　易燃的各种含酒精消毒剂,有腐蚀性的甲醛、甲苯、盐酸、含氯消毒剂等化学制剂等,必须定量、定点、上锁管理。"易燃、易腐蚀"等标识必须清晰醒目。氧气筒、中心供氧装置、氧气井须定期检修巡视,及时排除安全隐患。

4. 控制院内环境污染　严格执行消毒隔离制度是控制医院环境污染的主要手段。加强医院环境污染的监测和分析,对执行消毒隔离的相关护士进行培训,并进行质量监控,严格护士的手消毒及消毒剂的使用规范等。此外,医院应设有专门管理机构,对清洁工人、医疗垃圾回收员等进行培训、管理,并定期抽查病房卫生及消毒隔离情况,以减少院内环境污染的隐患。

Note:

三、患者安全管理

患者安全是医院管理永恒的主题,也是备受全球关注的大众健康议题。患者安全管理的目标是通过构建一个能使临床失误发生率最小、临床失误拦截率最大的健康服务系统,最大程度上规避、预防和改善健康服务导致的患者不良结果或损伤。患者安全概念的外延广泛,本节仅讨论护理工作中的患者安全。

（一）常见的患者安全问题

1. **医院感染控制问题**　医院感染在广义上来讲,是指患者在入院时和入院前不存在感染,而在住院期间遭受病原体侵袭引起的感染或是出院后出现的症状,是患者安全的严重威胁。在医院内,较易感染的部位分别为呼吸道、消化道、泌尿道、各类切口等。

2. **用药安全问题**　合理规范用药、正确实施给药、关注药物配伍禁忌、药品质量及效期管理、用药观察等各个环节,都与患者的身体健康乃至生命安全密切相关。

3. **仪器设备的安全问题**　医疗设备如果在使用过程中发生了任何问题,可能会导致患者财产损失甚至威胁其生命安全,导致严重的医疗纠纷。常见的仪器设备的安全问题有质量问题、违法违规使用、缺乏有效监管、人为扩大使用的适应证、缺乏维护和定期保养等。

4. **法律和护理规程问题**　医疗护理的相关法律法规、护理技术规范和操作流程以及医院内的各项规章制度都是每一位护士开展护理服务的标准和指南,必须严格执行。人为地更改、无视或违背临床护理诊疗技术规范,违反《护士条例》,无执照从事护理工作等都是非法的行为,会对患者安全造成威胁。

（二）患者安全管理的策略

1. **营造患者安全文化**　患者安全管理不仅是一种管理方法和形式,还应该是一种意识,一种深入人心的用来指导实践的思维模式和工作态度。要使患者安全成为一种自觉和主动的文化意识,需要领导的重视和支持以及医院所有部门共同努力。管理者应转变安全管理的理念,从责备犯错误的个体到把错误作为促进安全的机会。护理管理者要不断提高自己科学分析问题和解决问题的能力,通过学习和责任两个系统来分析,寻求护理安全管理的改进。其中,学习系统主要针对事件而言,关注发生什么、发生原因以及如何防范;责任系统则针对个人,关注这些人是否关注系统的安全问题,能否胜任安全工作。营造患者安全文化,还需要调动患方积极性,告知其是患者安全管理不可或缺的重要组成部分,逐步提升其在自我安全管理中的参与度,从而为营造患者安全管理文化助力。例如,护士在执行给药操作时,采取开放式提问患者姓名,请患者主动参与到给药安全管理中;或在跌倒预防的宣教中,告知患者已经发生的真实事例,提高患者对跌倒的关注度及防范意识等。

2. **建立健全护理安全管理体系**　对一切不安全事件如护理差错事故、护理投诉事件、护理意外事件、并发症等,进行分析、评估和预警,对护理服务全过程进行动态监测,制订、落实和跟进纠偏措施等。这一过程涉及信息收集、信息报告、信息公示、预警信息发布等一系列环节和方面,需要有健全的护理安全管理体系作保障。首先,需要遵循组织机构健全的原则,合理设置"护理部—科护士长—护士长"三级护理安全管理体系,并明确制订和落实"部—科—区"相应的工作标准和职责。其次,各级管理者需要采取科学的质量管理方法,如 PDCA 循环、品管圈活动等,从而持续改善患者的质量安全问题。最后,还要建立和完善医护团队的沟通机制,加强护患沟通管理,严格落实各项患者安全的规章制度,使患者安全管理工作落到实处。

3. **进行护理风险预警评估**　护理活动犹如一把双刃剑,为患者改善健康状况的同时,也可能造成各种损伤。患者安全管理就是将护理行为导致患者遭受损伤的可能性,即护理风险降到最低。而识别风险是这一管理工作的前提和基础,即采用系统化的方法,对人员、设备、材料、药品、环境、流程、规章和制度等因素进行判断、归类,鉴定和掌握护理工作中各个环节的风险。护理风险识别的主要方法包括:①呈报护理风险事件,正确收集相关的信息。②积累临床护理资料,全面掌握风险控制规律。

③分析护理工作流程,科学预测护理风险防范。由于护理服务过程中患者流动、设备运转和疾病护理等都是一个动态的过程,所以识别护理风险的实质是对护理风险的一个动态监测过程。护理风险明确后,各级管理者从各自的职责和任务出发,对人员、物品、环境、制度、流程等各方面的风险进行具体分析,评估风险的严重程度和发生频率,确定风险级别,做好预警,制订有效的防范措施并对执行情况进行检查和评价,使护理安全管理模式逐渐向预警防范与积极干预的前馈控制管理模式转变。例如,建立护理规章制度和护理质量标准,组织护士学习和培训,制订风险应急预案及落实演练,进行护理巡查和督导,加强信息沟通交流等。

4. 加强安全教育和培训　护理安全管理是一个持续不断的教育和干预过程,除了针对患者及家属开展不同形式的安全教育,鼓励他们参与到安全管理中,还要加强护士的培训和学习。护士教育和培训的重点除了安全意识、敬业精神、制度规范、法律法规等外,还应该注重培养护士的同情心、沟通交流能力、护理业务能力、风险的预知能力和应对能力等,赢得患者及其他相关人员的尊重和信赖的同时,能够防范风险和减少损失。

5. 应用患者安全技术　患者安全技术是指用来帮助医护人员减少临床失误和增进患者安全的各类技术的总称。目前,护理工作中常用的患者安全技术包括:

(1) 个人数字化辅助设备:如 PDA 移动护士工作站、移动查房等,实现床边生命体征录入、护理评估和护理记录等。

(2) 条形码系统:如二维条码腕带识别系统,口服药、输液、检验、治疗等二维码扫描系统,检验条形码管理系统等。

(3) 全自动口服药品摆药机:实现口服药自动摆药、自动分装、独立包装、自动打印及二维条码识别等综合功能于一体。

(4) 医生工作站和护士工作站:实现医嘱的开具、转抄、打印、执行、核对、校正等功能电子化综合处理;医疗及护理病历实时电子化书写,并实现与影像、检验系统的联网操作。

(5) 各类报警技术:如检验危急值在医生、护士工作站实时报警;护理病历生命体征预警报警技术。

(6) 患者监护系统:电子监护系统的集束化管理、全智能电子监护系统的管理等,可随时接收每个患者的生理信号,如脉搏、体温、血压、心电图等,定时记录患者情况构成患者日志。

6. 进行护理安全事件分析　护理安全事件分析的目的是预防或杜绝类似错误问题的再次发生。常用的方法有重大事件分析(significant event analysis,SEA)和根本原因分析(root cause analysis,RCA)。SEA 是对发生重大事件(不良事件、接近失误、差错和优良事件等)进行系统和详细的分析,以确定可以了解到的有关整体护理质量的信息,并指出可能导致未来改善的变化。SEA 需要切合实际,使其成为终身学习的手段,在没有责备的环境中进行。SEA 包括 7 个步骤:确定重大事件;收集和整理尽可能多的与事件相关的信息;召开聚焦教育的会议;进行结构化分析;监督改进行为的落实;形成事件分析报告;寻求基于同行评议的教育性反馈。如果 SEA 的结果提示存在组织水平上的安全事件,可根据事件对患者护理质量和安全存在或潜在的影响,决定是否进行 RCA,即由多学科的专业人员,针对选定的安全事件进行详尽的回溯性调查的一种分析技术,以揭示患者安全事故等的深层原因,并提出改进和防范措施。具体内容详见第九章。

7. 实施《患者安全目标》　为了加强风险管理,确保患者医疗护理安全,中国医院协会从 2006 年起连续发布了 6 版《患者安全目标》,对促进我国质量安全管理发挥了积极作用。《2021 年国家医疗质量安全改进目标》首次由国家卫生健康委员会发布,进一步强调患者安全的重要性。该目标具体包括:①提高急性 ST 段抬高型心肌梗死再灌注治疗率。②提高急性脑梗死再灌注治疗率。③提高肿瘤治疗前临床 TNM 分期评估率。④提高住院患者抗菌药物治疗前病原学送检。⑤提高静脉血栓栓塞症规范预防率。⑥提高病案首页主要诊断编码正确率。⑦提高医疗质量安全不良事件报告率。⑧降低住院患者静脉输液使用率。⑨降低血管内导管相关血流感染发生率。⑩降低阴道分娩并发症发生率。与此同时,国家卫生健康委员会还提出了3项要求:充分提高认识,强化目标导向,提升医疗质量安全管理水平;加强组织领导,创新工作机制,推动目标持续改进;加强工作交流,营造良好氛围,培育质量安全文化。护理管理者应将其与医院护理管理实践相结合,内化到护理管理的各个层面。

四、护士安全管理

护士安全属于医疗机构职业健康与安全范畴,主要涉及到护理工作场所中的各类安全问题。近十年来,由于社会发展过程中逐步积累起来的各种矛盾和医疗环境中的各种困难,导致医患关系紧张,医疗纠纷事件屡有发生。加之护士每天需做大量的护理和治疗操作,时常暴露在各种传播疾病的风险中,大量高密度、高强度的护理工作也对护士身心健康也造成了一定损害,因此我国护理界在护士安全管理方面做了大量的研究和探索。

（一）常见的护士安全问题

1. 生物性损伤　如接触各种细菌、病毒。

2. 化学性损伤　如常用消毒剂、化疗药物、医疗废物等造成的危害。

3. 物理性损伤　如锐器伤、负重伤、放射性损伤、温度性损伤。

4. 心理 - 社会损伤　如护患关系紧张、长期超负荷工作等造成的心理损害。

护士安全、环境安全和患者安全三者密切相关,相互影响。例如,护士长期超负荷工作,对护理技术规范和操作流程不重视,对患者安全和环境安全都将产生消极的影响;环境设施布局不合理,易使患者产生烦躁情绪,也易导致护士身心疲惫,增加护理失误发生的概率,进而威胁护士和患者安全;如果发生了护理不安全事件使患者安全受损,会导致患者对护士不信任,不遵从护理计划,损害护士安全的同时也可能对环境安全造成威胁。

（二）护士安全管理的策略

1. 完善护理职业防护体系　卫生行政部门建立健全护理职业防护规章制度,如职业暴露登记报告制度、职业暴露预防制度及职业暴露后处理制度等;医疗机构制订护理职业防护标准、操作流程、应急预案,如锐器回收流程、针刺伤应急预案等;护理部设立护理职业防护体系,形成职业防护网络,加强检查监督,不定期抽查护士职业防护措施落实情况。

2. 建立护理职业防护管理机制　把职业防护作为护理管理的一项重要内容,建立职业防范管理制度,通过护理部、科室和病区的三级管理结构,从护理工作规划、资源供给、实施、监督检查和评价等各个环节入手,建立护理职业防护管理机制,促进护士的职业安全。

3. 建立护士安全健康指引　建立护士安全健康指引,如预防呼吸道感染指引、预防消化道感染指引、预防血液和体液感染指引、预防化学药物损伤和锐器伤安全指引和处理流程、医疗废物处理安全指引和处理流程等,指导护士减少职业暴露,进行职业安全防护和科学应对。职业健康和安全是医护人员的个人权利,医护人员也肩负着增进职业健康和安全的个人责任。每位护士在临床工作中不能图工作方便而置职业安全与健康不顾,要严格落实各项安全健康指引。

4. 加强职业安全防护相关培训　加强对护士职业安全的培训和教育,提高护士安全防护意识,帮助他们掌握职业安全防护知识,开展标准预防,即假定所有患者血液、体液都有潜在感染性而采取的防护措施,使其充分认识职业暴露防范的重要性,提升职业暴露防范意识,增强职业暴露防护的自律性和日常工作的慎独性;同时,通过对各级护理人员的相关培训,不仅可以加强其对专业知识的掌握,使其善于利用各种防护器具对自身进行职业防护;还可以使其学习医院暴力自我保护方法,提升自身应对和处理风险事件的能力。

5. 合理配置护理人力　护理管理者应有效、合理利用现有人力资源,进行合理配置,使之与临床实际工作量相匹配。根据护士的自身条件、业务能力、工作资历、管理能力等合理搭建人员梯队,对护士分层次使用;制订人员调配预案,实行弹性排班,制订备班制度,根据不同时段护理工作量的变化,动态安排护士人数,如中午班、夜班、医疗高峰时要增加人员,以多种方式解决护理人力资源不足的问题,减轻护士工作负荷。

6. 营造良好工作氛围 护士由于其职业的特殊性,不得不暴露于各种各样的高危因素之中。各级管理者必须明确护士和患者安全之间的关系,牢固树立以人为本的思想,正确处理成本控制与护士职业安全防护的关系,努力提供符合职业安全要求的设备、器材和工作环境,使护士健康安全地工作。护理管理者还要从护士的工作、学习、生活出发,营造和谐、奋进、有序的工作氛围,帮助护士建立起有效的压力管理和应对措施,把自己的心理调节到最佳状态,以适应不断变化的医疗环境,减少职业心理伤害的发生。

 ──── 导入情境分析 ────

对本章的导入情境进行分析,加强实习生针刺伤的控制管理,可以从 3 个主要方面着手。①前馈控制:建立锐器伤预防和处理流程;加强临床带教老师和实习生针刺伤相关防护知识的培训;提供充足的防护用品,如手套、纱布等;使用安全的注射工具,如自动毁形的注射器、无针系统等。②过程控制:在查房的过程中,及时指出并纠正带教老师和实习生回套针头、徒手传递锐器、手持锐器随意走动等不良工作习惯。③反馈控制:一旦发生锐器伤,及时指导实习生严格按"一挤二冲三消毒四报告五核查"的流程进行处理,并进行持续监测、追踪及处理。

(曾铁英)

思 考 题

1. 控制的过程有哪些基本步骤?
2. 前馈控制、过程控制和反馈控制之间有什么区别和联系?
3. 有效控制系统具备哪些特征?
4. 控制的功能是什么?
5. 控制有哪些基本原则?

案例分析题

工作积极的小张有错吗?

[**案例介绍**]

某新入职护士小张,工作十分主动积极,什么脏活累活都抢着干,为了不给当班老师添麻烦,她独自给 5 床患者林某某进行 PICC 管道常规维护,操作不慎,将患者的 PICC 管道拽出了 2cm。

[**问题提出**]

1. 认真分析导致该非计划性管道脱出的主要原因,帮助该病区护士长发现护理安全隐患。
2. 从管理者角度,你对该病区护理安全有何意见和建议?

[**分析提示**]

案例分析思考要点:①非计划性管道脱出事件的主要原因是低年资护士无操作资质,执行了对操作者有准入要求的护理操作。②护士长在病区护理安全管理中,应该抓住关键人员(新护士)的关键环节(有准入要求的护理操作)进行控制。

护理质量管理

09章 数字内容

────────── 学 习 目 标 ──────────

知识目标：

1. 掌握护理质量管理的概念、过程和方法。

2. 熟悉护理质量管理的基本原则。

3. 了解护理质量管理的基本标准。

能力目标：

1. 能结合临床案例，正确运用 PDCA 循环制订护理质量管理方案。

2. 能正确应用护理敏感质量指标，结合临床实践进行护理质量评价。

素质目标：

具有科学化、标准化、规范化护理质量管理的专业精神。

导入情境与思考

如何解决老年住院患者口服用药问题

某三甲医院心内科的收治对象主要是冠心病和高血压患者,口服给药是该类患者的主要治疗手段之一。近一个月来,病区护士长向护理部报告了多起口服药物相关的护理不良事件,如患者忘记服用口服药物、错服药、药品遗失、未按规定时间服药等。经护理部负责人了解,该科收治患者中以老年人居多,时常发生老年患者口服用药的一些问题,且该类现象在内分泌科、神经内科等老年患者多且口服给药方式较多的科室普遍存在。

请思考:

如何采用护理质量管理方法,规范老年住院患者口服用药管理?

护理质量管理是医院管理的重要方面,护理质量直接影响医疗质量、患者安全、社会形象和经济效益等。因此,如何把握护理质量管理的重点,确保护理质量的稳步提升,是医院护理工作的主要目标。护理质量管理是应用质量管理的基本原理和方法,对构成护理质量的各要素进行计划、组织、控制与持续改进,以保证护理工作达到既定的标准,满足并超越服务对象需要的过程。护理质量管理是护理管理的核心内容,也是临床护理工作的永恒主题。

第一节　质量管理概述

一、质量管理的相关概念

1. **质量**(quality)　又称为"品质"。在管理学中被定义为产品或服务的优劣程度。国际标准化组织(ISO)对质量的定义:反映实体满足明确和隐含需要的能力的特性总和。质量一般包含3层含义:规定质量、要求质量和魅力质量。规定质量是指产品或服务达到了预定的标准;要求质量是指产品或服务的特性满足了顾客的要求;魅力质量是指产品或服务的特性超出了顾客的期望。

2. **质量管理**(quality management)　是为了使产品、过程或服务满足质量要求,达到顾客满意而开展的策划、组织、实施、控制、检查、审核及改进等有关活动的总和。质量管理的核心是制订、实施和实现质量方针与目标,质量管理的主要形式是质量策划、质量控制、质量保证和质量改进。它是全面质量管理的中心环节。

3. **质量体系**(quality system)　指为实施质量管理所构建的组织结构、实施程序和所需资源的总和。质量体系是质量管理的基础,按体系目的可分为质量管理体系和质量保证体系两大类。

4. **质量控制**(quality control)　是指为达到质量要求所采取的贯穿于质量管理整个过程的操作技术和监控活动。质量控制对影响质量的各环节、各因素制订相应的监控计划和程序,对发现的问题和不合格情况进行及时处理,并采取有效的纠正措施。质量控制强调满足质量的要求,着眼于消除偶发性问题,使服务体系保持在既定的质量水平。

5. **质量改进**(quality improvement)　是为了向本组织及其顾客提供增值效益,在组织范围内采取措施提高质量效果和效率的活动过程。质量改进的目的是对某一特定的质量水平进行变革,使其在更高水平下处于相对平衡的状态。如护理质量持续改进,就是为了使护理质量不断提高而开展的质量改进的持续循环活动。

6. **护理质量管理**(management of nursing quality)　是指按照护理质量形成的过程和规律,对构成护理质量的各要素进行计划、组织、协调和控制,以保证护理工作达到规定的标准和满足服务对象需要的活动过程。开展护理质量管理,应注意以下要点:第一,必须建立完善的护理质量管理体系,并使之有效运行;第二,要制订合理的护理质量标准,使得管理有据可循;第三,要对护理过程中构成护理质量的各要素,按标准进行质量控制;第四,在护理质量管理过程中,各个环节相互制约、相互促进、不断循环、周而复始,质量逐步提高,形成一套质量管理体系和技术方法。

质量是医院的生命线,是医院生存与发展的基石,护理质量是医疗质量的重要组成部分,要用先进的理念对护理质量的全过程进行管理及控制。在质量管理过程中,质量体系的构建是质量管理的前提和基础,也是实现护理质量管理层层职能明、事事条理清、环环相连接的重要途径。美国管理大师威廉·戴明曾说:"产品质量是生产出来的,不是检验出来的",所以要让护理质量管理成为大家的自觉行动,才能从根本上保证护理质量得到持续改进和提升。

二、质量观的演变

质量观(quality concept)是人们对质量的认识与看法。人们对质量的认知是一个发展变化的过程,经历了四个不同的阶段。

(一)"符合性质量"阶段

该理念始于20世纪40年代,基本观点是——质量以符合现行标准的程度作为衡量依据。"符合标准"就是合格的产品,符合的程度反映了产品质量的水平。当确定的产品规格标准可以被有效地检查时,才能确定其产品的符合度。因此,使用"符合性质量"概念更适合于描述产品的标准化程度。

(二)"适用性质量"阶段

该理念始于20世纪60年代,基本观点是——质量应该以适合顾客需要的程度作为衡量的依据,就是从使用产品的角度来定义产品质量。从"符合性"到"适用性",反映了人们在对质量的认识过程中,已经开始把顾客需求放在首要位置。两者根本的区别:前者是以明确的规格作为生产过程中的检查标准;后者则认为衡量产品最终的质量标准不仅是产品的规格,还应该包括客户"隐含"的期望。

(三)"满意性质量"阶段

该理念产生于20世纪80年代。这一时期提出的"全面顾客满意"概念将质量管理带入了一个新的阶段,即全面质量管理(total quality management)阶段。全面质量管理的理念是组织应该以"全面顾客满意"为核心,涉及组织运行的全部过程,组织的全体员工都应具有质量管理的责任。全面顾客满意不仅体现在产品整个生命周期中所有用户的满意,还应包括组织本身的满意,并能与自然、社会环境相适应。

某种程度上,质量管理已经不再局限于质量职能领域,而演变为一套以质量为中心,综合的、全面的管理方式和理念。全面质量管理活动的兴起使质量管理更加完善,并成为一种新的科学化管理技术,目前举世瞩目的ISO 9000族质量管理标准、美国波多里奇奖、日本戴明奖等各种质量奖等,都是以全面质量管理的理论和方法为基础的。

(四)"卓越性质量"阶段

"卓越性质量"的核心是"零缺陷"。"零缺陷"管理的主旨是采取预防控制和过程控制,通过流程设计、优化与持续改进,达到零缺陷生产、降低成本、提高生产率和市场占有率以及顾客满意度和忠诚度的目的。六西格玛(6 Sigma)管理是"零缺陷"质量管理思想在实践中的具体应用。20世纪90年代,摩托罗拉、通用电气等世界顶级企业相继推行六西格玛管理,逐步确立了全新的卓越性质量观念。六西格玛的质量标准中,它的合格率达到99.99 966%,即每100万次操作或服务机会中仅有3.4次错误,这几乎趋近到人类能够达到的最为完美的境界,因此称为卓越质量。

纵观人类质量观的演变史,如果说"符合性质量"和"适用性质量"是为了防止顾客不满意,那么"满意性质量"和"卓越性质量"则是为了创造顾客的满意度和忠诚度。

Note:

第二节　护理质量管理概述

护理质量管理是护理管理的核心,也是护理管理的重要职能,直接反映护理工作的内涵和特点。护理质量不仅取决于护士的综合素质和技术水平,而且与护理管理方法和管理水平密切相关。科学、有效、严谨、完善的管理不仅是促进护理质量不断提高的重要保证,更是为患者提供安全护理的重要保障。因此,如何为患者提供全面、系统、高质量的护理服务,满足他们的需求,是护理管理者面临的主要任务。

一、护理质量管理的基本原则

1. **以患者为中心原则**　患者是医疗护理服务的中心,是医院赖以存在和发展的基础。以患者为中心的原则强调:无论是临床护理工作流程设计、优化,护理标准制定,还是日常服务活动的评价等管理活动中都必须打破以工作为中心的模式,建立以尊重患者人格,满足患者需求,提供专业化服务,保障患者安全的文化与制度。

2. **预防为主原则**　在护理质量管理中树立"第一次把事情做对(do things right at the first time)"的观念,对形成护理质量的要素、过程和结果的风险进行识别,建立应急预案,采取预防措施,降低护理质量缺陷的发生。应尽量采用事前控制的方式,防微杜渐,要知道质量是做出来的而不是检查出来的。

3. **全员参与原则**　护理服务的各环节和每个过程都是护士劳动的结果,各级护理管理者和临床一线护士的态度和行为直接影响着护理质量。因此,护理管理者必须重视人的作用,对护士进行培训和引导,增强护士的质量意识,使每一位护士能自觉参与护理质量管理工作,充分发挥全体护士的主观能动性和创造性,不断提高护理质量。例如,品管圈管理,就是发挥全体护士、特别是临床一线护士的积极性,进行质量管理。

4. **循证决策原则**　有效的决策必须以充分的数据和真实的信息为基础。护理管理者要充分运用循证方法和统计技术,一方面要基于科学的证据,一方面要对护理质量的结构、过程及结果进行测量和监控,分析各种数据和信息之间的逻辑关系,寻找内在规律,比较不同质量控制方案优劣,这是避免决策失误的重要原则。近年来,护理管理者通过不良事件的采集、分析,获得护理质量管理的基本数据,秉承循证理念创造证据,并基于证据提出解决方案,就是遵循了循证决策的原则。

5. **持续改进原则**　持续改进是指在现有服务水平上不断提高服务质量及管理体系有效性和效率的循环活动。护理质量没有最好,只有更好,要强化各层次护士,特别是管理层人员追求卓越质量的意识,以追求更高的过程效率和有效性为目标,主动寻求改进机会,确定改进项目,而不是等出现了问题再考虑改进。

二、护理质量管理的基本标准

(一)标准及标准化的概念

1. **标准(standard)**　是为在一定范围内获得最佳秩序,对活动或其结果规定共同的和重复使用的规则、导则或特性的文件。它以科学技术和实践经验为基础,经有关方面协商同意,由公认的机构批准,以特定的形式发布,具有一定的权威性。我国的标准分为政府主导制定和市场自主制定两大类,其中政府主导制定的标准包括强制性国家标准、推荐性国家标准、推荐性行业标准、推荐性地方标准,市场自主制定的标准包括团体标准和企业标准。

2. **标准化(standardization)**　是为在一定范围内获得最佳秩序,对实际的或潜在的问题制定共同和重复使用规则的活动,包括制定、发布、实施和改进标准的过程。标准化过程不是一次完结,而是不断循环螺旋式上升的;每完成一次循环,标准水平就提高一步。标准化的基本形式包括:简化、统一化、系列化、通用化和组合化。

（二）护理质量标准的概念及分类

1. 护理质量标准（nursing quality standards）　是依据护理工作内容、特点、流程、管理要求、护士及服务对象的需求和特点制定的护士应遵守的准则、规定、程序和方法。护理质量标准由一系列具体标准组成，如在医院工作中，各种条例、制度、岗位职责、医疗护理技术操作常规均属于广义的标准。《护士条例》《病历书写基本规范》《综合医院分级护理指导原则（试行）》《常用临床护理技术服务规范》等，均是正式颁布的国家标准。

2. 护理质量标准分类　护理质量标准目前没有固定的分类方法。依据使用范围分为护理业务质量标准、护理管理质量标准；根据使用目的分为方法性标准和衡量性标准，其中方法性标准包括质量计划标准（如质量工作计划、技术发展规划）、质量控制标准（如患者满意率、不良事件上报率）、工作实施标准（如护士工作职责、技术操作规范），衡量性标准即质量评价标准（如跌倒风险评估率、基础护理合格率）；根据管理过程结构分为要素质量标准、过程质量标准和终末质量标准。要素质量标准、过程质量标准和终末质量标准是不可分割的标准体系，下面具体阐述：

（1）要素质量标准：要素质量是指构成护理工作质量的基本元素。要素质量标准既可以是护理技术操作的要素质量标准，也可以是管理的要素质量标准，每一项要素质量标准都应有具体的要求。例如，三级综合医院评审标准中对临床护理质量管理与改进的具体要求：根据分级护理的原则和要求建立分级护理制度质量控制流程，落实岗位责任制，明确临床护理内涵及工作规范；有护理质量评价标准和考核指标，建立质量可追溯机制等。

（2）过程质量标准：过程质量是各种要素通过组织管理所形成的各项工作能力、服务项目及其工作程序或工序质量，它们是一环套一环的，所以又称为环节质量。在过程质量中强调协调的护理服务体系能保障提供高效、连贯的护理服务。在临床护理工作中，入院出院流程、检查流程、手术患者交接、诊断与治疗的衔接，甚至是某项具体的护理技术操作，都涉及过程质量标准的建立。

（3）结果质量标准：护理工作的终末质量是指患者所得到护理效果的综合质量。它是通过某种质量评价方法形成的质量指标体系。例如，住院患者是以重返率（再住院与再手术）、死亡率（住院死亡与术后死亡）、安全指标（并发症与患者安全）三个结果质量为重点。这类指标还包括患者及社会对医疗护理工作满意率等。

（三）护理质量标准化管理

护理质量标准化管理，就是制订护理质量标准，执行护理质量标准，并不断进行护理标准化建设的工作过程。

1. 制定护理质量标准的原则

（1）客观性原则：没有数据就没有质量的概念，因此在制定护理质量标准时要用数据来表达，对一些定性标准也尽量将其转化为可计量的指标。

（2）科学性原则：制定护理质量标准既要符合法律法规和规章制度要求，又要满足患者的需要；护理工作对象是人，任何疏忽、失误或处理不当，都会给患者造成不良影响或严重后果。因此，要以科学证据为准绳，在循证的基础上按照质量标准形成的规律结合护理工作特点制定标准。

（3）可行性原则：从临床护理实践出发，掌握医院目前护理质量水平与国内外护理质量水平的差距，根据现有护士、技术、设备、物资、时间、任务等条件，制定切实可行的护理质量标准和具体指标。制定标准值时应基于事实又略高于事实，即标准应是经过努力才能达到的。

（4）严肃性和相对稳定性原则：在制定各项护理质量标准时要有科学的依据和群众基础，一经审定，必须严肃认真地执行。凡强制性、指令性标准应真正成为质量管理的法规；其他规范性标准，也应发挥其规范指导作用。因此，需要保持各项标准的相对稳定性，不可朝令夕改。

2. 制定护理质量标准的方法和过程　制定护理标准的方法和过程可以分为以下四个步骤：

（1）调查研究，收集资料：调查内容包括国内外有关护理质量标准资料、相关科研成果、实践经验、技术数据的统计资料及有关方面的意见和要求等。调查方法要实行收集资料与现场考察相结合、典型调查与普查相结合、本单位与外单位相结合。

（2）拟定标准，进行验证：在调查研究的基础上，对各类资料、数据进行深入分析、归纳和总结，然后初步形成护理质量管理标准。初稿完成后应与护理质量管理专家及临床一线护士进行讨论，征求意见、建议，论证其科学性及可行性等，形成试行稿。然后在小范围内进行试验，进行护理质量标准的可操作性测试，测试后根据结果再次修订，形成最终的质量标准。

（3）审定、公布、实行：根据不同质量标准的类别，对拟定的护理质量标准报相关卫生行政主管部门或医院进行审批，公布后在一定范围内实行。

（4）标准的修订：随着护理质量管理实践的不断发展，原有的标准不能适应新形势的要求，此时就应该对原有质量标准进行修订或废止，制定新的标准，以保证护理质量的不断提升。护理管理人员应定期开展对标准的复审及修订工作。

护理质量标准是护理管理的重要依据，它不仅是衡量护理工作优劣的准则，也是护士工作的指南。建立系统的、科学的和先进的护理质量标准与评价体系，有利于提高临床护理质量，保证患者安全。

三、护理质量管理的过程

（一）建立质量管理体系

健全的质量管理体系是保证护理质量持续改进的前提和关键。护理质量管理体系是医院质量管理体系的一部分，应与医院质量管理体系同步建立。一般来说，根据医院规模和护理部的管理模式，应建立护理部—科护士长—护士长三级护理质量管理体系或护理部—护士长两级护理质量管理体系，并根据需求设立护理质量管理办公室负责日常工作，明确规定每个护士在质量工作中的具体任务、职责和权限，充分发挥各级护理管理人员的职能。只有这样，才能有效地实施护理管理活动，保证服务质量的不断提高。

（二）制定质量标准

护理质量标准是规范护士行为和评价护理质量的依据。护理管理者的一个重要任务就是建立护理质量标准，并根据实际情况的变化不断更新护理质量标准。应以患者需求为导向，以科学发展观为指导，依据国家、部门或行业标准，结合各医院的实际情况制定一系列护理质量标准。制定标准的原则和步骤上文已陈述，但需注意：单位、地区标准要服从于国家和行业标准，可以高于但不能低于国家和行业标准。

（三）进行质量教育

护士的质量意识和观念将直接影响护理行为活动及结果，因此，要做好护理质量管理工作，关键在于提高护士的质量意识。护理管理人员要在各个层面加强质量教育：一方面，要不断增强全体护士的质量意识，使护士的质量观念与医学模式的发展相适应，认识到自己在提高质量中的责任，明确提高质量对整个社会和医院的重要作用；另一方面，要有步骤地开展护理质量标准和质量管理方法的教育，提升护士对质量标准的执行能力，促使护士掌握和运用质量管理的方法和技术，并帮助她们应用于临床实践，不断地提高护理工作质量。

（四）实施全面质量管理

通过质量教育环节，各级护理管理者和护士已经认真学习并充分了解了质量标准的内容，掌握了质量标准的要求，就应实施全面护理质量管理。首先，要促使大家自觉执行标准，保证质量标准的落实；其次，建立质量可追溯机制，利用标签、标识、记录等对服务进行唯一标识，以防物质误用和出现问题时能追查原因，如灭菌物品的追溯系统；再次，建立监督检查机制，各级护理管理者应按质量标准要求进行监控，随时纠正偏差，可采用定期与不定期检查相结合的方式；最后，对于质量管理的方法和技术难题、临床突发事件等，开展质量管理的指导工作。

（五）评价与持续改进

评价是不断改进护理质量管理，增强管理效果的重要途径。评价一般指衡量所定标准或目标是否

Note:

实现或实现的程度如何,即对一项工作成效大小、工作好坏、进度快慢、对策正确与否等方面做出判断的过程。评价贯穿工作的全过程,不应仅在工作结束之后。质量评价结果要通过向上反馈、平行反馈、向下反馈等形式告知相关的单位、部门和个人,有利于质量工作的改进,也为护理质量持续改进奠定基础。

第三节　护理质量管理方法

常用的护理质量管理方法有 PDCA 循环、根本原因分析法、临床路径和追踪法等。其中 PDCA 循环是护理质量管理最基本的方法,以 PDCA 循环为基本方法,护理管理者不断借鉴和应用现代企业质量管理的方法和工具改进和取代传统的经验性管理,不断衍生和研发适用性更强的管理工具,使得护理质量管理从方法学上更加科学化、规范化和精细化。

一、PDCA 循环

(一) PDCA 循环的概念

PDCA 循环(PDCA cycle)　由美国质量管理专家爱德华·戴明(W. Edwards Deming)于 1954 年提出,又称"戴明环"(Deming cycle),是一种迭代的管理方法,是全面质量管理所应遵循的科学程序。包含 4 个阶段,即计划(plan)—实施(do)—检查(check)—处理(action),是一种程序化、标准化、科学化的管理方式。由于 PDCA 循环发现问题和解决问题的本质,其作为质量管理的基本方法,已经广泛应用于医疗和护理领域的各项工作中,适用于一切循序渐进的管理工作。

(二) PDCA 循环的发展

PDCA 循环在商业、教育和医疗等领域应用广泛。20 世纪 80 年代,我国医院管理领域开始逐步应用 PDCA 循环,早期多用于医疗区域划分、人力资源配置、医疗物资管理等工作,近年来开始全面用于医疗质量管理。例如,三级甲等医院评审标准的制定整体遵循了 PDCA 循环的原理,发挥了其质量管理全面、支持长期循环问题处理的优势,通过质量管理计划的制订及组织实施的全过程,实现了医疗质量和安全的持续改进。

目前,PDCA 循环已经逐步发展成为医院管理的最基本方法,也已成为护理质量管理遵循的基本原理。例如,在患者的护理过程中,根据不同患者对护理的需求,制订护理计划,检查计划执行情况,提出改进建议,持续改进护理计划,达到完善护理方案的目的。

(三) PDCA 循环的实施

每一次 PDCA 循环都要经过 4 个阶段,8 个步骤,如图 9-1 所示。

1. 计划阶段　第一步,分析质量现状,找出存在的质量问题;第二步,分析产生质量问题的原因或影响因素;第三步,找出影响质量的主要因素;第四步,针对影响质量的主要原因研究对策,制订相应的管理或技术措施,提出改进的行动计划,并预测实际效果。解决问题的措施应具体而明确,回答 5W1H 内容。

2. 实施阶段　按照预定的质量计划、目标、措施及分工要求付诸实际行动。此为 PDCA 循环的第五步。

3. 检查阶段　根据计划要求,对实际执行情况进行检查,将实际效果与预计目标进行对比分析,寻找和发现计划执行中的问题并进行改进。此为 PDCA 循环的第六步。

4. 处置阶段　对检查结果进行分析、评价和总结。它是第一次循环的结束也是下一个循环的开端,需要明确已解决什么具体问题,还有哪些具体问题有待解决,

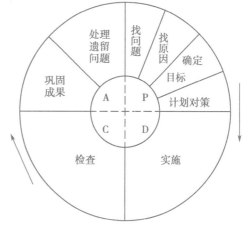

图 9-1　PDCA 循环 8 个步骤

具体分为两个步骤进行:第七步,把成果和经验纳入有关标准和规范之中,巩固已取得的成果,防止不良结果再次发生;第八步,把没有解决的质量问题或新发现的质量问题转入下一个PDCA循环,为制订下一轮循环计划提供资料,并建立长效机制。

PDCA循环的基本原理是迭代,即一旦某个假设被确定(或否定),便再次执行循环,以进一步扩展已知的知识。以上四个阶段不是运行一次就结束,而是周而复始的进行,大环带小环,阶梯式上升。原有的质量问题解决了,又会产生新的问题,问题不断产生又不断被解决,PDCA循环不停地运转,重复PDCA循环可以无限接近既定的质量管理目标,这就是护理质量持续改进的过程。

（四）PDCA循环的特点

1. 系统性　PDCA循环作为科学的工作程序,从结构看循环的4个阶段是一个有机的整体,缺少任何一个环节都不可能取得预期效果,比如计划不周,会给实施造成困难;有工作布置无后续检查,结果可能会不了了之;不注意将未解决的问题转入下一个PDCA循环,工作质量就难以提高。

2. 关联性　PDCA循环作为一种科学的管理方法,适应于各项管理工作和管理的各个环节。从循环过程看,各个循环彼此关联,相互作用。护理质量管理是医院质量管理循环中的一个子循环,与医疗、医技、行政、后勤等部门质量管理子循环共同组成医院质量管理大循环。而各护理单元又是护理质量管理体系中的子循环。整个医院运转的绩效,取决于各部门、各环节的工作质量,而各部门、各环节必须围绕医院的方针目标协调行动。因此,大循环是小循环的依据,小循环是大循环的基础。通过PDCA循环把医院的各项工作有机地组织起来,达到彼此促进,持续提高的目的(图9-2)。

3. 递进性　PDCA循环作为一个持续改进模型,从结果看是阶梯式上升的。PDCA循环不是一种简单的周而复始,也不是同一水平上的循环。每次循环,都要有新的目标,都能解决一些问题,就会使质量提高一步,接着又制订新的计划,开始在较高基础上的新循环。这种阶梯式的逐步提高,使管理工作从前一个水平上升到更高一个水平(图9-3)。

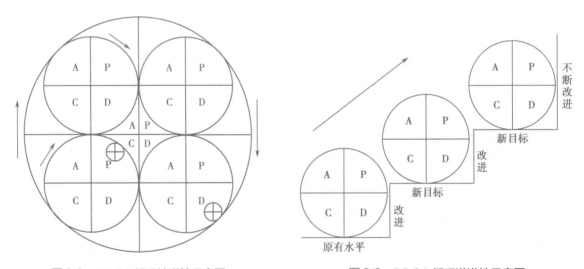

图9-2　PDCA循环关联性示意图　　　　　图9-3　PDCA循环递进性示意图

但是,PDCA循环中不包含人的创造性内容,易导致惯性思维。由于在质量管理实践中,须时刻捕捉敏感问题,提高创新能力,许多新的管理方法在PDCA循环基础上衍生并发展,如目前临床中使用的品管圈(quality control circle,QCC),即是对PDCA循环的重要延续和补充,弥补了PDCA循环中创造性内容的缺失。

二、根本原因分析法

（一）根本原因分析法的概念

根本原因分析法(root cause analysis,RCA),简称根因分析,是一个系统化的问题处理过程,包括确定和分析问题原因,找出问题解决方法,并制订问题预防措施,主要用于系统及流程的问题探讨。RCA 是一种回溯性失误分析方法,常用于医疗不良事件分析。

（二）根本原因分析法的发展

RCA 是一种质量结构探询程序,最早在 1979 年应用于美国海军潜艇操作系统的质量控制,随后在航空安全、核工业等领域广泛应用。RCA 的理论基础来源于 1990 年由曼彻斯特大学精神医学詹姆斯·瑞森教授（James Reason）提出的瑞士乳酪理论（Swiss cheese model）,又称为"REASON 模型",该理论阐述了系统可以看成是一个多层的瑞士乳酪,每一层乳酪代表一个环节,也就是一道防线,上面散布着大小不一的洞,表示该环节的漏洞,即潜在失误。光线能够穿过多层乳酪上的洞,意味着在一系列潜在失误的共同作用下,最后导致差错事件的发生。由此可见,潜在失误的存在是差错事件的重要条件,而且潜在失误容易诱发失误,修复潜在失误更能有效创造安全、稳定的环境。

1997 年,美国医疗机构联合评审委员会引用了该方法,要求参加评审的医院建立医疗不良事件根本原因分析机制。目前,RCA 在国外医疗机构的长期照护、急诊急救、居家护理等护理安全管理领域已成熟应用。在我国,传统的护理安全管理模式常将错误或意外归咎于护士的个人安全行为与防范意识,并强调教育与训练的作用,却容易忽略非常重要的系统失误因素是否得到控制。随着 RCA 在医院管理领域的引入和不断发展,2008 年起我国学者陆续将该方法应用于护理不良事件的管理,逐渐推动护理质量管理向挖掘系统原因、寻找系统和流程中的风险和缺点并加以改善的方向发展。RCA 为护理管理者提供了一种系统、科学的护理安全管理新方法,对保障患者安全、减少护理不良事件有重大意义,但由于该方法的执行同时存在时间、人力资源、数据等方面的局限性,RCA 的应用在国内尚未得到广泛推广,仍有待学者进一步研究。

（三）根本原因分析法的实施

RCA 的核心是一种基于团体的、系统的、回顾性的不良事件分析方法,通过从错误中反思、学习及分享经验,做到改善流程、事前防范,从多角度、多层次提出针对性预防措施,而不是仅仅关注问题的表征。RCA 的目的只有一个,即透过"症状因",找到"根本因",进而找到"根本解",从根本上解决问题,实施一般包括 4 个阶段。

1. **准备阶段**　由医院护理部牵头组建 RCA 工作小组。工作小组的成员构成及人数,应根据不良事件的性质及严重程度确定,可根据情况挑选具有 RCA 理论知识与经验、具有一定组织能力和解决问题能力的成员 2~10 人,成员尽可能选择来自不同的科室的人员,便于在分析问题过程中拓展思路。

2. **调查阶段**　事件调查主要是为了给后续分析提供佐证,尽可能真实地还原事件过程。调查内容包括查阅相关病历、保存记录及访谈当事医护人员,访谈内容包括发生的时间、地点、经过、工作流程等,如果发生的事件与操作流程相关,还应评估事件发生时的执行是否与标准流程一致。可采用叙事时间表、时间表、时间序列表等工具来确认事件发生的先后顺序。相关资料最好在事件发生后尽快收集,以免淡忘重要细节。

3. **分析阶段**

（1）制订临时防范措施:根据不良事件的性质,工作小组决定是否在重新修订防范措施前立即采取临时性防范措施,及时介入,避免问题进一步扩散或产生更为严重的后果。虽然不良事件的发生常看似偶然,却往往呈现多层面问题,如何从中确定优先考虑和分析的问题,是该阶段的重要工作。

（2）确认根本原因:此阶段在于更深层次的探索和挖掘,以确认问题的根本原因,可采用头脑风暴法、因果分析图法、差异分析法和名义团体法等方法。根本原因的判断可根据以下 3 点进行分析:根本原因不存在时,事件不会发生;根本原因被矫正或被排除,不良事件不会因为相同诱发因素而再发生;根本原因被矫正或被排除,不会再有类似事件发生。

4. **实施阶段**　制订并执行改善计划或防范措施。根据确认的根本原因,制订可操作、标准化的改善计划及防范措施,并督促执行,防止类似事件的再次发生,并在实践中进一步改进,方案执行可结合 PDCA 循环进行。

三、临床路径

(一) 临床路径的概念

临床路径(clinical pathway, CP)是由临床医师、护士及支持临床医疗服务的各专业技术人员共同合作为服务对象制订的标准化诊疗护理工作模式,同时也是一种新的医疗护理质量管理方法。

临床护理路径(clinical nursing pathway, CNP)是临床路径的一种,是包含了循证医学、整体护理、健康教育以及持续质量改进在内的标准化护理方法。有学者也将其定义为关键路径、综合护理路径、护理路径和护理地图等,CNP 与 CP 在实施和制订中多有相似之处,但 CNP 不仅关注医嘱类项目,更侧重从心理、生理、社会支持等方面促进患者康复。

(二) 临床路径的发展

20 世纪 80 年代初,美国政府为了遏制医疗费用不断上涨的趋势和提高卫生资源的利用率,以法律的形式实行了以诊断相关分类为付款基础的定额预付款制(DRGs-PPS)。1990 年,美国波士顿新英格兰医疗中心医院选择了 DRGs 中的某些病种,在住院期间按照预定的诊疗计划开展诊疗工作,既可缩短平均住院天数和节约费用,又可达到预期的治疗效果。此种模式提出后受到了美国医学界的高度重视,逐步得到应用和推广,后来这种模式被称为临床路径。之后,美国大部分医疗机构相继采用临床路径,英国、澳大利亚、日本、新加坡等国的应用也逐渐增加。

1996 年,临床路径引入我国,北京、天津、重庆、成都等地的大型综合性医院开始对部分病种进行临床路径的试点研究。2002 年在北京召开了"临床路径研讨会",同年出版《临床路径实施手册》。2009 年,卫生部制定了《临床路径管理指导原则》,在 50 家医院开展临床路径管理试点工作;2017 年,国家卫生和计划生育委员会、国家中医药管理局组织对《临床路径管理指导原则》进行了修订,形成了《医疗机构临床路径管理指导原则》,截止目前已制定呼吸内科、消化内科等 22 个专业 700 多个病种的临床路径。

我国临床护理路径研究和实践始于 2000 年,早期多以外科疾病为主,后期逐步在内、外、妇、儿科疾病护理及心理护理、健康教育、临床教学等多个领域凸显出应用价值。临床护理路径的引入,使护士的工作更有计划和预见性,使护理过程更为规范化和标准化,使患者更加了解自己的护理计划,形成了主动护理与主动参与相结合的护理工作模式,对推动临床护理实践向标准化、高效化、精准化发展具有重要意义。

(三) 临床路径的实施

临床路径的实施过程是按照 PDCA 循环模式进行的,包括以下几个阶段:

1. **前期准备**　成立临床路径实施小组,如路径实施小组可分为管理组和执行组,管理组由科主任和护士长组成,负责协调相关部门及人员合作;执行组由责任医生、责任护士等组成,负责收集基础信息,分析和确定实施临床路径的病种或手术。一般来说,临床常见、发病率高、诊断明确、治疗简单、住院时间和费用差异性小、诊疗过程可控性强的病种较适合实施临床路径。

2. **制订临床路径**　制定临床路径方法主要为专家制定法、循证法和数据分析法。制定过程中需要确定流程图、纳入标准、排除标准、临床监控指标与评估指标、变异分析等相关的标准,最终形成临床路径医生、护士和患者版本。各版本内容基本相同,但各有侧重,详略程度和使用范围有所不同,这也可以增进医护人员与患者的沟通,有利于患者参与监控,保证临床路径措施的落实。在临床路径管理模式下,医护关系发生了根本的变化,由从属配合关系变为平等合作关系,护士成为执行临床路径团队的核心成员之一。

3. **实施临床路径**　按照既定路径在临床医疗护理实践中落实相关措施。在执行临床路径过程中,护理活动可归纳为监测评估、检验、给药、治疗、活动护理、饮食护理、排泄护理、护理指导、出院规划、评价等项目。

4. **测评与持续改进**　评估指标可分为以下 5 种:年度评估指标(平均住院天数及费用等)、质量评估指标(合并症与并发症、死亡率等)、差异度评估指标(医疗资源运用情况等)、临床成果评估指标(降

Note:

低平均住院天数、降低每人次的住院费用、降低资源利用率等）及患者满意度评估指标（对医生护士的诊疗技术、等待时间、诊疗环境等）。根据 PDCA 循环的原理，定期对实施过程中遇到的问题以及国内外最新进展，结合本医院的实际，及时对临床路径加以修改、补充和完善。

（四）临床路径的变异处理

临床路径的变异是指按纳入标准进入路径的个别患者，偏离临床路径的情况或在沿着标准临床路径接受医疗护理的过程中，出现偏差的现象。根据不同标准可将变异分为不同类别。按照造成变异的原因，可以分为疾病转归造成的变异（如入院进一步明确检查后患者手术不能如期进行）、医务人员造成的变异（如由于医务人员工作责任心不强、工作和沟通态度不恰当等造成患者偏离标准临床路径）、医院系统造成的变异（如版本更新、模块改变）、患者需求造成的变异（如患者要求出院、转院或改变治疗方式）四种类型。按照变异管理的难易程度，可以分为可控变异与不可控变异。按照变异发生的性质，变异有正负之分，根据变异的性质，正变异是指计划好的活动或结果提前进行或完成；负变异是指计划好的活动或结果推迟进行或完成。

对变异的管理是临床路径管理的重点，对变异记录和分析的过程就是为临床管理、制订医疗护理计划以及改进路径表单等工作提供信息反馈的过程。通过对变异的分析有助于发现临床管理中存在的问题，也可以明确诊疗流程中瓶颈所在；反之，也只有对变异进行有效的管理，才能使临床路径真正起到缩短住院天数、降低医疗费用、提高医疗护理质量的作用。总之，临床路径变异是在某个范围内，对照医护流程加以标准化，一旦发现患者有个别的治疗护理需求，与预设的治疗护理项目有差异时，仍会提供适当、个别性的治疗及护理。

四、追踪法

（一）追踪法的概念

追踪法（tracer methodology，TM）又翻译为追踪检查法、追踪方法学，是美国医院认证联合委员会（Joint Commission International，JCI）在医院质量论证中常用的一种方法，是过程质量管理的一种手段，也是新一轮等级医院评审常用的方法。尽管追踪学最初主要用于第三方评审机构对医疗机构进行评审，但是近年来越来越多的医院管理者借鉴追踪检查的方法进行医院管理与质量持续改进。追踪法包括个案追踪和系统追踪。

个案追踪法（case tracer methodology，CTM）指追踪患者的就医过程，通过评价各个环节医疗活动是否满足了患者就医需要，各个环节服务质量及安全性是否为高标准，来为患者提供最优质的医疗护理服务。

系统追踪法（system tracer methodology，STM）是建立在个案追踪基础之上的一种系统途径的评估方法，它通过整个医院的服务流程追踪一定数量的患者，来评估系统的完整性。2011 年最新版 JCI 医院评审标准将系统追踪分为药品管理、感染控制、改进患者安全与医疗质量、设施管理和安全系统 4 类。

（二）追踪法的发展

追踪法这一概念最早由生物学示踪研究演变而来。1973 年，个案追踪法首次被引入医疗质量评估和改善中。医院等级评审制度在国外有较为悠久的历史，最先始于美国，随后在欧洲、亚洲逐步得到应用，迄今已有近 100 年的历史，目前的发展也逐步趋于成熟。2004 年，由美国医疗机构评审联合委员会（JCAHO）提出新的医院评审现场调查流程，强调评价重点应在于患者安全和质量的操作标准，追踪法就是这种全新设计的现场调查流程的组成部分之一。2006 年，JCAHO 将追踪法应用于 JCI 评价系统中，并将追踪法的应用比例从第三版的 30% 提高到了第四版的 70%。目前，追踪法已成为美国 JCI 医院评审中最主要的评价方法。

2011 年，我国启动了新一轮的等级医院评审，追踪法得到了广泛应用。通过跟踪患者的就诊过程或医院某一系统的运行轨迹，评价医院管理系统及考核医院整体服务，促进医疗服务质量的持续改进，

Note：

使患者获得优质的医疗护理服务。与传统检查方法相比,追踪法强调以患者为中心的追踪概念,能使检查者更客观地评估医院日常功能运行情况和流程执行情况,同时能帮助检查者识别服务流程中影响医疗服务质量的缺陷及危害患者、家属及医务人员的潜在风险。追踪法的应用,对于我国构建科学的医疗质量管理长效机制具有深远意义,是一种具有科学性、先进性、系统性、实用性的过程管理方法。

(三) 追踪法的实施

1. **追踪法的步骤** 实施追踪法的基本步骤包括 3 个方面:首先,检查者以面谈及查阅文件的方式,了解医院是否开展和如何进行系统性的风险管理;其次,以患者个体和个案追踪的方式,实地访查第一线工作人员以及医院各部门的医疗服务质量,了解医疗服务流程的落实程度;最后,检查者以会议形式讨论和交换检查结果,并根据发现问题进行系统追踪,提出改进意见。

2. **追踪目标患者的选择** 追踪法的核心是"以患者为中心",强调患者安全及医疗服务质量持续改进。无论个案追踪法还是系统追踪法,都涉及追踪患者的就医过程,因此,追踪目标患者的选择是实施追踪法的前提和基础,一般应根据以下标准选择:①医疗机构诊治的前五大类患者(如某三级甲等医院前五类患者类别为顺产、胆囊结石、老年性白内障、尿石症、胃癌)。②跨越多个服务项目的患者(如转科患者、手术患者、需随访者等)。③转院患者。④当天或第 2d 即将出院的患者。⑤如进行系统追踪,则选择与该系统相关的患者。

3. **追踪法检查的主要内容** 医院评审过程中个案追踪法和系统追踪法两种方法同时进行,个案追踪法重点关注沟通与协调情况,系统追踪法重点关注落实与执行情况。

(1) 个案追踪法:是观察患者的整个诊疗过程,按照事先设计的表格,认真记录每个环节的衔接和对患者的处置,然后评价各个工作环节及衔接是否规范合理,包括资料数据使用、患者移动、治疗护理过程及院内感染控制等。

个案追踪法的主要内容包括但不限于:①患者相关记录,包括病历、护理记录、个人信息等。②直接观察患者治疗计划的制订过程、治疗过程、用药过程。③观察感染预防和控制。④观察环境对安全的影响及员工在降低风险方面的作用。⑤观察急诊管理和患者流程问题,其他辅助科室的流程问题。⑥与患者或家属交谈,核实相关问题。⑦与员工面谈。⑧必要时审核会议纪要和程序。

为了便于追踪,可设计个案追踪地图,检查组根据图示的内容和流程进行追踪。如图 9-4 所示:

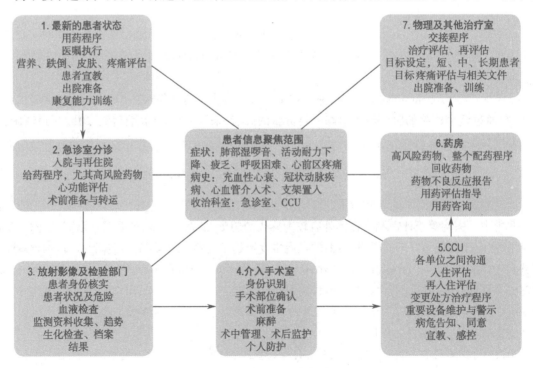

图9-4 **患者个案追踪地图**

（2）系统追踪法：集中考察医院的某个系统、功能模块甚至具体环节，其主要内容包括但不限于：①评价有关环节的表现，特别是相关环节的整合与协调。②评价各职能部门和科室之间的沟通。③发现相关环节中潜在的问题。④与追踪环节相关人员的讨论，获取信息。例如，检验标本分析前质量控制包括医生开申请单、患者准备、护士标本采集、标本运送等多个环节，质量控制难度大；可采用系统追踪法对分析前阶段的各个环节进行追踪检查，找出关键因素和不合理环节，改进和优化流程，提升分析前质量控制水平。

护理质量管理并不是一个孤立的主题，脱离护理实践总体发展状况而单纯谈护理质量管理不切实际。管理方法的产生和发展应以管理实践的需求为导向，旨在科学、有效地解决质量问题，在质量管理实践中，管理方法的选择和使用也应遵循此原则，采用科学、适用的方法往往使护理质量管理收到事半功倍的效果。

第四节　护理质量评价

护理质量评价是护理质量管理的重要手段，贯穿于护理过程的始终，是一项系统工程。护理质量评价可以客观地反映护理质量和效果，分析发生问题的原因，寻找改进的机会，进行持续改进，不断提高护理质量。

一、护理质量评价的相关概念

1. **护理质量评价**（nursing quality assessment）　是通过制定系统的质量评价标准，收集护理质量管理中的各类信息，将收集到的资料与质量评价标准比较并做出判断，从而纠正偏差的过程。

2. **护理质量指标**（nursing quality indicator）　是用来评价临床护理质量和护理活动的"数量化"测量工具，可视为侦测、评估和改善护理质量适当性的依据。

3. **护理敏感质量指标**（nursing-sensitive quality indicator）　是用于评估护理服务的结构、过程和结局，定量评价和监测影响患者结局的护理管理、临床实践等环节而制定的，具有敏感性和特异性的护理质量指标。

二、护理质量评价的原则

1. **目的明确原则**　质量评价的目的是为了保证和提高护理质量，通过评价，对照标准，才能找出差距，促进质量的持续改进。因此，质量评价前一定要明确本次评价的目的，并根据目的制定评价标准。

2. **实事求是原则**　护理质量评价应在实事求是的基础上，将护理的实际情况和制定的质量标准进行比较，质量指标应为实际工作中可测量的，并被评价对象理解和接受。

3. **公平原则**　制定的质量标准应适当，标准不宜过高或过低，对比应在双方条件水平相当、等级相同的人员中进行。同时，应考虑到质量评价的程序公平，应在评价前、中、后沟通评价标准、发现的问题及评价结果等。

4. **避免片面性和局限性**　护理工作涉及面广，工作量大，应尽可能避免片面性和局限性，考虑不同时点、不同区域的特殊性，系统评价护理质量。必要时可采用随机抽样的方法，通过样本推测和分析整体的质量状况。

三、护理质量评价的内容与方法

（一）以结构质量为导向的评价

以结构质量为导向的评价是以构成护理服务结构质量基本内容的各个方面为导向所进行的评价。护理质量评价的基本内容包括与护理活动相关的组织结构、物质设施、资源和仪器设备及护士的素质等，具体表现为：

1. 环境、病房结构布局是否合理,患者所处环境的质量是否安全、清洁、舒适,温度、湿度等情况。

2. 护士工作安排,人员素质和业务技术水平是否合乎标准,是否选择恰当的护理工作方法,管理者的组织协调是否合理等。

3. 与护理工作相关的器械、设备的使用和维护,器械、设备是否处于正常的工作状态,包括药品、物品基数及保持情况。

4. 护士是否掌握患者的病情,制订的护理计划和采取的护理措施是否有效,患者的生理、心理、社会的健康是否得到照顾。

5. 护理文书是否完整,医院规章制度是否落实,后勤保障工作是否到位等。

以结构质量为导向的评价方法有现场检查、考核,问卷调查,查阅资料等。

(二) 以过程质量为导向的评价

以过程质量为导向的评价,本质就是以护理流程的设计、实施和改进为导向对护理质量进行评价。护理流程优化是对现有护理工作流程的梳理、完善和改进的一项策略,不仅仅要求护士做正确的事,还包括正确地做事。护理流程优化内容涉及管理优化、服务优化、成本优化、技术优化、质量优化、效率优化等优化指标。医院护理单元正是通过不断发展、完善、优化护理流程,提高护理质量,具体表现为:

1. 护理管理方面　人力配置是否可以发挥最大价值的护理工作效益;排班是否既能满足患者的需求,又有利于护士健康和护理工作的安全有效执行;护理操作流程是否简化且使得患者、护士、部门和医院均受益。

2. 护理服务方面　接待患者是否热情;患者安置是否妥当及时;入院及出院介绍是否详细;住院过程中是否能做到主动沟通。

3. 护理技术方面　护理操作及专科护理操作标准是否规范;病情评估及护理方案是否合理;危重患者护理操作要点是否全面。

4. 成本方面　固定物资耗损情况、水电消耗、一次性物品等护理耗材使用情况等。

以过程质量为导向的评价方法主要为现场检查、考核和资料分析,包括定性的评价内容和各种用于定量分析的相关经济指标、护理管理过程评测指标及其指标值。

(三) 以结果质量为导向的评价

以结果质量为导向的评价是对患者最终的护理效果的评价,主要是从患者角度进行评价。以结果质量为导向的评价常采用以下指标:健康教育普及率、静脉输液穿刺成功率、压力性损伤发生率、护理不良事件发生率、抢救成功率、患者对护理工作满意度、患者投诉数、护患纠纷发生次数等。其中,绝大部分评价属于事后评价或反馈控制,由护理管理部门进行评价;而患者满意度指标,则是对护理质量最直接的,也是较为客观的评价。满意度评价的内容可以包括:护士医德医风、工作态度、服务态度、技术水平、疼痛管理、护患沟通、健康教育(即入院宣教、检查和手术前后宣教、疾病知识、药物知识宣教、出院指导等)、就医环境、护士长管理水平等各方面。

以结果质量为导向的评价方法主要为现场检查、考核,问卷调查和资料分析;也可以通过医院信息系统、移动信息平台等提取相关数据。

四、护理敏感质量指标

应用"敏感指标"进行质量管理,用敏感性高、代表性强的指标正确反映护理质量的情况,有助于管理者以点带面地进行重点管理。美国护士协会(American Nurse Association,ANA)基于"结构 - 过程 - 结果"质量管理模型,将护理敏感质量指标的维度扩展到"结构、过程和结局"三个维度。

(一) 护理敏感质量指标的分类

根据使用范围分为通用护理敏感质量指标和专科护理敏感质量指标。

1. 通用护理敏感质量指标　自 2014 年开始,国家卫生和计划生育委员会医院管理研究所护理中心参考国际上开发敏感性指标的流程,探索符合中国医院护理服务环境的敏感质量指标。目前,已

Note:

开发形成了包含 12 个一级指标、27 个二级指标的护理敏感质量指标供全国范围使用,详见表 9-1。

表 9-1　护理敏感质量指标

分类	一级指标	二级指标
结构指标	床护比	医疗机构床护比
		病区床护比
		重症医学科床护比
		儿科病区床护比
	护患比	白班平均护患比
		夜班平均护患比
	每住院患者 24h 平均护理时数	每住院患者 24h 平均护理时数
	不同级别护士配置	病区 5 年以下护士占比
		病区 20 年及以上护士占比
	护士离职率	护士离职率
	护理级别占比	特级护理占比
		一级护理占比
		二级护理占比
		三级护理占比
过程指标	住院患者身体约束率	住院患者身体约束率
结果指标	住院患者跌倒发生率	住院患者跌倒发生率
		住院患者跌倒伤害占比
	住院患者压力性损伤发生率	住院患者 2 期及以上压力性损伤发生率
	置管患者非计划拔管率	气管导管(气管插管、气管切开)非计划拔管率
		经口、经鼻胃肠导管非计划拔管率
		导尿管非计划拔管率
		中心静脉导管(CVC)非计划拔管率
		经外周置入中心静脉导管(PICC)非计划拔管率
	导管相关感染发生率	导尿管相关尿路感染(CAUTI)发生率
		中心静脉导管(CVC)相关血流感染发生率
		经外周置入中心静脉导管(PICC)相关血流感染发生率
	呼吸机相关肺炎(VAP)发生率	呼吸机相关肺炎(VAP)发生率

2. 专科护理敏感质量指标　随着专科护理发展的不断深入,重症医学、急诊、产科等特殊科室可根据其专科特点,逐步形成其有专科代表性的护理敏感质量指标,用于指导和评价专科护理发展。例如,手术室护理敏感质量指标有术中 / 术后低体温发生率、手术患者电灼伤发生率等;急诊专科护理敏感质量指标有预检分诊符合率、转运过程中非计划拔管率等。

(二) 护理敏感质量指标的作用

1. 有利于护理质量精准化管理　护理敏感指标是护理管理人员制订护理目标和评价护理结果的重要手段,通过对临床信息的采集、汇总、分析,敏感地反映护理质量水平。监测、分析护理敏感指标,有助于管理者进行精准管理,科学评价护理质量和效果;根据指标结果聚焦关键问题,快速定位薄弱环节,有针对性持续改进。

Note:

2. 有利于护理质量纵向比较　由于指标是连续性采集,护理管理者可以全面掌握本医院护理质量现状,通过自身历史性、阶段性比较,评价与患者结局有关的护理措施的优劣,有目的性地制订护理方案。

3. 有利于护理质量横向比较　由于指标具有规范统一的特性,管理者可以动态跟踪比较医院现状与全国平均水平的差异,及时发现某个指标值是否在某个时间段为异常状态。医院通过分析具体指标信息,确定护理工作中可能存在问题的环节或者步骤,然后进行根因分析。

(三) 护理敏感质量指标的筛选原则

1. 重要性原则　指标的筛选应从护理工作特点出发,能够反映护理质量及安全管理的核心要点。

2. 可操作性原则　由于指标主要用于评价护理质量及患者安全,因此,筛选的指标应容易获取和收集,不需要耗费大量的人力、物力和财力。

3. 敏感性原则　指标能在一定时间内,及时、准确地反映护理质量的结果和变化过程。

4. 特异性原则　指标具有一定的特点,能从一定角度反映某一方面的信息,又不能被其他指标所替代。

(四) 护理敏感质量指标示例

1. 结构指标　以医疗机构床护比为例。

(1) 定义:单位时间内,医疗机构实际开放床位与医疗机构执业护士人数的比。

(2) 计算公式

$$医疗机构床护比(1:X) = \frac{医疗机构执业护士人数}{同期实际开放床位数}$$

(3) 意义:反映医疗机构实际开放床位和护理人力的匹配关系。了解当前实际开放床位所配备的护理人力配备状况,建立一种以实际开放床位为导向的护理人力配备管理模式,保障一定数量开放床位病区的基本护理人力配备,为医疗机构护理人力配备提供参考、评价指标。

2. 过程指标　以住院患者身体约束率为例。

(1) 定义:单位时间内,住院患者身体约束日与住院患者实际占用床日数的比例。

(2) 计算公式

$$住院患者身体约束率 = \frac{住院患者身体约束日数}{同期住院患者实际占用床日数} \times 100\%$$

(3) 意义:身体约束以避免自我伤害、非计划拔管、坠床等保障患者安全为目的,是在医疗机构部分领域经常采取的护理行为。通过对住院患者身体约束率的监测,医疗机构或护理部门能够及时获得身体约束率、约束导致的不良事件和约束的其他相关信息。

3. 结果指标　以住院患者跌倒发生率为例。

(1) 定义:单位时间内,住院患者跌倒发生例次数(包括造成或未造成伤害)与住院患者实际占用床日数的千分比。

(2) 计算公式

$$住院患者跌倒发生率 = \frac{住院患者跌倒例次数}{同期住院患者实际占用床日数} \times 1\,000‰$$

(3) 意义:患者发生跌倒可能造成伤害,导致严重甚至危及生命的后果。通过对住院患者跌倒发生指标的监测,了解所在医疗机构或部门的跌倒发生率和伤害占比。通过根本原因分析和实施有效的对策,可以降低患者跌倒的风险及跌倒发生率,保障患者安全。

五、护理质量评价结果分析方法

护理质量评价结果的直接表现形式主要是各种数据,但这些数据必须经过统计分析后,才能用于护理质量评价结果的判断。护理质量评价结果分析方法较多,可根据收集数据的特性采用不同的方法进行分析。常用的方法有定性分析法和定量分析法两种。定性分析法包括调查表法、分层法、水平对比法、流程图法、亲和图法、头脑风暴法、因果分析图法、树图法和对策图法等。定量分析法包括排列图法、直方图法和散点图的相关分析等。

1. **调查表法** 是用于系统收集、整理分析数据的统计表。通常有检查表、数据表和统计分析表等。表9-2是本章导入情境与思考案例中的老年患者口服药物不良问题的检查表。表9-3则是统计表。

表9-2 老年患者口服药物不良问题检查表

检查项目 \ 检查日期	1/11	2/11	3/11	4/11	5/11	6/11	合计
漏服药							
未按时服药							
错服药							
药品遗失							
擅自服药							
合计							

2. **排列图法** 又称主次因素分析法、帕洛特图(Pareto charts)法。它是找出影响产品质量主要因素的一种简单而有效的图表方法。排列图是根据"关键的少数和次要的多数"的原理而制作的,也就是将影响产品质量的众多影响因素按其对质量影响程度的大小,用直方图形顺序排列,从而找出主要因素。

其结构是由两个纵坐标和一个横坐标,若干个直方形和一条曲线构成。左侧纵坐标表示不合格项目出现的频数,右侧纵坐标表示不合格项目出现的百分比,横坐标表示影响质量的各种因素,按影响大小顺序排列,直方形高度表示相应因素的影响程度,曲线表示累计频率(也称帕洛特曲线,Pareto graphs)。

排列图的作用:①确定影响质量的主要因素。通常按累计百分比将影响因素分为3类:累计百分比在80%以内为A类因素,即主要因素;累计百分比在80%~90%为B类因素,即次要因素;累计百分比在90%~100%为C类因素,即一般因素。由于A类因素已包含80%存在的问题,此问题解决了,大部分质量问题就得到了解决。②确定采取措施的顺序。③动态排列图可评价采取措施的效果。如导入情境与思考案例中对某综合医院心内科老年患者口服药不良问题进行的统计。

表9-3 老年患者口服药不良问题统计表

不良问题项目	频数	百分比 /%	累计百分比 /%
漏服药	13	59.09	59.09
未按时服药	5	22.73	81.82
错服药	2	9.09	90.91
药品遗失	1	4.55	95.46
擅自服药	1	4.55	100.00
合计	22	100.00	—

根据表9-3中的数据,制作了排列图(图9-5)。

从排列图可以看出,漏服药及未按时服药是老年患者口服药不良问题的主要方面,此两项累计的

Note：

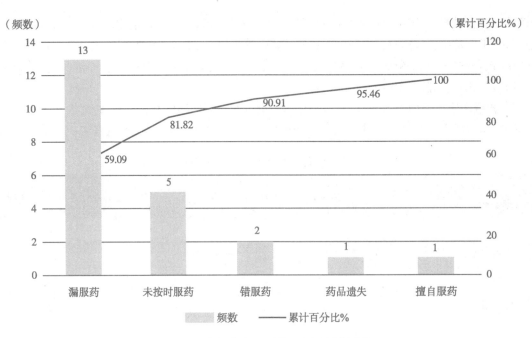

图9-5　老年患者口服药不良问题排列图

百分比达81.82%,属于A类因素,故一旦这些问题得到解决,大部分口服药规范服用问题即可解决。

3. 因果分析图法　是分析和表示某一结果(或现象)与其原因之间关系的一种工具。通过分层次列出各种可能的原因,帮助人们识别与某种结果有关的真正原因,特别是关键原因,进而寻找解决问题的措施。因果分析图因其形状像鱼刺,故又称鱼骨图,包括"原因"和"结果"两个部分,原因部分又根据对质量问题造成影响的大小分大原因、中原因、小原因。

制作步骤:①明确要解决的质量问题。②召开专家及有关人员的质量分析会,针对要解决的问题找出各种影响因素。③管理人员将影响质量的因素按大、中、小分类,依次用大小箭头标出。④判断真正影响质量的主要原因。仍以导入情境与思考案例中口服药物不良问题中的漏服药为例,找出各种原因,做出因果分析图(图9-6)。

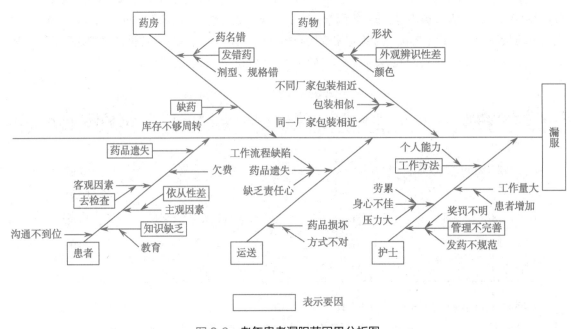

图9-6　老年患者漏服药因果分析图

4. **直方图法** 又称频数直方图,是用来整理数据,将质量管理中收集的一大部分数据,按一定要求进行处理,逐一构成一个直方图,然后对其排列,从中找出质量变化规律。直方图是预测质量好坏的一种常用的质量统计方法。

绘图步骤:①先画纵坐标,表示频率。②横坐标表示质量特性。③以组距为底,画出各组的直方图。④标上图名及必要数据。

5. **控制图法** 又称管理图,是一种带有控制界限的图表,用于区分质量波动是由于偶然因素还是系统因素引起的统计工具。

控制图的结构,纵坐标表示目标值,横坐标表示时间,画出 3 至 5 条线,即中心线、上下控制线、上下警戒线。当质量数据呈正态分布时,统计量中心线(以均值 Mean 表示)、上下控制线(Mean ± 2S,S 表示标准差)、上下警戒线(Mean ± S),如图 9-7 所示。

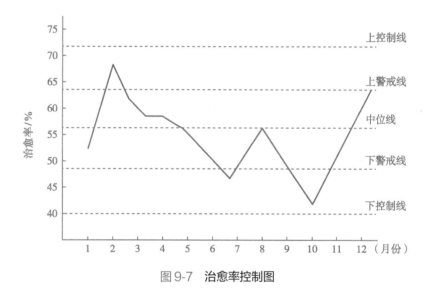

图 9-7 治愈率控制图

应用控制图的注意事项:本图用于治愈率、合格率时指标在 Mean ± S 以上说明计划完成良好,但在床位使用率时超过上控制线时,说明工作负荷过重,应查找原因予以控制。当用于护理缺陷发生率时,指标在 Mean ± S 以下表明控制良好,一旦靠近警戒线时应引起高度重视。

 —————————————— 导入情境分析 ——————————————

对本章的导入情境进行分析,60 岁以上的老年患者口服药物是最常规的治疗方法之一。当所患病种多、病情复杂时,使用药物相应增多,但老年人听力、视力、记忆力、理解力均有不同程度的下降,知识缺乏,出现错服、漏服、未按规定时间服药等问题。因此,针对规范住院老年患者的口服用药是护理质量管理的重要内容之一。针对此问题,本章在护理质量评价结果分析方法部分使用检查表和排列图找到患者口服药物不良问题的主要方面为漏服药和未按时服药。又以漏服药为例,从患者、护士、运送、药房、药物 5 个角度,绘制了因果分析图进行原因解析,找出主要原因。

针对漏服药问题,提出了改进措施,包括:①科室申请一定数量备用口服药。②及时掌握所负责患者的检查情况,并做相应处理,需要空腹检查的项目在检查结束后按医嘱及时补服。③对于无须空腹检查的项目,确认患者及时服药。④每日告知患者帐户余额情况,费用不足时及时缴费,尽早解决由于欠费产生的未按时服药问题。以上措施,按照 PDCA 循环有效执行,减少老年住院患者在口服药物过程中发生的不良问题。

在该案例中,应用了多种护理质量管理方法,通过应用科学的方法,达到持续改进护理质量的目的。

(韩 琳)

Note:

思　考　题

1. 护理质量的概念是什么?
2. 护理质量管理的基本原则是什么?
3. PDCA 循环的方法与步骤有哪些?
4. 护理质量评价结果分析方法有哪些?

案例分析题

针对新生儿脐部感染的护理质量管理

[案例介绍]

某三甲医院护理部在护理管理中发现产科新生儿脐部感染率较高,脐残端愈合率偏低。针对该情况,护理部立即召集该科护士长及护理质量控制小组成员召开会议,就新生儿脐部感染的可能原因进行分析。经过分析,大家认为可能导致新生儿脐部感染的原因包括:①母婴同室,消毒隔离制度不严,可引起交叉感染。②分娩过程中断脐器械可能被污染,脐残端接触被污染的手或敷料,可引起脐部感染。③断脐方式不恰当,残端留置过长造成细菌感染。④脐部护理未按常规操作规范进行。⑤产前宫腔内感染。

结合产科护理工作的实际情况,大家又从中找出了①②③是引起新生儿脐部感染的主要原因。针对主要原因,护理部与护理质量控制小组制订了改进质量的计划措施:①加强产程管理,增强无菌观念,严密监测供应室消毒情况。②规范断脐,等待脐带搏动停止后,用 2 把无菌止血钳分别在距脐带根部 2cm 和 5cm 处夹住脐带,并用无菌剪刀在距脐带根部 2cm 处一次断脐。③新生儿沐浴前,要用负压球罩住脐部,浴后要严格用消毒液进行脐残端消毒。④护理新生儿之前护士应消毒双手。⑤病室空气每日消毒与通风。

实施上述改进计划措施后,护理质量小组对计划措施落实情况采用不定期的抽样检查。一个月后护士长对检查结果进行分析、总结,分析结果显示:新生儿脐部感染率明显下降;脐残端 5d 愈合率明显提高。至此,该轮质量管理完成并总结经验,又针对新的质量问题进入下一轮的质量管理。

[问题提出]

1. 请问以上案例用的是什么质量管理方法?
2. 该方法分几个阶段几个步骤,具体内容是什么?

[分析提示]

案例分析思考要点:①护士长采用哪种方法解决新生儿脐部感染问题? ②综合教材所学知识,寻求护士长解决护理质量管理问题的正确方法。

URSING

第十章

突发公共卫生事件护理应急管理

10章　数字内容

━━━━━━ 学习目标 ━━━━━━

知识目标：

1. 掌握突发公共卫生事件的概念及特征。

2. 熟悉护理应急管理的基本原则。

3. 了解护理应急管理实践的具体范畴。

能力目标：

能正确运用护理应急管理的基本原则进行应急管理。

素质目标：

具有风险防范意识和积极应对突发公共卫生事件的专业精神。

护理团队如何做好突发公共卫生事件的紧急应对

2020 年初,为防控新型冠状病毒肺炎疫情,某医院按照国家统一部署,紧急选派一百余名医疗队员驰援疫情一线,其中护理人员占 70%,他们责无旁贷地冲在了疫情最前线。该医疗队整建制接管了一个 ICU 病区,该病区收治的均为新型冠状病毒肺炎危重症患者。该类患者具有病情危重、变化迅速,常合并多器官功能衰竭和多种并发症的特点,护理工作面临高难度、高强度、高风险的挑战。新的疾病、新的环境、新的团队对护理管理体系和护理人员的应急能力带来巨大考验。

请思考:

如何通过科学的护理管理使护理团队及时、高效地为患者提供优质护理,实现"精心救治患者"与"医务人员零感染"的目标?

突发公共卫生事件普遍存在成因的多样性、分布的差异性、传播的广泛性、种类的多样性等特点,直接影响人民健康、社会及经济发展,必须有效预防、及时控制和消除突发公共卫生事件的危害,保障人民群众的生命安全。应对突发公共卫生事件对护理人员的应急救援能力、心理素质、职业素养等方面提出了更高的要求,如何做好应急状态下的护理管理是广大护理管理者面临的挑战。

第一节　概　　述

一、突发公共卫生事件的概念及特征

(一) 突发公共卫生事件的相关概念

1. 突发事件(emergency) 各国立法上对其称呼不一,如"紧急事件""紧急情况""非常状态"等。《中华人民共和国突发事件应对法》中规定:"突发事件,是指突然发生的,造成或者可能造成严重社会危害,需要采取应急处置措施予以应对的自然灾害、事故灾难、公共卫生事件和社会安全事件。"

2. 突发公共事件(public emergency) 与突发事件不同之处在于具有公共性,与公共事件的不同之处是具有突发性、危害性。《国家突发公共事件总体应急预案》中,将突发公共事件界定为突然发生,造成或者可能造成重大人员伤亡、财产损失、生态环境破坏和严重社会危害,危及公共安全的紧急事件。

3. 突发公共卫生事件(public health emergency) 2003 年,国务院颁布的《突发公共卫生事件应急条例》中,对突发公共卫生事件的定义:突发公共卫生事件是指突然发生,造成或者可能造成社会公众健康严重损害的重大传染病疫情、群体性不明原因疾病、重大食物和职业中毒以及其他严重影响公众健康的事件。其中"其他严重影响公众健康的事件"主要指生物、化学、核辐射恐怖事件,自然灾害(包括水灾、旱灾、地震、火灾、泥石流等),重大环境污染事故,核事故和放射事故导致的人员伤亡和疾病流行等影响公众健康的事件。

(二) 突发公共卫生事件的特征

1. 突发性和不确定性 突发公共卫生事件常常突然发生,难以预测。虽然有的事件在最初表现出征兆和预警的可能,但是事件确切的暴发时间、地点往往难以预测和识别。事件发生的原因、变化方向、影响因素、后果等各方面也都毫无规则,瞬息万变,难以准确预测和把握。

2. 多样性 我国地域广阔,自然因素和社会因素复杂多样,突发公共卫生事件的形式更是多种多样。主要包括传染病,食物中毒,不明原因的群体性疾病,毒害因素污染环境造成的群体中毒、急性职业中毒,各种自然灾害,以及生物、化学和辐射事件等。

3. **公共性**　突发公共卫生事件危害的对象不是具体的个体而是广泛的社会群体;所有事件发生时在事件影响范围内的人都有可能受到伤害;突发公共卫生事件发生后会迅速传播而引起社会大众的关注,使之成为社会的焦点。同时,突发公共卫生事件要动用大量的人员和社会资源进行有序的公共组织力量协调应对。

4. **危害严重性**　由于突发公共卫生事件发生突然,波及面广,可对公众健康和生命安全、社会经济发展、生态环境等多方面造成不同程度的危害,可表现为直接危害和间接危害两类。直接危害一般为事件直接导致的即时损害,间接危害一般为事件的继发性损害或危害,如事件引发公众恐惧、焦虑等,对社会、政治、经济产生影响等。

5. **应急处理的综合性和系统性**　突发公共卫生事件不仅仅是一个卫生问题,同时也是一个社会问题。突发公共卫生事件的应急响应、决策管理、起因调查和后期处理需要多个行业、领域、部门、系统相互配合开展工作。必须在政府的领导协调下,多部门、多系统紧密配合,才能最终有效应对突发公共卫生事件,将其危害降低到最低程度。

6. **国际性**　伴随着全球化进程的加快,突发公共卫生事件的发生具有一定的国际互动性。首先,一些重大传染病可以通过交通、旅游、运输等各种渠道进行远距离传播;其次,由于突发公共卫生事件影响社会公众,一个政府对突发公共卫生事件处理的能力、时效和策略反映了政府对公众的关心程度,因此,事件处理是否得当势必影响到政府的国际声誉。

二、突发公共卫生事件的分类和分级

(一) 突发公共事件的分类和分级

1. **分类**　根据突发公共事件的发生原因、机制、过程、性质和危害对象的不同,将其主要分为自然灾害、事故灾难、公共卫生事件和社会安全事件四类。这几类突发公共事件并不是截然对立或泾渭分明,而是呈现交叉或重叠,在特定情景下,具有可以相互转换的特征。

2. **分级**　根据《国家突发公共事件总体应急预案》,我国各类突发公共事件按照其性质、严重程度、可控性和影响范围等因素,一般分为四级,即Ⅰ级(特别重大)、Ⅱ级(重大)、Ⅲ级(较大)、Ⅳ级(一般),并按颜色对人的视觉冲击力的不同,依次用红色、橙色、黄色和蓝色进行预警标识。分别由国务院、发生地省级、市级和县级政府统一领导和协调应急处置工作。

(二) 突发公共卫生事件的分类

根据事件性质,可将其分为以下类别:

1. **传染病疫情**　根据不同的因素,可分为不同类别。

(1) 按病原体分类:病毒感染、细菌感染、寄生虫感染、立克次体感染、衣原体感染、支原体感染、螺旋体感染、放线菌感染、真菌感染。

(2) 按流行病学分类:根据传播途径分为呼吸道传播、肠道传播、血液等接触传播,媒介节肢动物传播、土壤传播、医源性传播、垂直传播或围产期传播、多途径传播。根据病原体宿主或载体分为人、动物、昆虫、土壤、水。

2. **中毒事件**　根据中毒类型和引起中毒的物质不同,可引发突发公共卫生事件的中毒事件有7类。根据中毒因子不同,每类可再细分为:

(1) 食物中毒:细菌性食物中毒、真菌毒素与霉变食品中毒、化学性食物中毒、有毒动植物中毒。

(2) 农药中毒:有机磷类农药中毒、有机氯类农药中毒、有机氮类农药中毒、除虫菊酯类农药中毒、氨基甲酸酯类农药中毒、有机氟类农药中毒、有机汞类农药中毒、无机砷类农药中毒、氰化物农药中毒等、灭鼠药中毒。

(3) 药物中毒:镇静催眠药中毒、抗胆碱能药中毒、抗精神病药中毒、抗抑郁药中毒、抗躁狂药中毒、抗癫痫药中毒、巴比妥类中毒、弱安定药中毒、其他药物的中毒。

(4) 有害气体中毒:刺激性气体中毒、窒息性气体中毒。

(5) 重金属中毒：如汞、银、砷、镉、铊等。

(6) 有机溶剂中毒：如苯系物、汽油、正己烷、氯仿等。

(7) 其他物质的中毒。

3. 环境卫生事件　如由工业污染、生物性污染、公共场所及室内污染等引起，可分为：

(1) 水污染：如医院污水、生活污水、农药等。

(2) 空气污染：如氨、一氧化氮、硫化物等。

4. 核与放射性辐射事故

(1) 按核辐射对人体的伤害途径分：外照射事故、内照射事故。

(2) 按引起核/放射性辐射突发事件的来源分：民用放射源、核电站与其他核设施、核武器。

(3) 按核/放射性辐射突发事件的类型分：核事故、放射事故、恐怖事件。

5. 恐怖事件　根据恐怖分子或组织可能使用的攻击武器，总体上可以分为生物恐怖、化学恐怖、核和辐射恐怖三类。

6. 预防接种　如接种疫苗(如麻疹疫苗、百白破、乙肝疫苗等)和预防服药(如脊髓灰质炎糖丸、碘油胶丸等)后出现的心因性反应和不良反应等。

7. 其他涉及生命健康安全的群体性事件。

(三) 突发公共卫生事件的分级

根据事件性质、危害程度、涉及范围，突发公共卫生事件划分为特别重大(Ⅰ级)、重大(Ⅱ级)、较大(Ⅲ级)和一般(Ⅳ级)四个级别。

1. 特别重大突发公共卫生事件(Ⅰ级)　有下列情形之一的为特别重大突发公共卫生事件：

(1) 肺鼠疫、肺炭疽在大、中城市发生并有扩散趋势，或肺鼠疫、肺炭疽疫情波及2个以上的省份，并有进一步扩散趋势。

(2) 发生传染性非典型肺炎(严重急性呼吸综合征)、人感染高致病性禽流感病例，并有扩散趋势。

(3) 涉及多个省份的群体性不明原因疾病，并有扩散趋势。

(4) 发生新传染病或我国尚未发现的传染病发生或传入，并有扩散趋势，或发现我国已消灭的传染病重新流行。

(5) 发生烈性病菌株、毒株、致病因子等丢失事件。

(6) 周边以及与我国通航的国家和地区发生特大传染病疫情，并出现输入性病例，严重危及我国公共卫生安全的事件。

(7) 国务院卫生行政部门认定的其他特别重大突发公共卫生事件。

2. 重大突发公共卫生事件(Ⅱ级)　有下列情形之一的为重大突发公共卫生事件：

(1) 在一个县(市)行政区域内，一个平均潜伏期内(6d)发生5例以上肺鼠疫、肺炭疽病例，或者相关联的疫情波及2个及以上县(市)。

(2) 发生传染性非典型肺炎(严重急性呼吸综合征)、人感染高致病性禽流感疑似病例。

(3) 腺鼠疫发生流行，在一个市(地)行政区域内，一个平均潜伏期内多点连续发病20例及以上，或流行范围波及2个及以上市(地)。

(4) 霍乱在一个市(地)行政区域内流行，1周内发病30例以上；或波及2个以上市(地)，有扩散趋势。

(5) 乙类、丙类传染病波及2个及以上县(市)；1周内发病水平超过前5年同期平均发病水平2倍以上。

(6) 我国尚未发现的传染病发生或传入，尚未造成扩散。

(7) 发生群体性不明原因疾病，扩散到县(市)以外的地区。

(8) 发生重大医源性感染事件。

(9) 预防接种或群体预防性服药出现人员死亡。

（10）一次食物中毒人数超过 100 人并出现死亡病例；或出现 10 例以上死亡病例。

（11）一次发生急性职业中毒 50 人以上，或死亡 5 人以上。

（12）境内外隐匿运输、邮寄烈性生物病原体、生物毒素造成我境内人员感染或死亡的。

（13）省级以上人民政府卫生行政部门认定的其他重大突发公共卫生事件。

3. 较大突发公共卫生事件（Ⅲ级）　有下列情形之一即为较大突发公共卫生事件：

（1）发生肺鼠疫、肺炭疽病例，一个平均潜伏期内病例数未超过 5 例，流行范围在一个县（市）行政区域以内。

（2）腺鼠疫发生流行，在一个县（市）行政区域内，一个平均潜伏期内连续发病 10 例以上，或波及 2 个以上县（市）。

（3）霍乱在一个县（市）行政区域内发生，1 周内发病 10~29 例或波及 2 个及以上县（市），或市（地）级以上城市的市区首次发生。

（4）一周内在一个县（市）行政区域内，乙类、丙类传染病发病水平超过前 5 年同期平均发病水平 1 倍以上。

（5）在一个县（市）行政区域内发现群体性不明原因疾病。

（6）一次食物中毒人数超过 100 人；或出现死亡病例。

（7）预防接种或群体预防性服药出现群体心因性反应或不良反应。

（8）一次发生急性职业中毒 10~49 人，或死亡 4 人以下。

（9）市（地）级以上人民政府卫生行政部门认定的其他较大突发公共卫生事件。

4. 一般突发公共卫生事件（Ⅳ级）　有下列情形之一即为一般突发公共卫生事件：

（1）腺鼠疫在一个县（市）行政区域内发生，一个平均潜伏期内病例数未超过 10 例。

（2）霍乱在一个县（市）行政区域内发生，1 周内发病在 9 例以下。

（3）一次食物中毒人数 30~99 人，未出现死亡病例。

（4）一次发生急性职业中毒 9 人以下，未出现死亡病例。

（5）县级以上人民政府卫生行政部门认定的其他一般突发公共卫生事件。

三、突发公共卫生事件中护理应急管理的任务与挑战

（一）突发公共卫生事件中护理应急管理的任务

在突发公共卫生事件应急救援中，护士是医疗救援队伍的重要组成部分，总是冲锋在救援一线，扮演着不可缺少的重要角色。护士的作用贯穿于应急救援工作的各个环节，可概括为以下几方面：①紧急救治，实施心肺复苏、止血、包扎、固定、伤口的清创处理、保持呼吸道通畅等急救护理操作，现场维持、恢复生命。②在伤员安全转运、急症手术配合、重症监护、院内后续治疗中发挥作用。③给予心理支持和安抚，稳定伤员和家属情绪。④参与医学救援的管理和决策。⑤实施消毒隔离，发放防护用品和药品，预防传染性疾病的暴发。⑥开展受灾群众的健康教育。⑦为受灾区域特殊人群如儿童、孕妇、老年人、慢性病患者等提供帮助。

护理管理在突发公共卫生事件应急救援中发挥统筹指挥、应急响应、人员管理、协调指导、培训督导等作用，主要任务包括以下几个方面：

1. 精准、科学、快速调配护理人力　面对突发公共卫生事件，打造一支结构合理、业务全面、召之即来、来之能战的应急护理队伍至关重要。护理管理部门需建立健全指挥和控制系统，合理统筹护理人力资源。根据突发公共卫生事件特点与性质，明确准入标准，根据需求建立应急梯队，均衡配置护理人力，注重新老搭配、专业协同互补，发挥各层级、各专业护理人员的能力和特长。对工作量等进行持续监测，动态评估岗位性质和人员素质需求，制订护理人力储备和支援计划。

2. 提升护理人员应急处理能力　护理管理部门应建立健全规范化培训机制，有序安排关于应急岗位任务相关培训、演练和考核工作。通过常态化、规范化的实战训练，确保护理人员掌握专业的应

急救护知识和技能,为有效应对重大突发公共卫生事件、提高救援救治效果、确保职业安全提供有力保障。

3. 做好应急物资的管理与统筹 针对各类突发公共卫生事件,按照统筹安排、统一调配、分级负责、责任到人的原则管理物资。护理管理人员应评估救治任务,预估物资需求,明确各类物资调配的优先等级,优先保障一线病区的防护用品和器材耗材。医疗机构需建立完善的后勤物资供应联络网,多部门协作,准确沟通信息,根据一线需求及时补充供应物资。

4. 确保护理质量和安全 根据事件类型及进展,阶段性调整质量管理重点,关注重点人员、重点环节、重点时段,有针对性地开展专项质量督查。同时,应制定专业技术规范和统一的实践标准,完善工作制度及工作流程,保障护理质量的同质化。例如,在新型冠状病毒肺炎疫情发生时,国家卫生健康委员会及时发布《新冠肺炎重型、危重型患者护理规范》,明确了重症患者病情监测和护理的要点内容,并结合疾病特点制定常用护理操作的标准化流程,为广大护理人员做好危重症患者护理提供了依据。

5. 保障护理人员身心健康 护理人员在参与突发公共卫生事件应急救援中会经历不同程度的焦虑、恐惧、内疚、无助感等负向情绪体验,急性应激障碍(ASD)和创伤后应激障碍(PTSD)的发生率较高。因此,需要持续关注应急救援护理人员的心理健康,及时评估、发现问题,提供全周期、个性化和综合性相结合的心理援助。合理安排应急救援人员工作强度和工作时间,有计划地进行人员轮岗,维护他们的身心健康。

(二) 突发公共卫生事件中护理应急管理面临的挑战

1. 对护理管理者的能力要求 护理应急管理体系的反应速度和应对方式是医院护理管理效率的体现。能否快速、科学、有效地应对突发事件,是对护理管理者的应急管理能力的考验。当面对突发公共卫生事件时,护理管理者面临着常规任务和紧急救治任务的护理人力冲突,需要科学合理地调配人力资源,有效调动一线护理人员工作积极性,确保选派的护理人员能够高质量、安全地完成任务。如果对突发公共卫生事件的预测能力和战略准备意识不足,将不能为处置突发事件提供快速、高效和有力的制度、人力和物力保障。因此,应注重增强护理管理者的危机管理意识,提高防范化解风险能力。

2. 建设专业化的应急护理队伍 护理人员作为应急救援队伍中的主力军,其应急处置能力直接影响到应急救援工作的速度及效果。这就要求护士不仅要掌握相关的应急知识、常见的急救技能和抢救设备的使用,还要具备灾害实践能力和专业背景,包括协同合作、沟通技巧、组织管理、自我防护、健康教育等。虽然我国应急救援护理经过不断的探索,已经有了长足的发展,但仍然需要加强培养综合素质高、急救经验丰富的护理应急人才,以及储备相关专业的专科护士。在加速提升护士专业化水平的同时,要建立常态化培训机制,有计划地对各层级护理人员开展系统化和针对性培训,强化院感防控、灾害救护和重症护理等内容的培训,提升广大护理人员应对突发公共卫生事件的能力。

3. 健全护理应急预案体系 应急预案体系应具有完整性和可操作性,能够体现部门之间的合作协调,预案的制定和修订应遵循程序。针对护理应急管理面临的新形势与新挑战,应强化广大护理管理人员对应急预案的认识和理解,积极从完善应急管理制度向完善应急准备、规范应急处置方面转变,树立科学的基于风险评估的应急预案编制理念,健全以情景构建为主线的应急预案流程管理,完善以应急演练检验为重点的应急预案优化机制。

第二节　突发公共卫生事件护理应急管理

护理工作在突发公共卫生事件的医疗救援、治疗护理、疾病防控等各个环节中发挥着至关重要的作用。当面对突发公共卫生事件时,护理管理者做出快速、科学、准确的应急管理决策是应急管理成功的关键。只有做到快速反应、统一指挥、高效协作，才能有效应对瞬息万变的状况。因此，完善的应急管理体系是指导护理工作沉着应对、部署行动的指南和保障。护理管理人员要根据护理工作的专业特点健全应急预案、开展人员培训、动态调配人力、做好物资管理，做到未雨绸缪、沉着应变，实现应急管理目标。

一、构建护理应急管理体系

应急管理体系是处理紧急事务或突发事件的行政职能及其载体系统，是应急管理的职能与机构的统一。应急管理体系是针对紧急状态而进行紧急行动并由此形成应急形态的管理体系。构建完善的护理应急管理体系，既是一项紧迫的任务，又是一项长期的工作。

1. **成立护理应急管理领导组**　可由分管副院长、护理部主任担任领导组组长，负责全院应急护理工作的统筹规划和组织指挥，统筹全院护理人力和防护物资等的调配。要按照医院统一部署，健全决策机制，按照分级负责、属地管理的原则，做好应急救护的组织指挥与协调，确保各项命令和信息畅通，实现多部门高效协同作战。

2. **建立网格式护理管理模式**　根据应急职能需要组建人力资源管理、护理人员培训、护理质量与安全、后勤保障及宣传报道等多个工作小组，负责各项业务协调及督查落实，包括突发事件中的人员、物资调配和管理、护理质量督导、救护技能的指导和培训、救护流程的改进等工作，各科室、护理单元的护理管理人员负责保障各项工作落实到位。要明确不同岗位护理管理人员的职责、权限，形成权责清晰、运转高效的组织构架，以保障应急工作顺利高效开展。

3. **组建应急护理队伍**　及时启动护理人力资源系统是应对突发公共卫生事件的首要任务和关键措施，需要对护理人员进行科学合理组织、培训和调配。应选拔临床经验丰富、专业技术优良、工作责任心强、身心素质好的护士组成护理应急队伍，同时要保证后备护理力量充足。应急小组成员应参加应急技能的培训并通过考核，日常参与医院和本科室危重患者的抢救和急救技术的指导、培训和研究，在发生应急情况时能够担负现场救护工作。

4. **完善应急工作规范与流程**　完善的制度和规范是有效开展应急护理救援救治的重要保证，是提高应急护理质量、确保护理安全的前提，同时也是指导应急护理工作的核心。要根据突发公共卫生事件特点制订针对性的安全防护、消毒隔离、病情观察、紧急处理及患者转运等规范和流程，流程的制定需强调适用性、规范性和可操作性。

二、护理应急管理的基本原则

1. **以人为本，生命至上**　始终坚持把人民安全和生命健康放在第一位。应急管理的首要任务是最大程度地避免或减轻突发事件给人民生命安全及健康带来的损害。作为护理管理者，同时应充分保障应急护理人员安全，切实加强职业安全防护。

2. **统一领导，分级负责**　建立健全统一、权威、高效的应急管理组织架构。加强医院护理应急管理体系的顶层设计，坚持注重统一领导、综合协调的原则，落实责任制，建立健全分类管理、分级负责，条块结合、属地管理为主的应急管理体制。

3. **平急集合，防范风险**　护理管理者应增强忧患意识，提高防范应对突发事件的综合能力。贯彻预防与应急相结合、常态与非常态相结合理念。应急防范意识常抓不懈，积极落实各项防范措施，做好常态下的风险评估、物资储备、队伍建设、完善装备、预案演练等工作。组建护理应急队伍，进行实操演练，提升风险识别意识、人员技术水平、应急防范能力及心理应战素质，保持对各类预警事件的敏感性。

4. **全面响应，协同应战**　充分调动各项资源协同开展工作。突发公共卫生事件，往往涉及多系统疾病、涉及人群广泛，且范围极易扩散。因此在应急管理中，应在领导小组的调配下最大限度地整合人力、物力和财力等资源，合理调配各项资源开展相关工作，发挥各部门、各人员的积极作用，形成应对突发事件的合力。

5. 多科协作,科学应对　充分尊重及依靠科学,加强卫生领域研究及技术开发。采用先进的救援装备和技术,充分发挥临床护理专家在组织管理、技术规范、决策咨询、风险评估、健康教育等方面的作用,为突发事件应急管理提供坚强的业务保障。做好协同配合,与医疗、院感等领域医务人员通力合作,强化应急救援水平和救治能力。

管 理 故 事

"黑天鹅"事件

"黑天鹅"事件("Black swan"incidents)是指非常难以预测且不寻常的事件。一般来说,"黑天鹅"事件是指满足以下三个特点的事件:它具有意外性;它产生重大影响;虽然它具有意外性,但人的本性促使我们在事后为它的发生编造理由,并且或多或少认为它是可解释和可预测的。

在发现澳大利亚的黑天鹅之前,17世纪前的欧洲人认为天鹅都是白色的。但随着第一只黑天鹅的出现,这个不可动摇的观念崩溃了。黑天鹅的存在寓意着不可预测的重大稀有事件,它在意料之外,却又改变着一切。

三、护理应急管理实践

应对急性突发公共卫生事件对护理管理体系和护理人员的应急能力均是重大考验。《左传》有言:"居安思危,思则有备,备则无患。"突发公共卫生事件通常具有突发性、破坏性、无序性、复杂性、高变异性、低预测性和紧迫性等特征,要求护理管理人员做好应对风险和突发事件的思想准备、预案准备、机制准备和工作准备,敢于担当、果断决策,带领护理团队提高完成急难险重任务的能力。

（一）应急预案

1. 应急预案的概念　应急预案是指各级人民政府及其部门、基层组织、企事业单位、社会团体等为依法、迅速、科学、有序应对突发事件,最大程度减少突发事件及其造成的损害而预先制定的工作方案,包括总体应急预案和专项应急预案。一个完整的应急预案应包括总则、组织指挥体系及职责、预警和预防机制、应急响应、后期处置、保障措施以及附则、附录等内容。应急预案编制要依据有关法律、行政法规和制度,紧密结合实际,合理确定内容,切实提高针对性、实用性和可操作性。

2. 应急预案的制定　医院中的应急预案包括总体应急预案和专项应急预案。总体应急预案是医院应急预案体系的总纲,是医院应对突发事件的规范性文件,专项应急预案是医院及其有关部门为应对某一类型或某几种类型的突发事件而制定的应急预案。应急预案制定应包括目标、策略以及为实现目标需要采取的措施。每个具体的应急预案还应包括行动计划、流程、时间表及预算等内容。预案应具备的基本特征是清晰、简明和完整,需要描述每个参与者的责任、风险和一系列的干预措施。编制预案应遵循风险管理和基于情景构建的理念,针对突发公共卫生事件特点、发生风险和可能造成的危害,在开展风险评估和应急资源调查的基础上,规定突发事件应急管理工作的组织指挥体系与职责、应对措施、处置流程和保障措施等内容,切实提高预案可操作性。

3. 应急预案的优化　预案内容要突出针对性,并通过实战、演练等方式,定期检验、分析评价预案内容,及时完善修订,实现预案动态优化和科学规范管理。例如,可以在应急演练中秉持 ARD 循环原理,即经过演练(action)、反思(reflection)和改进(development)三阶段循环,来不断查找现有预案中的不足并加以改进。要建立与完善应急预案优化机制,重点通过应急演练实践以及经验总结来不断调整优化现有预案体系。一是建立定期开展应急演练的制度;二是注重应急演练准备过程,提高逼真性与实战性;三是建立应急演练评估机制,及时总结评估应急演练及预案缺陷;四是根据演练评估结果,反馈修订现有应急预案。

（二）应急护理人力资源管理

护理人力资源管理是应对突发公共卫生事件的关键环节。护理部应在统筹全院护理人力资源的基础上，快速建立护理应急梯队，科学合理地配置护理人力资源，确保一线的关键岗位护理人员迅速配置到位。

1. 预测人力需求　应急人力资源需求的预测是应对突发公共卫生事件中必不可少的环节之一，是基于突发公共卫生事件的性质、发展趋势、现有人力资源结构、现有人力资源来源、工作量等信息或数据，通过数据分析预测应急人力资源的分布和数量，从而科学制定应急护理人力资源的调配方案和应急预案。

2. 制定调配方案　护理人力调配应以大局为重、服从统一指挥。根据突发公共卫生事件的特点明确准入条件及岗位职责，合理调配一定数量的护士。全面评估年龄、职称结构、专科背景，注重新老搭配和专业协同互补，有利于充分发挥各层级护士的专业能力和技术特长，实现人岗匹配和能级对应。在确定应急护理人力资质条件时，要考虑护理人员的专业能力、协调能力、学习能力、管理能力、心理素质和身体条件等因素，从而达到胜任岗位的目标。同时，应动态调整人力资源，集中优势力量分批次、分梯队扩充和储备机动人员库，建立可持续的人力资源梯队。要制订合适的排班模式，安排合理轮休，保障护士的身心健康。

（三）护理人员应急培训

1. 应急培训是提升应急能力的重要途径　作为护理管理者，需要将提升护士的应急响应能力和危重患者的救治能力纳入常态化管理，建立系统、长效的应对突发公共卫生事件的培训机制和体系，综合运用多种培训方式，将各类应急救援与职业防护知识、技能培训纳入护理人员的基本知识与技能培训中，同时注重培养护士冷静的应变能力、全面的协调能力和慎独的职业精神。

2. 构建系统的应急培训方案　要做好常态化应急培训，通过制订完善应急培训演练工作计划，明确培训演练的内容、标准和方式，组织编制培训大纲和教材、演练示范脚本库和案例库等，提高培训演练的系统性、针对性和实用性。定期组织开展以实战为基础的应急演练，有针对性地开展分层次、分专业、分类别的实战演练，确保护理人员熟练掌握规范、专业的救援知识与技能，为应对重大突发公共卫生事件提供有力保障。

3. 开展应急状态下的强化培训　紧急状态下可遵循"边培训、边使用"的原则，因地制宜地做好岗前培训和在岗培训的有效结合，持续强化培训效果。例如，在应对突发传染性疾病的救护中，除加强急救技术和危重症患者护理技术的培训外，还应强调正确穿脱防护装备、职业暴露防范与应急预案、污染区工作时常见身体不适的处理办法以及集中生活驻地卫生防护相关要求等。

（四）应急物资与设备管理

规范的物资管理机制是应对突发公共卫生事件的物质基础。在遇到重大突发公共卫生事件时，医疗资源的足量保障和合理使用是关键。护理管理者的一项重要职能是协调统筹有限的医疗资源，确保各类资源得到合理使用。面对特殊重大突发事件，可能出现短暂的资源调度紧张，应建立严格、高效、科学、灵活的物资管理制度，做到物资最优化使用。制订防护装备、器械和药品等应急物资的目录，集中调度重点物资，梳理可调配资源，统一存放、专人管理。

在物资调度上要优先保障一线的防护用品、器材耗材等物资供应。科室应根据实际需要制订申领计划和方案，对所需的物资和仪器设备等进行全面清点和检查，以保证合理使用和避免浪费资源。实施紧缺物资可溯源化管理，规范物资的申请、领用、发放、登记流程，做到每一件物资的来源及去向可追溯。随着信息技术的发展，可借助物联网等对各项物资登记造册，专人监管、定期清点，登记信息做到公开透明。

知 识 拓 展

新型冠状病毒肺炎 ICU 病区设置与护理人力管理

1. 病区设置 应因地制宜、合理布局,严格划分污染区、潜在污染区和清洁区。在污染区、潜在污染区和清洁区之间设立缓冲区。各区域张贴醒目标识,防止误入。同时,设置医务人员通道和患者通道,确保不交叉。

2. 设备设施

(1) 急救物品及药品:配备一定数量的急救车及急救药品、氧气筒及配套装置、心电监护仪、心电图机、除颤仪、注射泵、输液泵、气管插管用物、便携式负压吸引器、无创呼吸机、有创呼吸机、血滤机及 ECMO 等设备。

(2) 消毒设备:空气消毒机、床单位消毒机、空气净化器、喷壶等。

(3) 气体及负压设备:准备足够压力的壁氧系统、压缩空气系统及负压系统。

(4) 其他设施:冰箱、治疗车、轮椅、平车等。

3. 护理人力配置与排班原则

(1) 按照床护比 1 : 6 配置护理人力,建议每班次 4h,合理排班。

(2) 护士应具有 ICU 专业背景,有较强的业务能力和较高的职业素质。

(3) 身体健康,能承担高强度医疗救治工作。

—————————————— 导入情境分析 ——————————————

对本章的导入情境进行分析,为实现护理管理目标,该团队在护理人力资源管理方面,需要遵循统筹管理、动态调整、分层使用的原则。首先要根据病房的清洁区、潜在污染区、污染区分区情况设置工作岗位,明确各个岗位、各个班次工作职责,保证各班次之间工作的有序衔接和治疗护理的连续性。由护士长主要负责物资供应和管理、安全保障、协调支持等;设置护理督导岗位负责护理质控、风险预警等;按照专业背景和班次将责任护士划分为多个护理小组,保障团队分工明确、专业搭配合理。同时,要根据工作量动态调配护理人力,弹性安排护士轮休。

为确保护理质量和患者安全,该团队需要建章立制,完善各项规章制度、应急预案和工作流程。第一时间组织护理专家制定《新冠肺炎重症、危重症患者护理规范》,明确重症患者病情监测和护理的要点内容,并结合疾病特点制订和修订常用护理操作的标准化流程,以及患者出入院、转科、转运的工作流程,建立核查制度,设计护理操作核查清单、抢救车物品药品核查单、患者物品清点核查清单等多项工作核查单,规范护理行为,确保患者安全。

该团队还需因地制宜开展应急培训,提升护理人员的应急处置和危重症患者护理能力。组建师资团队,培训内容划分职业防护与身心健康、岗位职责与工作流程、重症患者护理要点、常用仪器设备使用 4 个模块,通过现场演示、线上培训、小组学习等多种形式,持续强化培训效果。

分析:该团队在护理管理者的带领下,以健全制度为基础,以应急培训为抓手,贯彻落实精细化管理和团队能力建设,持续增强凝聚力和战斗力,圆满实现了工作目标。

(焦 静)

思 考 题

1. 突发公共卫生事件的特点是什么?

2. 应对突发公共卫生事件时护理管理的角色是什么?

3. 组建应急护理队伍遵循的原则是什么?

案例分析题

新型冠状病毒肺炎ICU护理管理岗位设置与工作职责

〔案例介绍〕

在ICU,高强度快节奏的救治工作、诸多复杂的技术操作、院内感染控制、设备物资合理分配等,需要最优的人员配备、最佳的人力管理才能保障医疗救治工作顺利开展。为增强护理管理力量,确保护理质量,该团队根据临床实际情况,在清洁区设置护士长岗,在污染区设置护理督导和护理组长岗位,分工密切合作。

1. 护士长岗　①负责本病区护理人员的管理和实施工作。②参与制订、修改、补充护理制度及护理操作流程并督促执行。③负责护理人员培训,制订计划,组织落实。④指导临床护理工作,如病室规范、护理操作、护理流程、危重症患者护理等。⑤积极听取医生及患者的意见,不断改进病房管理工作。⑥负责监督工作人员穿防护服的流程,确保流程正确,防护到位。⑦督促病区内工作人员做好消毒隔离工作,预防交叉感染。⑧负责病区物资管理,每日清点物资并及时进行协调统筹。⑨负责与病区护理组长、主管护士、配液护士进行药物、物品等沟通协调。⑩协助其他部门解决临床问题。

2. 护理督导岗　①发挥污染区护士长的作用及职能。②重点查看护理人员是否处于防护最佳状态,体力能否满足工作需要,协调当班护理人力。③对监护室内的护理工作进行全面质量管理和督导反馈。④参与危重患者的抢救工作。⑤在工作中发现问题,及时解决。

3. 护理组长岗　①在护士长、护理督导领导下,负责隔离区护理小组的管理和实施工作。②根据患者病情,合理安排患者的主管护士。③对病房工作人员防护隔离服穿戴进行检查,保证防护到位。④参加医生每日查房,了解所有患者的基本病情。做好医生和护士之间的协调及配合工作,保证治疗和抢救工作顺利进行。⑤指导和协助护士解决护理疑难问题,参与患者抢救。⑥督促护士按时执行医嘱,监督医嘱执行的准确性,保证用药安全。⑦维持污染区内环境清洁,落实消毒隔离措施,保证消毒隔离效果。⑧及时与护士长沟通组内情况,协助护士长处理病房内应急事件。

〔问题提出〕

1. 请思考该护理团队为什么设置上述护理管理岗位?

2. 上述岗位在护理团队中发挥的作用是什么?

〔分析提示〕

案例分析思考要点:①综合教材所学知识,理解不同护理岗位的工作职责。②三个岗位之间如何密切协同发挥作用。

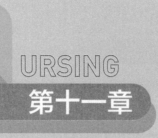

URSING

第十一章

护理信息管理

11 章 数字内容

学 习 目 标

知识目标：

1. 掌握信息、信息管理及信息系统的相关概念，医院信息系统及护理信息系统的内容。

2. 熟悉医院信息系统的作用，"互联网+"在医院信息管理及护理信息管理的主要应用。

3. 了解"互联网+"医疗的发展趋势，人工智能与大数据的护理应用现状。

能力目标：

1. 通过临床实践，基本掌握医院信息系统和护理信息系统的主要功能。

2. 针对临床实际问题，能尝试利用互联网信息技术寻求解决方案。

素质目标：

具有初步利用互联网信息技术进行护理信息管理的专业素质。

互联网医疗,就医新体验

为方便患者就医,某医院完善了互联网诊疗平台建设,开展线上医疗护理服务。该平台主要提供面向患者的互联网辅助服务、面向复诊患者的云诊室就医服务、面向医联体单位的远程协作服务、面向大众的健康宣传教育服务、面向医保医政部门的结算上报服务以及面向第三方机构的支付结算查询服务等。通过互联网,患者在手机上即可借助平台完成预约挂号、移动支付等操作;结合图文、语音、视频等方式,平台可提供在线诊疗、慢病续方、健康宣教等服务;平台还具有为偏远地区患者实施远程医疗及护理指导等功能。经过一年多的运转,利用平台接受医疗服务的人数不断增加,真正起到了优化就医流程、改善就医体验的作用。

请思考:

医院信息系统的主要作用是什么? 为提高护理质量,还可以从哪些方面改进护理信息系统?

随着计算机技术和网络技术的迅猛发展,云计算、大数据、物联网、人工智能等"互联网+"信息技术与医疗服务深度融合,改变了以往医疗信息交流和护理服务的模式。加快医院信息化建设,是满足人民群众日益增长的医疗卫生健康需求的重要手段,也是拓展医疗服务可及性与提高质量的必然要求。作为护理管理者应充分认识到信息管理的重要性,不断引入优质医疗资源,完善信息系统的智能建设,重视信息的收集与共享,发挥信息管理在提升医疗服务质量、创新护理服务模式及降低医疗成本等方面的作用。

第一节 概 述

一、护理信息管理的相关概念

(一) 信息

1. 信息（information） 信息的概念有广义和狭义之分。广义的信息泛指客观世界中反映事物特征及变化的语言、文字、符号、声像、图形和数据等,以适合于通信、存储或处理的形式来表示的知识或消息。信息不是事物本身,但它反映了事物的特征。事物不断地发生变化,因而信息也在不断产生。狭义的信息是指经过加工、整理后,对接受者有某种使用价值的数据、消息、情报的总称。因为不同的人对同一个数据会有不同的解释,得到不同的信息,对各自的决策起着不同的影响。理解信息的概念,应抓住以下几个要点:①信息是客观事物变化和特征的最新反映。②信息是与外界相互交换,相互作用的内容。③信息可减少或消除事物的不确定性。④人们获得信息后,经过加工和处理,可获得新的信息。

2. 医院信息（hospital information） 是指在医院运作和管理过程中,产生和收集到的各种医疗、科研、教学、后勤等信息的总和。其中,最主要的是医疗业务信息。

3. 护理信息（nursing information） 是指在护理活动中产生的各种情报、消息、数据、指令、报告等,是护理管理中最活跃的因素。

(二) 信息管理

1. 信息管理（information management） 是指信息资源的管理,包括微观上对信息内容的管理,即信息的收集、组织、检索、加工、储存、控制、传递和利用的过程,以及宏观上对信息机构和信息系统的管理。信息管理的实质就是对信息从获取到利用的全过程各信息要素与信息活动的组织与管理。

2. 医院信息管理（hospital information management）　是在医院活动中围绕医疗服务而开展的医院信息的收集、处理、反馈和管理的活动，即通过信息为管理服务，把管理决策建立在信息的充分利用的基础上。

3. 护理信息管理（nursing information management）　是为了有效地开发和利用信息资源，以现代信息技术为手段，对医疗及护理信息资源的利用进行计划、组织、领导、控制的实践活动。

（三）信息系统

1. 信息系统（information system）　是指利用计算机、通信、网络、数据库等现代信息技术，对组织中的数据和信息进行输入、处理与输出，并具有反馈与控制功能，为组织活动服务的综合性人工系统。

2. 医院信息系统（hospital information system，HIS）　是指利用电子计算机和通信设备，为医院所属各部门提供患者诊疗信息和行政管理信息的收集、存储、处理、提取和数据交换的能力，并满足所有授权用户的功能需求。

3. 护理信息系统（nursing information system，NIS）　是指由护士和计算机组成，能对护理管理和临床业务技术信息进行收集、存储和处理的系统，是医院信息系统的重要组成部分。

二、信息的特征

所谓信息的特征，是指信息区别于其他事物的本质属性。各种信息的具体内容尽管不同，但基本特征有共同之处。信息的一般特征包括：

1. 真实性　信息必须是对客观事物存在及其特征的正确反映。不符合事实的信息是失真的信息，不仅没有价值，而且对管理决策产生危害。因此，在管理中，要充分重视信息的真实性，检查、核实信息的真实性，避免虚假信息的产生。

2. 时效性　信息是事物在特定时刻存在的方式和运动状态的表征，随着客观事物的发展变化，表征其存在和运动状态的信息也随之变化，即所谓的时过境迁。因此，在信息获取、组织、传播和利用时必须树立时效观念，把握时机。

3. 依附性　信息本身是无形的，信息的传递交流和信息价值的实现要求信息必须依附于一定的物质形式——信息载体（information carrier）。其载体有文字、图像、声波、光波等。人类通过视、听、嗅等感官感知、识别、利用信息。没有信息载体，信息就不会被人们感知，信息也就不存在。

4. 共享性　信息与其他资源相比，具有在使用过程中不会消耗的属性，这种属性决定了它的可共享性。信息的共享性主要表现在同一内容的信息可以在同一时间由两个或两个以上的用户使用，而不影响信息的完整。利用现代通信技术，合理有效地共享相关信息，可以充分发挥信息的价值。

三、医院信息安全及管理

随着医疗服务信息化程度的增高，也带来了越来越多的网络安全与风险问题。信息安全（information security）是指保证信息的完整性、可用性、保密性、可靠性和可控性，其实质就是要保证信息系统及信息网络中的信息资源不因自然或人为的因素而遭到破坏、更改、泄露和非法占用。加强医院信息安全管理，尤其要注意保护患者医疗健康信息的安全，即保护患者隐私不被滥用、修改和窃取，这是当前医院信息化建设中的重中之重。

威胁信息安全的因素主要包括系统实现存在的漏洞、系统安全体系的缺陷、使用人员的安全意识薄弱和管理制度的薄弱等。针对这些因素，医院的信息安全管理应从以下方面加强：

（1）内部安全管理：包括建立各种安全管理制度及应急预案，并采取切实有效的措施保证制度的执行。

（2）网络安全管理：指通过网管、防火墙、安全检测等管理工具来保证医院信息系统的安全，确保网络系统安全运行，提供有效服务。

Note:

（3）应用安全管理：指通过建立统一的应用安全平台来管理，包括建立统一的用户库、统一维护资源目录及统一授权等方式，实现用户安全需求所确定的安全目标。

（4）数据安全管理：包括注意保护患者数据和隐私信息的安全，保护技术主要有匿名化、身份认证和区块链等。

知 识 拓 展

区 块 链

区块链（blockchain）是一个分布式的数据结构，能够被全体成员所复制和共享。区块链技术具备去中心化、数据无法篡改、成本低并且能够设置多种电子签名授权机制权限等特性，能够极大地提高健康信息安全和隐私保护。区块链技术去中心化的分布式结构应用于现实中可提升医疗机构的容错及纠错能力；安全的信任机制可解决现今医疗信息化技术的安全认证缺陷；不可篡改的时间戳特性可解决医疗数据追踪与信息防伪问题。

四、"互联网＋"医疗的主要应用及发展趋势

（一）"互联网＋"医疗的主要应用

"互联网＋"医疗服务，是以互联网为载体，以移动通信、物联网、云计算和大数据等信息通信技术为手段，与医疗服务深度融合而形成医疗服务的总称。借助信息化的医疗技术和服务手段，整合患者的健康数据和疾病检查、诊断和治疗数据，可实现不同诊疗机构间、医疗保险机构间、数据的不同层级和不同区域共享利用，一方面使医护人员的诊疗过程更加精准、便捷，另一方面可以提高医院的管理效率和服务质量。目前"互联网＋"在医疗领域的应用主要包括智慧医院、互联网医院、"互联网＋护理服务"和区域远程诊断中心等方式。

1. **智慧医院**　目前，我国医院信息化进入智慧医院建设阶段，即医疗服务正从信息化向智慧化过渡，旨在构建以患者为中心、以诊疗为主线、以临床信息系统为核心的智慧医院互联互通信息集成平台。智慧医院目前的应用主要包括以下三大领域：

（1）智慧服务：主要面向患者，以满足患者需求为出发点，是通过信息技术和电子通信技术，再塑服务流程，通过分时段预约诊疗、移动支付、检查结果查询互认、健康指标综合评估等，让患者感受方便和快捷，促进患者的主动参与度，是医院当前发展优先级最高的细分领域。

（2）智慧医疗：主要面向医务人员，是在电子病历构建的核心基础上，把互联网、人工智能、精准医疗、虚拟现实和大数据运用在医疗服务中，实现医务人员诊疗效率、诊疗能力及诊疗质量的提高，是医院当前信息化建设发展的重点。

（3）智慧管理：主要面向医院，是使用数字化、自动化设备优化医疗运营及流程，大幅提升医院生产效率，降低运营成本，在医院的质量管理、后勤管理、物流管理等方面，提升医院管理的精细化和智能化。

2. **互联网医院**　2014年，国内首家互联网医院在广东省成立。2015年，乌镇互联网医院正式成立。此后，实体医院越来越多开始建设互联网医院，2020年新冠肺炎疫情催生了新一轮互联网医院的建设高峰。互联网医院作为医疗服务体系中的一种新型形式，在医疗服务供方和患者之间搭建了服务平台。在5G及物联网技术的支持下，互联网医院已实现多种功能。①互联网医疗：涵盖远程门诊、远程手术和远程急救等。②互联网会诊、教学与观摩。③互联网护理：涵盖慢性疾病监测、康复指导、老年照护等。④云药房：可完成医生出具处方，药师自动接收并审核，药房自动配药并即时配送的程序。⑤医疗影像云：患者的各种影像数据在云端集成，建立个人医疗影像云数据库后，再由资质较好的医院集中报告会诊。

Note：

3. **"互联网＋护理服务"**　2019年,国家卫生健康委员会发布《关于开展"互联网＋护理服务"试点工作》的通知及试点方案,已在全国多个省份实施。"互联网＋护理服务"是指医疗机构利用在本机构注册的护士,依托互联网信息技术,以"线上申请、线下服务"的模式为主,为特殊人群提供护理服务。服务对象主要为高龄或失能老年人、康复期患者和终末期患者等行动不便的人群。护士通过上门护理形式,延伸服务场所,为有需求的人群提供慢病管理、康复护理、专项护理、健康教育与安宁疗护等方面的服务。

4. **区域远程诊断中心**　是在特定的诊疗服务区域内,建立的医学影像诊断中心和检验中心。这类中心多覆盖若干个医院和基层医疗机构,通过统一部署建设的服务平台,提供信息互联、影像(检验)处理、信息查询共享等诊断性医疗服务,目前在国内外的应用较普遍。建立区域远程诊断中心,可减少区域内重复设置带来的资源浪费,提高设备使用效率,共享区域内医疗专家资源,提升基础医疗机构诊断水平。

(二)"互联网＋"医疗的发展趋势

1. **逐步形成线上线下一体化医疗服务模式**　未来的医疗行业是传统医疗体系与新型互联网医疗深度融合、相互补充的过程。应用互联网信息技术拓展医疗服务空间和内容,构建覆盖诊前、诊中、诊后的线上线下一体化医疗服务模式,通过大数据和人工智能等手段对慢性病、常见病、多发病进行诊疗、康复、健康管理与监测,为用户提供个性化治疗和健康管理服务。医疗联合体将通过互联网技术,加快实现医疗资源上下贯通、信息互通共享与业务高效协同,便捷开展预约诊疗、双向转诊及远程医疗等服务。

2. **深入挖掘健康医疗大数据资源价值**　健康医疗大数据将不再局限于医院就诊数据和健康档案,还将汇集健康体检、保险理赔、药品销售,以及新兴健康市场主体收集到的在线问诊和与健康相关的行为数据等。应用5G、大数据、人工智能等新一代信息技术,促进医疗、医药、医保的"三医"联动体系建设,构建以个人健康医疗信息为核心的健康医疗大数据平台,为远程诊疗、线上诊疗等创造更加广泛的应用场景,同时为医院管理、临床医学、护理学、公共卫生安全等领域发展提供重要依据。

3. **加快实现医疗健康信息互通共享**　实现跨院区/跨区域患者信息集成,减少信息孤岛,实现医联体内的信息互联互通及共享、业务协同及医疗健康大数据挖掘利用,将是未来一段时间的发展重点。区域及医疗机构通过设置统一的管理机构对信息共享进行监督和管理,制订统一的数据标准和数据接口,构建统一的资源共享数字化平台、远程会诊平台、影像诊断平台等信息集成平台,实现对数据的存储、发送和接收的统一协同。

4. **持续推进医疗领域人工智能应用进程**　人工智能技术目前已逐渐应用在健康管理、医疗服务、院后康复、临床科研、药物研发、行业管理等健康医疗领域的各个环节。未来将继续夯实医疗健康数据基础,加快数据的利用与共享,开发统一的技术标准及评价体系,加强法律法规、伦理规范的建设,使人工智能真正为患者的健康服务,减轻医护人员的工作负担,不断提高医疗工作效率和准确性。

第二节　医院信息管理

医院信息管理是医院现代化管理的客观要求,其过程就是利用现代信息和通信技术改造医院业务流程中的主要环节,提高信息共享、协调和合作,实现提高管理效率和医院工作质量的目的。我国医院信息化建设始于20世纪70年代末,经过多年发展,目前绝大多数医院已结束以财务核算、收费为核心的医院管理信息化建设,进入到以医院业务应用为导向,同时支撑便捷管理和服务的阶段。另有部分医院已开展医院数据仓库及临床数据中心的建设,综合利用各类数据,有效辅助临床决策、科学研究及医院管理,推动医院间、区域间的数据互联互通,提升数据的融合应用水平。

Note:

一、医院信息系统

(一)医院信息系统的作用

1. 加强过程控制,提高医疗质量 医院信息系统的应用,可以使医院管理者及时发现医疗护理过程中各环节的问题,及时采取相应的管理措施,将事后管理变成事前和事中管理;同时,在医疗护理过程中,由于医务人员及时准确地掌握了诊疗信息,有助于避免和处理可能引起的疏漏,有效优化工作安排,提高医疗护理质量。

2. 降低医疗成本,减少重复诊疗 基于互联网、移动网络、智能平台等前沿技术构建的线上线下一体化诊疗模式,通过网络化和移动化的方式推送,为公众提供社会化和专业化的医疗健康服务,使居民以低廉的就医成本享受到全新的就医体验以及需要的医疗健康服务。通过"预约挂号""预约转诊"等形式,改变了患者的就医方式;"轻问诊""重复配药"等服务,避免了以往耗时耗力的排队、无效就诊等问题。

3. 实现信息共享,提高利用水平 区域卫生信息平台的建设,不仅可实现院内各系统的联通和数字化,与外部机构特别是与本区域卫生信息平台及相关上、下级医疗机构的互联互通也已成为现实。通过建设信息集成平台,实现医疗信息资源的整合与共享,使得患者就诊多家医院的诊断结果实现院间互信互任,提高信息的利用价值,提升医疗协同的服务能力,推动医疗业务的服务创新。

4. 打破空间限制,提高服务效率 通过互联网医院与实体医院紧密联合在一起形成闭环管理,再与药房、医保和商保等形成一条完整的服务链条,对慢性病、常见病患者提供线上就诊服务,不仅大大降低线下就医交叉感染的风险,还有助于解决社会老龄化及慢病管理的难题。借助远程医疗服务等平台,打破地域间和医院间的围墙壁垒,改善医疗资源配置不合理的困局,扩大优质医疗资源的覆盖面,使居民平等享受高质量的基本医疗服务,提高就医可及性。

5. 改善信息不对等,缓解医患矛盾 借助"互联网 + 医疗健康"服务平台和评价体系,患者可以找到信任的医生及护士,方便医护人员与患者、患者与患者之间的沟通交流,有利于建立起长期而紧密的联系。这种医患关系,有助于减少就医流程的中间环节,改变医患双方的信息不对称,为构建和谐的医患关系、有效缓解医患矛盾奠定基础。

(二)医院信息系统的内容

医院信息系统包括临床信息、患者服务及医院管理 3 大类业务系统。该系统主要应用物联网、云计算和大数据等技术,以患者为中心,以电子病历的信息采集、存储和集中管理为基础,通过连接各应用系统,形成信息共享和业务协作平台,是实现区域内跨机构医疗信息共享和业务协调的重要平台。

1. 临床信息系统(clinical information system,CIS) 该系统的主要目标是以患者为中心,支持医护人员的临床活动,收集和处理患者的临床医疗信息,丰富和积累临床知识,并提供临床咨询、辅助诊疗、辅助临床决策,提高医护人员的工作效率,为患者提供更多、更快、更好的服务。CIS 主要包括医生工作站系统、护理信息系统、电子病历系统、临床决策支持系统、临床检验信息系统(laboratory information system,LIS)、医学影像信息系统(picture archiving and communication system,PACS)等。

(1)医生工作站系统(doctor workstation system,DWS):是指协助临床医生获取信息、处理信息的系统。它以电子病历为中心,支持医院建立电子病历库,为医生提供高效的电子病历和电子处方管理平台,并为病历统计分析提供有效的手段。医生工作站系统的主要功能是为医生高效、准确录入医嘱,书写医疗文书以及提供全方位和智能化的信息支持。医生工作站系统又可分为门诊医生工作站系统和住院医生工作站系统两种形式。

(2)电子病历系统(electronic medical record system,EMRS):是指医疗机构内部支持电子病历信息的采集、存储、访问和在线帮助,并围绕提高医疗质量、保障医疗安全和智能化服务功能的计算机信息系统。电子病历是以电子化方式管理的有关个人终生健康状态和医疗保健行为的信息。它覆盖了整

Note:

个医疗过程,集成患者所有医疗信息,并可以通过为临床决策提供智能化、知识化的支持,实现对医疗服务全过程的控制,是医院信息化建设的基本和核心。电子病历和纸质病历具有同等效力,在提高诊疗质量和医疗管理上更有意义和使用价值。

(3) 临床决策支持系统(clinical decision support system,CDSS):是综合利用大数据与知识库,有机组合众多模型,模拟医学专家诊断、治疗的思维过程,专门开发的辅助医生开展医疗工作的信息系统,可提供诊断、治疗、检查和费用等方面的决策支持。该系统可通过监测患者的临床信息(如患者的检查、检验结果等)进行逻辑判断,主动发出提醒,并对患者状况进行推理,给出建议,供医护人员参考。目前基于医疗健康大数据,与人工智能深度结合的临床决策支持系统,能够为医生提供全流程、智能化的决策支持,提升医学教育与临床诊疗品质。

2. 患者服务系统 该系统基于互联网,结合人工智能技术,为患者提供挂号、排队、缴费、信息查询与医患沟通等业务服务,将诊前咨询、诊中治疗及诊后随访,通过信息系统进行整合,形成统一的患者服务平台。

3. 医院管理信息系统(hospital management information system,HMIS) 该系统的主要目标是支持医院的行政管理与事务处理业务,减轻事务处理人员的劳动强度,辅助医院管理层决策,提高医院的工作效率,从而使医院能够以较少的投入获得更好的社会效益和经济效益。HMIS包括财务管理系统、药品管理系统、物资管理系统、人力资源管理系统及科研教育管理系统等。

医院信息系统设有外部接口,主要目的是实现与其他医疗相关信息系统的集成,实现与外部信息系统的数据交换,包括医疗保险系统接口、远程医疗系统接口、社区卫生服务系统接口、上级卫生行政管理部门接口、医疗联合体单位接口及第三方机构接口等。

二、"互联网 +"医院信息管理

(一) 远程医疗

远程医疗(telemedicine)是指以电信技术为手段,为处于不同地理位置的用户之间提供连接,医疗卫生专业人员通过使用信息和通信技术交换有效信息,提供医疗卫生服务。目前的应用场景主要包括以下三类:第一类是基于新型智能终端的远程操控类场景,如机器人远程手术等;第二类是基于高清视频、影像的远程指导类场景,如远程会诊、远程诊断、远程急救指导、远程查房、远程护理及远程教学等;第三类是基于医疗健康传感器和设备数据的远程监控类场景,如患者实时定位、远程输液监控、慢病远程监控等。远程医疗可实现多学科、多专家的联合会诊,是优化医疗资源配置、实现优质医疗资源下沉及建立分级诊疗制度的重要手段。

知 识 拓 展

电子健康档案

电子健康档案(electronic health records,EHR)是个人的长期健康信息,包括居民个人健康概况以及健康相关的行为与环境因素。它承载了个人整个生命周期中健康状况的发展变化情况以及所接受的各项卫生服务记录的标准数据,是远程医疗、移动医疗等"互联网 +"医疗服务的核心要素,便于医疗服务各相关供方和居民个人进行数据访问。

(二) 移动医疗

移动医疗(mobile health,m-Health)是指通过移动技术(如智能手机、平板电脑和个人数字化无线设施)提供医疗服务和信息,促进经济、有效和安全的医疗服务。其技术形式主要包括手机应用、手机短信服务、微信、多媒体信息服务及网页浏览等。移动医疗可不受时间和地域的限制,实现医疗资源的即时访问、临床数据的即时传输以及医患之间的即时沟通。主要应用模式包括面向医疗工作者及

Note:

面向医疗服务使用者两种,前者体现在医护人员通过手机端可以实时了解患者信息,发起随访,参与患者互动,主要包括移动查房、移动会诊、移动护理及移动监护等;后者体现在患者通过手机端可以体验预约挂号、健康信息查询、查询检查报告及跟踪医疗服务等医疗服务。

> ### 知识拓展
>
> #### 可穿戴医疗设备
>
> 可穿戴医疗设备是将传感器、多媒体、无线通信等技术嵌入到如手表、手环、眼镜等日常服饰中。通过佩戴方式实现实时监测血压、血糖、心率等健康体征,目前主要用于健康管理、疾病监测、慢病康复等领域。随着对大数据的深度分析,利用可穿戴医疗设备可实现客户监测、分析自身健康状况并采取相应的积极措施,对于推动精准医学和个体化医学的发展以及老年照护和慢性疾病管理具有重要意义。

(三) 医疗物联网

物联网是在互联网基础上延伸和扩展的网络,是指通过信息传感设备,把任何物品连接到互联网上,按照约定的协议进行通信和信息交换,从而实现智能化定位、识别、监控、跟踪和管理的一种网络。医疗物联网技术支持医院内部人员信息、医疗信息、管理信息、设备信息、药品信息的数字化采集处理、存储、传输与共享,帮助医院实现对人和物的智能化管理,提高医院日常工作质量及服务水平。目前在医院的应用主要包括生命体征动态监测系统、智能床位监测系统、镇痛泵管理系统、静脉输液智能监测系统、婴儿防盗系统、设备定位管理系统、冷链管理系统、医疗废物追溯管理系统、智能安防系统以及智慧后勤管控系统等。

(四) 医疗云

随着医疗数据的与日俱增,数据分析统计趋向复杂。利用云计算超大规模的计算能力,可实现对各种医院信息的高效处理与安全储存,在海量数据中找到它们的关联规则并对其进行精加工和深度利用。在远程医疗和分级诊疗的应用中,医院借助云端运算系统,方便掌握多方面共享资料,向医生及监护人反馈患者的身体状况数据,使患者能够获得及时、有效的照顾。

第三节　护理信息管理

护理信息管理是医院信息管理的重要组成部分,建立一套完整的护理信息系统,有助于提高护理工作效率,减少医疗差错,让护士有更多的时间投入到对患者的直接护理中。

一、护理信息系统

护理信息主要包括护理业务信息、护理科研信息、护理教育信息及护理管理信息等,护理信息系统可将这些信息集合在一个平台上,统一数据的存储与传输,并与 HIS 相通,实现实时医护信息共享。护理信息系统目前多为各医院自主开发,发展水平不一,但在功能上主要分为护理业务信息系统和护理管理信息系统。

(一) 护理业务信息系统

1. 临床护理信息系统　是护理业务信息系统最基本的子系统,具有患者管理、医嘱处理、文书管理、计费管理及智能决策等功能。

(1) 患者管理:在信息平台的首页,通过综合概览可直接看到各护理单元的患者总数、新患者数、手术患者数、病重患者数等信息,便于实施患者管理。

(2) 医嘱处理:系统最主要的功能是对医嘱的校对和执行。医生开具医嘱后,从医嘱审核、医嘱拆分、执行提醒到扫码执行可形成一个全流程的闭环管理,以保证护士执行医嘱过程的规范性,从而保障患者安全。例如,通过扫码可对输液患者的执行、巡视、暂停、结束进行全过程跟踪,并记录输液滴速、剩余量等信息。系统可自动统计指定日期的医嘱执行率、未执行率、扫码率、准点率等病区医嘱执行综合情况,并生成指标对应的趋势图。同时,可对操作者操作时间进行实时记录,便于直接统计工作量,为绩效考评提供依据。

(3) 文书管理:系统提供护理文件书写功能,通过模板库和元素库,护士可方便快捷地录入所有电子护理记录。护理记录包括体温单、生命体征记录单、出入量记录单、护理评估、护理记录及健康宣教单等项目,记录后可生成护理电子病历。护理电子病历是医院电子病历系统重要组成部分,具有举证作用,故严格权限与安全控制尤其重要。护士只能修改自己的记录,护士长、护理组长可以修改所管辖护士的护理记录,且可在后台调出修改痕迹。

(4) 计费管理:医嘱及其执行既是临床诊疗的依据,也是医疗收费的依据。系统根据录入的医嘱、诊疗及手术情况,在患者住院的整个过程中可随时统计患者、病区费用的管理信息,如患者的费用使用情况,科室在某一时间段的入、出院情况,各项收入比例,有利于调整费用结构,达到科学管理的目的。

(5) 智能决策:将数据库、知识库、人机交互技术等交叉融合到护理信息系统,通过实时获取患者基本信息,实现护理评估、护理诊断、护理措施的联动,能够帮助护士决策,更好地服务患者。当患者出现异常检验结果、风险评估的高危评分、异常生命体征等情况时,系统会在平台首页醒目处自动发出提醒,同时触发生成护理任务。如当患者体温单中出现一次 > 37.5℃的体温,即实时自动触发"发热处理"的护理任务,自动生成一般情况评估、病情观察、物理降温、基础护理、心理护理、健康教育等标准化工作项目及相应的工作内容,按频次推送至"今日护理"界面。通过智能决策使护士在日常护理工作中能获得及时的知识提示、质控提醒、智能纠错及分析反馈等,为临床护理工作提供帮助与指导,并可有效减少医嘱处理与执行中的错误。

2. **移动护理信息系统**　是以医院信息系统为支撑平台,采用无线网络、移动计算、条码及自动识别等技术,充分利用 HIS 的数据资源,将临床护理信息系统从固定的护士工作站延伸至患者床旁。该系统具有护理计划综合浏览、患者身份条码识别、患者基本信息查询、患者体征床旁采集、医嘱执行管理、检验标本采集校对及给药管理等功能。常用的移动设备包括移动电脑、终端掌控电脑(personal digital assistant,PDA)和智能手机等。通过这些设备,借助智能识别数据融合、移动计算等技术,可以实现访问患者的检查、检验报告,采集与上传护理数据、查看与执行医嘱等功能,使护理文书记录、护理风险评估、健康教育和出院随访等业务操作从传统的台式电脑延伸到手持智能移动终端,实现护理条码化、无纸化、智能化管理。随着信息技术的发展,移动护理信息系统不仅在医院内可以有效地辅助护理管理、临床护理工作,在医院外的疾病延续护理、健康行为促进方面也发挥了积极的作用。

3. **重症监护信息系统**　该系统主要是为医院 ICU/CCU 设计的信息管理系统,具有信息采集、信息整合、信息分析、信息输出等功能。系统预先设置好重症监护常用设备项目,根据患者具体情况调整采集频率及连接各类重症监护设备,对患者生命体征自动定时采集。根据数据变化,可对患者实施的护理措施及时调整,预先录入病情评估和护理风险评估表单,能做到对危重患者全程实时监测,并自动评估患者病情变化及护理风险,生成趋势走向图,有助于护士及时调整护理方案。系统预设护理记录单模板,护士可按照模板录入数据,确保护理记录单的规范性。

4. **手术信息管理系统**　该系统是利用信息集成共享和广谱设备集成共享作为两大支撑平台,覆盖了从患者入院、术前、术中和术后的手术过程,直至患者出院。通过与床边监护设备的集成、数据自动采集,对手术麻醉的全过程进行动态跟踪,达到麻醉信息电子化,使手术患者管理模式更具科学性,并与全院信息系统的医疗数据信息实时共享。

5. **消毒供应中心管理系统**　该系统主要由无线物联网、质量追溯系统软件及无线智能信息采集终端等组成,利用条形码、二维码及芯片等,对集中处理的无菌物品进行质量信息追溯化管理,最终实

Note:

现消毒供应中心工作流程条码化、传输无线化及资源利用的合理化,可杜绝数据记录出错情况的发生,有效提升工作效率。

（二）护理管理信息系统

建设护理管理信息系统的根本目的是利用信息技术手段,及时动态地掌控护理过程中所涉及的所有人、财、物、业务等信息,利用数据对护理信息资源进行整合和优化配置,辅助临床护理决策,降低护理管理成本,最终提升护理质量。目前在不同医疗机构中应用较多的是护理人力资源管理系统、护理质量管理系统及护理风险评估预警系统。

1. 护理人力资源管理系统　该系统主要应用于护理人力资源配置、护士培训与考核、护士岗位管理及护士科研管理等方面。护理部、护士长可通过系统实时了解护士的上岗情况,根据不同护理单元的实际工作量进行电脑设置,实现全院护士网上排班,及时进行人员调配与补充,统筹安排护士的轮值与休假。同时通过统计护理工作量、工作质量、岗位风险程度、患者满意度及教学科研情况等综合指标进行护士的绩效考核,实现护理人力资源的科学管理。

2. 护理质量管理系统　该系统主要包括护理单元质量管理、护理不良事件管理、护理文书书写质量监控、护理近似错误管理、患者满意度调查等部分。系统对每个评估项目设置项目类别阈值,根据设置阈值智能判别统计分析评估的及时率和准确率,对评估内容不符合质量控制标准的记录,系统会智能形成质量控制上报表单,记录评估人、评估时间、评估类别和质量控制类别等数据。管理人员通过该系统的评估质量控制模块可查看到某特定时间段内发生的事件,根据该记录下发整改通知单。此外,管理人员还可查询各类评估数据报表,如各护理单元不良事件的发生率、24h 未进行入院评估患者记录等,根据这些数据制订质量控制计划、质量控制目标等。

3. 护理风险评估预警系统　护理风险评估预警系统的应用,可以更准确、及时、有效地预测不良事件,对风险患者实施预防性干预措施和加强患者的安全管理起到重要作用。应用电子病历数据,利用机器学习和深度学习等人工智能技术,对慢病管理、医院感染等实施风险预测,为护理人员的早期预判提供客观数据。相继开发的穿戴式护理监测、夜间安全巡查、护理安全核对、新生儿安全信息等系统已应用于临床并取得了较好效果。

二、"互联网 +"护理信息管理

（一）远程护理

远程护理（telenursing）是在护理实践中通过电子通信技术的传输、管理和协调,为服务对象提供的保健和护理服务。护士可运用远程康复技术监测,管理患者的健康状况,为其提供个性化护理,改善患者生活质量,最终改善其疾病结局。远程护理的开展项目包括远程生理指标的检测和传输、远程围产保健、远程康复、远程居家护理等。例如,对脑卒中患者的远程康复护理中,护士借助互联网平台,利用虚拟现实技术、康复机器人系统等可对地处偏远地区的患者提供科学规范的指导,不仅有助于患者功能的恢复,保证康复治疗的连续性,也有效减少了患者住院时间及费用。

（二）延续护理

延续护理（transitional care）是指通过设计一系列的护理活动,保证患者在不同的健康照顾场所之间转移时能接受具有协调性和连续性的健康服务,主要服务对象包括高血压、冠心病、脑卒中、糖尿病、恶性肿瘤等慢性疾病患者。通过移动终端如手机或可穿戴设备等监测患者院外的主要疾病参数数据,由专家系统给出诊断结果及处理意见,利用平台定期推送康复知识,提供护患在线沟通及预警处理等服务。目前国内正在探索医疗大数据时代护理亚专科的建设,将逐步建立"社区、医院、家庭"多元联动的延续护理照护模式,整合电子病历、影像数据及药物评价等信息构建数据系统,实现"医护一致",做到连续不间断护理。

（三）智能病房

智能病房是通过智能系统及物联网的建立,利用系统的认知计算和自然语言性能,使患者能向周围的护理人员要求某类具体信息的提供和行动协助,甚至可以自己发出口令,实现对灯光、温度及音乐的调节,从而营造舒适的病房环境。此外,智能静脉输液监控系统、智能监控交接班平台、智能手术排程系统、婴儿智能防盗系统等也已应用在护理工作的各个关键环节,一方面可有效降低护理风险,提高患者满意度,同时也有利于实现护理人员资源调配数据化,做到资源的最优配置。

(四) 智慧教育

将互联网信息技术引入高校护理教学和护理人员继续教育中,可创新护理教学模式。通过网络平台教学,将电脑、手机等设备与教学结合起来,利用虚拟现实技术、微信小程序、学习型 APP 等途径,提供丰富的在线学习视频和教师在线答疑服务,可实现优质教学资源共享,以增加学习者的参与度,提高学习效果。此外,人工智能教育辅助工具包括智能助理、教育机器人和智能导师系统等也被应用于护理教育领域,成为教师教学和学生学习的得力助手。

三、人工智能的护理应用

人工智能(artificial intelligence, AI)是在计算机科学、控制论、信息论、神经心理学、哲学、语言学等多学科研究的基础上,发展起来的一门综合性很强的交叉学科。其最终目标是制作出以人类思想模式处置数据资料的智能机械设备,让其可在一些工作上取代人类并顺利完成。目前的主要技术包括智能手机、体外监测设备、智能机器人、虚拟现实技术、语言识别、图像识别、自然语言处理和专家系统等。人工智能技术在护理领域的应用主要在院前管理、院中诊护和院后康复等环节。

(一) 院前管理

人工智能在院前管理的主要目的是提高居民整体健康水平,减少大病、大规模疾病暴发的概率,目前主要用于健康管理及慢病管理等领域。在健康管理场景,护士可通过对基因、代谢及表型等数据的分析,为人群提供个性化饮食起居等方面的建议,帮助规避患病风险。在糖尿病等慢性病的管理场景中,护士运用人工智能技术,可从患者的门诊和住院电子病历中采集个体化的数据,或通过可穿戴设备和智能家居,对用户健康数据信息和行为习惯进行监测和采集,识别患者的可控危险因素,进而预测个体的疾病易感性,自动匹配健康管理知识库,采取有针对性的干预。

(二) 院中诊护

人工智能在院中诊护阶段主要应用在辅助诊断、辅助决策和辅助治疗及护理等环节,通过融合多种人工智能技术,为医护人员提供快速、高效、精准的医学诊断结果和个性化治疗与护理方案。目前,应用 AI 技术辅助护士可完成物品传送和患者转运等活动,有效减轻护理人员的体力负担;引进机器人进行药物配置,可实现提高配药效率、降低药物残留率和错误发生率。

(三) 院后康复

人工智能在院后康复阶段的应用主要是康复机器人和虚拟助理。医护人员通过智能设备制订辅助康复方案,利用各种康复机器人辅助脑卒中、脑外伤、脊髓损伤等患者进行康复训练,实现人机协同,提高康复效果和患者自主性。虚拟助理的应用可实现出院患者的依从性管理,包括出院后随访管理、康复监控和远程康复管理。

护 理 前 沿

护理机器人

护理机器人是将传统的康复护理机制与先进的机器人技术相结合的体现,具有在面对患者所处复杂的生活工作环境中能够安全稳定地完成各种护理任务的能力。利用护理机器人辅助医护人员对患者进行康复护理,可将医护人员从繁重的体力劳动中解放出来。目前的应用主要包括智能轮椅、机器人化多功能护理床、仿人护理机器人及饮食护理机器人等。

四、大数据的护理应用

数据是人工智能发展的基础与核心要素之一,健康医疗大数据的发展状况直接影响人工智能技术在医疗领域的深入应用与持续发展。健康医疗大数据是指通过多种来源积累的、与医疗及健康相关的极大量数据,具有海量性、高速性、多态性、隐私性等特点。通过对这些数据的有效利用,可为医疗健康服务的创新和发展带来更多可能,进而为居民提供更为个性化、智能化的医疗服务,为医疗机构和管理部门提供更为丰富的信息资源以及科学的决策支持。目前在护理领域的应用主要体现在患者服务、临床诊护、医院管理及科学研究等方面。

(一)患者服务

医疗机构可通过线上诊疗APP、网站查询服务、微信服务号查询、线上病案复印申请小程序等为患者提供多终端、多类型的数据服务。利用这些服务,患者可在线进行检查与检验报告查询、出院带药查询、归档病案复印访问等操作,有助于减少患者往返奔波,减少人员和介质的接触,守护患者就医安全。

(二)临床诊护

健康医疗大数据在临床诊护的研究热点目前主要集中在疾病风险预测、发展精准治疗、癌症患者个性化治疗以及健康保健等方面。医疗机构通过建设心脑血管、肿瘤、老年病及儿科等临床医学数据示范中心,集成基因组学、蛋白质组学等医学大数据资源。依托这些大数据,为医护人员实施规范化临床路径及个体化治疗提供建议,确保精准治疗与护理的顺利开展。随着区域卫生信息平台的建设完善,将加快不同医疗机构的数据共享,方便不同区域的医护人员获取各项数据,确保医疗护理服务的有效延续。

(三)医院管理

构建合理、全面的信息路径和完善的数据库,可为医院的精细化管理提供依据。利用数据中心全量数据的优势及支持实时数据访问的特性,关注医院在医疗护理质量、院内感染防控及人力资源管理等方面的重要指标,便于管理者全面把控医院的运营状态,及时实施决策。在护理管理领域,通过对数据的深入挖掘,发现数据改进效果最明显的周期,找到数据变化的轨迹,为护理质量检查的周期确定提供依据,进而减少检查者的人力和精力消耗,实现管理的科学化和数据化。

(四)科学研究

利用医疗机构电子信息平台,可获得高效数据检索、多病种人群管理及多维度变量展示,研究者可摆脱样本量不足、数据类型单一的限制,提高科研质量,有助于科研成果向临床决策的转化。通过数据挖掘技术,研究者可精确收集患者疾病数据,建立疾病风险预测模型,为处于疾病不同时期的患者提供个性化护理,进而改进临床护理实践,优化健康结局,实现有效控制医疗费用的目标。

 ——————————————— 导入情境分析 ———————————————

对本章的导入情境进行分析,智慧医院建设是医院信息化发展的高级阶段,这个阶段医院信息系统的建设包括智慧服务、智慧医疗及智慧管理三大领域,可为患者、医护人员及医院三方提供全程精细化服务。借助互联网信息技术,外延医院功能,提高服务患者能力,让患者获得良好的就医体验。

未来的护理信息管理应将建设智能护理信息系统为目标,重点加强护理信息的共享、加大移动护理信息系统的使用比例、提高护理决策支持的有效性、扩大"互联网＋护理服务"服务范围等方面工作,提高优质护理的可及性,助力分级诊疗的有序开展。在保证信息安全的前提下,继续加大信息系统的共享性、智能性的开发与应用。

(孔繁莹)

Note:

思 考 题

1. 简述医院信息系统的作用。
2. 举例说明智慧医院的主要应用。
3. 举例阐述移动护理信息系统的优势。
4. 举例描述护理信息系统在临床中的应用。
5. 分析人工智能及大数据在医疗护理领域的发展趋势。

案例分析题

"互联网+"护理,护士在您身边

[案例介绍]

某三甲医院为满足患者的护理需求,正式上线"互联网＋护理服务"项目。患者或家属通过医院网页、微信公众号等途径,在线进行预约,护士可为特殊患者提供伤口造口护理、PICC 导管维护、更换胃管/尿管、慢病健康指导等上门服务项目。为确保患者安全和服务质量,医院要求注册线上服务的护士应具备 5 年以上临床护理工作经验,须经过严格培训且考核合格。通过一年多的运转,该护理服务获得患者及家属的一致好评,业务量呈现明显增加趋势。

[问题提出]

1. 请结合案例分析"互联网＋护理服务"的意义。
2. 试分析利用互联网平台,医院还可以提供哪些护理服务?

[分析提示]

案例分析思考要点:①作为线上预约、线下服务的创新护理服务模式,"互联网＋护理服务"是结合当下老龄化社会的特点,为老年人、慢病患者等人群提供的全周期、全流程服务,可精准对接患者多元需求,改善患者就医体验。②结合当前患者的不同需求及互联网技术的优势,医院应与社区、家庭联合,在原有提供上门护理、线上咨询等基础上,开展远程护理、远程监控、远程康复指导等项目,为居家患者进行个性化服务,提高护理服务可及性。此外,还可利用医院的现有优势,为医联体内的其他医院进行护理技术指导与培训,实现分级诊疗及优质医疗资源下沉的建设目标。

URSING

第十二章

护理管理与医疗卫生法律法规

12章 数字内容

───── 学 习 目 标 ─────

- **知识目标：**

  1. 掌握护理法律法规基础知识、护士的执业权利和义务。

  2. 熟悉与护理管理相关的法律法规。

  3. 了解我国医疗事故等级及处理方式。

- **能力目标：**

  根据护理工作特点，能运用相关法律法规指导临床护理实践。

- **素质目标：**

  具有良好的语言表达能力、沟通协调能力和自律能力。

王某,女,在某美容院进行鼻部整形术失败后,到某医院整形美容外科,先后接受两次鼻部整形修复重建术。术后,王某不满手术效果,多次到该科室吵闹,在诊室墙壁上乱涂乱画,并写侮辱性语言,损毁办公用品;经调解委员会调解,双方和解。某日早晨,王某又指使他人对该科室护士拳打脚踢,致其轻微伤。

请思考:

1. 该患者违反了哪些法律法规? 构成了何种罪行?

2. 护理人员应如何运用法律法规,维护正常医疗护理秩序?

依法办事是每一个公民的责任和义务,尤其是党的十九大以来,全面推进依法治国、依法执政,各行各业法律法规的出台为推进社会主义法治建设提供了基本法则和行动指南。医疗卫生法律法规是医疗卫生行业依法执业的准绳,是保证我国卫生事业健康发展的关键。护理执业活动与人的健康和生命直接相关,认真贯彻执行护理相关法律法规,是护理人员的首要条件,也是护理管理者必须遵守的基本原则。

第一节　护理法律法规概述

法律是维护国家稳定、各项事业蓬勃发展的最强有力的武器,是捍卫人民群众权利和利益的工具。法律是一系列的规则,通常需要经由一套制度来落实。在不同的地方,法律体系会以不同的方式来阐述人们的法律权利与义务。

一、护理法律法规基础知识

法律是由国家制定或认可并依靠国家强制力保证实施的,反映由特定社会物质生活条件所决定的统治阶级意志,以权利和义务为内容,以确认、保护和发展对统治阶级有利的社会关系和社会秩序为目的的行为规范体系。法律有广义和狭义之分,广义的法律是指法的整体,包括法律、有法律效力的解释及其行政机关为执行法律而制定的规范性文件(如规章)。狭义的法律专指拥有立法权的国家机关依照立法程序制定的规范性文件。

(一)法律的基本概念

1. **法(law)**　是由国家制定或认可,以权利义务为主要内容,由国家强制力保证实施的社会行为规范及其相应的规范性文件的总称。法作为一种特殊的社会规范,是人类社会发展的产物。

2. **法律(law statute)**　是国家制定或认可的,由国家强制力保证实施的,以规定当事人权利和义务为内容的具有普遍约束力的社会规范。法律是全体国民意志的体现,是国家的统治工具,由享有立法权的立法机关依照法定程序制定、颁布,并由国家强制力保证实施的规范总称,包括宪法、法律、行政法规、地方性法规、自治条例和单行条例。

3. **宪法(constitution)**　是国家的根本大法,是治国安邦的总章程,适用于国家全体公民,是特定社会政治经济和思想文化条件综合作用的产物,集中反映各种政治力量的实际对比关系,确认革命胜利成果和现实的民主政治,规定国家的根本任务和根本制度,即社会制度、国家制度的原则和国家政权的组织以及公民的基本权利义务等内容。

4. **法规(laws and regulations)**　是由全国人民大表大会常务委员会制定并通过后,由国务院总理签署国务院令公布。法规具有全国通用性,是对法律的补充,在条件成熟时会被补充进法律,其地位仅次于法律。法规多称为条例,也可以是全国性法律的实施细则。

5. **规章(rules;regulations)**　其制定者是国务院各部、委员会、中国人民银行、审计署和具有行政管理职能的直属机构,这些规章仅在本部门的权限范围内有效。例如,国家市场监督管理总局制定的《药品注册管理办法》。

6. **地方性法规、自治条例和单行条例**　其制定者是各省、自治区、直辖市的人民代表大会及其常务委员会,相当于是各地方的最高权力机构。地方性法规大部分称作条例,有的为法律在地方的实施细则,部分为具有法规属性的文件,如决议、决定等。地方法规的开头多冠有地方名字,如《北京市食品安全条例》等。

（二）法律的基本特征

法律体现国家统治阶级的意志,有以下主要特征表现:

1. **规范性和普遍性**　法律规范不是针对具体事或具体人,而是一种一般的、抽象的行为规则,是为人们规定一种行为模式或行为方案,在相同的条件下可以反复适用。法律规范在国家权力所及的范围内具有普遍的约束力,对社会全体成员有效,人人必须遵守。

2. **严格的结构和层次**　每个法律、规范在逻辑上都由假定、处理和制裁三部分组成,不同规范之间有紧密的联系,不同法律部门和法律制度构成紧密联系的整体。法律有法定的创制方法和表现形式,不同等级的规范文件之间有严格的效力从属关系。

3. **具有国家意志性**　法律是由国家制定或认可的行为规范。制定是指由国家机关在某职权范围内按照法定的程序创制规范性法律文件的活动,一般是指成文法创制的过程。认可是指国家承认某些社会上已有的行为规则具有法律效力。法律是一种特殊的社会规范,体现国家的意志,具有国家意志性。

4. **由国家强制力保证实施**　国家强制力包括军队、警察、监狱、法庭等国家权力行使机关,这些机关的执法活动使法律实施得到直接保障。国家强制力使法律获得了对全社会的普遍约束力。

5. **以权利和义务双向规定为调整手段**　在法律上,把一定生产方式要求的行为自由规定为法律权利,把与之相对应的社会责任规定为法律义务,使一定社会形态中人们的相互关系转化为法律上的权利和义务关系。法律规定人们在一定情况下可以做什么,必须做什么,禁止做什么,并通过国家强制力保证这些权利和义务的实现,以此来确认、保护和发展对统治阶级有利的社会关系与社会秩序。法律所规定的权利和义务,不仅是指公民、社会组织、国家的权利和义务,而且包括国家机关及其公职人员的职权和职责。

（三）法律的作用

法律的作用也称法律的功能,是法律对社会发生影响的体现,表现为应用法律手段调节各种社会关系。

1. **规范作用**　包括指引、评价、教育、预测及强制作用。指引作用指法律通过对授权性行为模式及义务性行为模式的规定,指导人们做出或不做出某些行为。评价作用指法律作为一种行为标准及尺度,在对他人行为进行评价时所起的作用。教育作用指法律在调整人们的行为时,对于人们的行为起着一种潜在的影响作用,包括对受制裁人的影响及对企图违法人的威慑和对一般人行为的示范。预测作用指人们根据法律可以预先估计相互间的行为方式及行为将产生的法律后果。强制作用是指对于违法者,法律以国家强制力予以制裁、惩罚。

2. **社会作用**　包括法律的政治作用、经济作用及社会公共作用。政治作用是指维护国家统治、保障国家正常运行、规范政权组织形式和社会根本制度等。经济作用是指法律通过规定国家的经济制度、制定国家经济运行政策等一系列方式,规范国家经济的运行,包括各种商法、经济法等。社会公共作用是指法律在社会公共事务管理方面,维护人类基本生活条件、确认技术规范等方面的作用。

二、卫生法体系与护理法

（一）我国的卫生法体系

1. **卫生法**（health legislation）　是指由国家制定或认可的,并有国家强制力作保证,用以调整

Note:

人们在卫生活动中各种社会关系和行为规范的总和,是我国法律体系的重要组成部分。立法目的在于维护国家安全,维护卫生事业的公益性地位,及时有效地控制突发性公共卫生事件,维护卫生事业健康有序地发展。目前我国卫生法还没有统一、完整的法典,只有以公共卫生与医政管理为主的单个法律法规构成的一个相对完整的卫生法体系。

2. **医政法**(medical law)　是指国家制定的用以规范国家医政活动和社会医事活动,调整因医政活动而产生的各种社会关系的法律法规的总称。医政法是卫生法中很重要的一部分,具有四个特点:①以保护公民的生命健康权为根本宗旨。②跨越卫生法和行政法两大法律体系。③社会管理功能显著。④技术规范多。

目前,我国还没有一部医政法,只有由相关医政药理的法律、法规、规章等法规性文件和有关规范性文件,以及相关法律制度共同组成医政管理法律体系。

(二) 护理法

护理法(nursing law)是由国家制定的,用以规范护理活动(如护理教育、护士注册和护理服务)及调整这些活动而产生的各种社会关系的法律规范的总称。护理立法始于20世纪初。1919年英国率先颁布了《英国护理法》;1921年荷兰颁布了护理法;1947年国际护士委员会发表了一系列有关护理立法的专著;1953年世界卫生组织发表了第一份有关护理立法的研究报告;1968年国际护士委员会特别成立了一个专家委员会,制定了护理立法史上划时代的文件《系统制定护理法规的参考指导大纲》,为各国护理法必须涉及的内容提供了权威性的指导。1984年世界卫生组织调查报告,欧洲18国、西太区12国、中东20国、东亚10国及非洲16国均已制定了护理法规。我国的护理法属于医政法律体系的一部分,目前我国尚未颁布护理法,目前执行的是《护士条例》和护理相关法规、规章制度及政策。

第二节　护理管理相关的法律法规

一、《医疗机构管理条例》

《医疗机构管理条例》为加强对医疗机构的管理,促进医疗卫生事业的发展,保障公民健康制定。由国务院于1994年2月26日发布,自1994年9月1日起施行。2016年2月6日国务院令第666号、2022年3月29日国务院令第752号分别予以修订。条例共7章、55条,包括总则、规划布局和设置审批、登记、执业、监督管理、罚则和附则七个部分。《医疗机构管理条例》强调了以下几个要点:

(1) 任何单位或者个人,未取得《医疗机构执业许可证》或者未经备案,不得开展诊疗活动。

(2) 医疗机构执业,必须遵守有关法律、法规和医疗技术规范。

(3) 医疗机构必须将《医疗机构执业许可证》、诊疗科目、诊疗时间和收费标准悬挂于明显处所。

(4) 医疗机构必须按照核准登记或者备案的诊疗科目开展诊疗活动。

(5) 医疗机构不得使用非卫生技术人员从事医疗卫生技术工作。

(6) 医疗机构应当加强对医务人员的医德教育。

(7) 医疗机构工作人员上岗工作,必须佩戴载有本人姓名、职务或者职称的标牌。

(8) 医疗机构对危重患者应当立即抢救。对限于设备或者技术条件不能诊治的患者,应当及时转诊。

二、《护士条例》

《护士条例》,2008年1月23日国务院第206次常务会议通过,2008年5月12日开始实施。2020年3月27日,根据《国务院关于修改和废止部分行政法规的决定》予以修订。条例共6章35条,包括总则、执业注册、权利和义务、医疗卫生机构的职责、法律责任和附则6个部分。《护士条例》突

Note:

显了以下几个特点：

（1）明确了政府在护理管理中要加强宏观监督管理。

（2）对医疗机构提出了具体要求，如配备一定数量的护士；保障护士的工资、福利待遇。

（3）凸显维护护士的合法权益。

（4）强化了护士的权利和义务，如护士执业有按照国家有关规定获取工资报酬、享受福利待遇、参加社会保险的权利；有尊重关爱患者、保护患者隐私的义务和问题医嘱告知义务等。

（5）调整了护理执业规则，护士执业操作必须遵循的行为规范。

（6）明确了卫生行政机关、医疗卫生机构、护士和他人侵犯护士权益等层面的法律责任。

《护士条例》的制定和实施为维护护士的合法权益，规范护理行为，促进护理事业发展，保障医疗护理安全和人体健康提出了行为准绳，使护士在执业活动中有法可依，有章可循。

三、《中华人民共和国传染病防治法》

1. 医疗机构疫情控制的职责范围

（1）发现甲类传染病时应当采取的措施：对患者、病原携带者，予以隔离治疗，隔离期限根据医学检查结果确定；对疑似患者，确诊前在指定场所单独隔离治疗；对医疗机构内的患者、病原携带者、疑似患者的密切接触者，在指定场所进行医学观察和采取其他必要的预防措施；拒绝隔离治疗或者隔离期未满擅自脱离隔离治疗的，可以由公安机关协助医疗机构采取强制隔离治疗措施。

（2）医疗机构发现乙类或者丙类传染病患者，应当根据病情采取必要的治疗和控制传播措施。

（3）医疗机构对本单位内被传染病病原体污染的场所、物品以及医疗废物，必须依照法律、法规的规定实施消毒和无害化处置。

2. 传染病疫情报告

（1）疾病预防控制机构、医疗机构和采供血机构及其执行职务的人员发现本法规定的传染病疫情或者发现其他传染病暴发、流行以及突发原因不明的传染病时，应当遵循疫情报告属地管理原则，按照国务院规定的或者国务院卫生行政部门规定的内容、程序、方式和时限报告。

（2）任何单位和个人发现传染病患者或者疑似传染病患者时，应当及时向附近的疾病预防控制机构或者医疗机构报告。

（3）地方各级人民政府未依照本法的规定履行报告职责，或者隐瞒、谎报、缓报传染病疫情，或者在传染病暴发、流行时，未及时组织救治、采取控制措施的，由上级人民政府责令改正，通报批评；造成传染病传播、流行或者其他严重后果的，对负有责任的主管人员，依法给予行政处分；构成犯罪的，依法追究刑事责任。

2020 年 1 月 20 日，经国务院批准，国家卫生健康委员会发布公告将新型冠状病毒肺炎纳入乙类传染病，并采取甲类传染病的预防、控制措施。2020 年 10 月 2 日，国家卫生健康委员会发布《中华人民共和国传染病防治法》（修订草案征求意见稿）。此次修订草案提出，任何单位和个人发现传染病患者或者疑似传染病患者时，应当及时向附近的疾病预防控制机构或者医疗机构报告，可按照国家有关规定予以奖励；对经确认排除传染病疫情的，不予追究相关单位和个人责任。

四、《公共场所卫生管理条例》

《公共场所卫生管理条例》是为创造良好的公共场所卫生条件，预防疾病，保障人体健康制定。由国务院于 1987 年 4 月 1 日发布并实施。2016 年 2 月 6 日进行了第一次修订，2019 年 4 月 23 日进行了第二次修订。

各级卫生防疫机构负责管辖范围内的公共场所卫生监督工作。卫生防疫机构根据需要设立公共场所卫生监督员，执行卫生防疫机构交给的任务。卫生监督员有权对公共场所进行现场检查，索取有关资料，经营单位不得拒绝或隐瞒。卫生监督员对所提供的技术资料有保密的责任。卫生防疫机

Note：

构对公共场所的卫生监督职责包括:对公共场所进行卫生监测和卫生技术指导;监督从业人员健康检查,指导有关部门对从业人员进行卫生知识的教育和培训。

五、《突发公共卫生事件应急条例》

《突发公共卫生事件应急条例》经 2003 年 5 月 7 日国务院第 7 次常务会议通过,自公布之日起施行。2011 年 1 月 8 日予以修订。

条例规定,医疗卫生机构不履行报告职责,隐瞒、缓报、谎报的;未及时采取控制措施的;未依照规定履行突发事件监测职责的;拒绝接诊患者的,以及拒不服从应急处理指挥部调度的,责令改正、通报批评、给予警告;情节严重的,吊销《医疗机构执业许可证》;对主要负责人、负有责任的主管人员和其他直接责任人员依法给予纪律处分;造成传染病传播、流行或者对社会公众健康造成其他严重危害后果,构成犯罪的,依法追究刑事责任。

六、《医疗事故处理条例》

《医疗事故处理条例》为中华人民共和国国务院第 351 号令颁布,自 2002 年 9 月 1 日起施行。

1. **医疗事故**(medial negligence)　是指医疗机构及其医务人员在医疗活动中,违反医疗卫生管理法律、行政法规、部门规章和诊疗护理规范、常规,过失造成患者人身损害的事故。根据对患者人身造成的损害程度分为四级:一级医疗事故是造成患者死亡、重度残疾的;二级医疗事故是造成患者中度残疾、器官组织损伤导致严重功能障碍的;三级医疗事故是造成患者轻度残疾、器官组织损伤导致一般功能障碍的;四级医疗事故是造成患者明显人身损害的其他后果的。

2. **医疗事故的预防与处置**　如因抢救急危患者,未能及时书写病历的,有关医务人员应当在抢救结束后 6h 内据实补记,并加以注明;医务人员严禁涂改、伪造、隐匿、销毁或者抢夺病历资料;发生医疗事故的,医疗机构应当按照规定向所在地卫生行政部门报告;发生下列重大医疗过失行为的,医疗机构应当在 12h 内向所在地卫生行政部门报告:导致患者死亡或者可能为二级以上的医疗事故;导致 3 人以上人身损害后果;国务院卫生行政部门和省、自治区、直辖市人民政府卫生行政部门规定的其他情形。

七、《护士执业资格考试办法》

《护士执业资格考试办法》自 2010 年 7 月 1 日起施行。为规范全国护士执业资格考试工作,加强护理专业队伍建设,根据《护士条例》第七条规定,制定本办法。

国家护士执业资格考试是评价申请护士执业资格者是否具备执业所必须的护理专业知识与工作能力的考试。考试成绩合格者,可申请护士执业注册。具有护理、助产专业中专和大专学历的人员,参加护士执业资格考试并成绩合格,可取得护理初级(士)专业技术资格证书;护理初级(师)专业技术资格按照有关规定通过参加全国卫生专业技术资格考试取得。具有护理、助产专业本科以上学历的人员,参加护士执业资格考试并成绩合格,可以取得护理初级(士)专业技术资格证书;在达到《卫生技术人员职务试行条例》规定的护师专业技术职务任职资格年限后,可直接聘任护师专业技术职务。

八、《护士执业注册管理办法》

中华人民共和国卫生部令第 59 号颁布,2008 年 5 月 12 日起施行。2021 年 1 月 8 日予以修订。《护士执业注册管理办法》规定:护士经执业注册取得《护士执业证书》后方可按照注册的执业地点从事护理工作;未经执业注册取得《护士执业证书》者,不得从事诊疗技术规范规定的护理活动。

护士执业注册应当具备下列条件:
(1) 具有完全民事行为能力。

（2）在中等职业学校、高等学校完成教育部和国家卫生健康委员会规定的普通全日制 3 年以上的护理、助产专业课程学习,包括在教学、综合医院完成 8 个月以上护理临床实习,并取得相应学历证书。

（3）通过国家卫生健康委员会组织的护士执业资格考试。

（4）符合下列健康标准:①无精神病史。②无色盲、色弱、双耳听力障碍。③无影响履行护理职责的疾病、残疾或者功能障碍。

护士注册时应当提交下列材料:

（1）护士执业注册申请审核表。

（2）申请人身份证明。

（3）申请人学历证书及专业学习中的临床实习证明。

（4）医疗卫生机构拟聘用的相关材料。

护士执业注册申请,应当自通过护士执业资格考试之日起 3 年内提出,逾期提出申请的,除本办法规定的材料外,还应当提交在省、自治区、直辖市卫生健康主管部门规定的教学、综合医院接受 3 个月临床护理培训并考核合格的证明。护士执业注册有效期为 5 年。

护士延续注册:护士执业注册有效期届满需要继续执业的,应当在有效期届满前 30 日,向批准设立执业医疗机构或者为该医疗机构备案的卫生健康主管部门申请延续注册。护士申请延续注册,应当提交护士执业注册申请审核表和申请人的《护士执业证书》。

有下列情形之一的,拟在医疗卫生机构执业时,应当重新申请注册:

（1）注册有效期届满未延续注册的。

（2）受吊销《护士执业证书》处罚,自吊销之日起满 2 年的。

重新申请注册的,按照规定提交材料;中断护理执业活动超过 3 年的,还应当提交在省、自治区、直辖市卫生健康主管部门规定的教学、综合医院接受 3 个月临床护理培训并考核合格的证明。

护士在其执业注册有效期内变更执业地点等注册项目的,应当向批准设立执业医疗机构或者为该医疗机构备案的卫生健康主管部门报告,并提交护士执业注册申请审核表和申请人的《护士执业证书》。

第三节　护理管理中常见的法律问题

一、护士的执业权利和义务

我国首部保护护士劳动权益的法规《护士条例》出台,为保障护士的合法权益筑起了强有力的法律保证,让护理人员维权有法可依,其明确指出护士具有以下权利:

（一）护士的执业权利

1. 保障护士的工资、福利待遇　《护士条例》规定,护士执业有按照国家有关规定获取工资报酬、享受福利待遇、参加社会保险的权利。任何单位或个人不得克扣护士工资,降低或取消护士福利待遇。对在艰苦边远地区工作,或者从事直接接触有毒有害物质、有感染传染病危险工作的护士,所在医疗卫生机构应当按照国家有关规定给予津贴。

2. 护理工作的职业卫生防护　护士执业有获得与其所从事的护理工作相适应的卫生防护、医疗保健服务的权利。从事直接接触有毒有害物质、有感染传染病危险工作的护士,有依照有关法律、行政法规的规定接受职业健康监护的权利;患职业病的,有依照有关法律、行政法规的规定获得赔偿的权利。

3. 职称晋升和参加学术活动的权利　护士有按照国家有关规定获得与本人业务能力和学术水平相应的专业技术职务、职称的权利;有参加专业培训、从事学术研究和交流、参加行业协会和专业学术团体的权利。

4. 教育和参加培训的权利 接受培训既是护士的权利也是护士的义务。《护士条例》规定医疗卫生机构应当制定、实施本机构护士在职培训计划,并保证护士接受培训。护士培训应当注重新知识、新技术的应用;根据临床专科护理发展和专科护理岗位的需要,开展对护士的专科护理培训。

5. 执业知情权、建议权 护士作为医疗机构的主体,作为医疗行为的主要参与者,在执业过程中应当享有与医师同样的权利。执行护理任务的护士只有充分了解患者疾病诊疗、护理等相关信息,才可能把护理工作做得更全面、具体,才能保障患者安全及提升护理质量。护理人员在实际工作中感知到我国医疗卫生改革中的问题,有权利向医疗卫生机构和卫生主管部门提出意见和建议。这也是宪法赋予公民的言论自由、参政议政权利的具体体现。

6. 护士的其他执业权利 在护士培训、医疗机构配备护理人员的比例、政府对护理人员表彰等方面,也要充分体现对护理人员权利的保障。

(二)护士的执业义务

1. 依法执业义务 护士执业过程中通过法律、法规、规章和诊疗技术规范的约束,履行对患者、患者家属以及社会的义务。例如,完成护理工作的人必须具有护士执业资格,严格按照规范进行护理操作;为服务对象提供良好的环境,确保其舒适和安全;主动征求服务对象及家属的意见,及时改进工作中的不足;认真执行医嘱,注重与医生之间相互沟通;积极开展健康教育,指导人们建立正确的卫生、健康观念和培养健康行为,唤起民众对生命及健康的重视,促进地区或国家健康保障机制的建立和完善。

2. 紧急处置义务 护士在执业活动中发现患者病情危急时,要执行两项工作:一是要及时将患者病情变化的情况通知医师,以便医师尽早对患者的病情做出准确的判断,提出更为专业的救治方案;二是要力所能及地采取救治措施缓解患者病情,不能坐等医师的到来被动执行医嘱。

3. 问题医嘱报告义务 护士发现医嘱违反法律、法规、规章或诊疗技术规范规定时,应当及时向开具医嘱的医师提出;必要时,应当向该医师所在科室的负责人或者医疗卫生机构负责医疗服务管理的人员报告。在执行医嘱过程中如发现以下情况:①医嘱书写不清楚。②医嘱书写有明显错误,包括医学术语错误和剂量、用法错误。③医嘱内容违反诊疗常规、药物使用规则。④医嘱内容与平常医嘱内容有较大差别。⑤其他医嘱错误或有疑问者。护士应当:第一,向开具医嘱的医师提出,要求该医师核实,经核对无误应当由医师签字确认;第二,在向开具医嘱的医师提出疑问后医师未予理睬,或者找不到开具医嘱的医师时,护士应当向该医师所在科室的负责人或者医疗卫生机构负责医疗服务管理的人员报告。

4. 尊重关爱患者、保护患者隐私的义务 护士应当尊重、关心、爱护患者,保护患者的隐私。

5. 服从国家调遣的义务 护士是国家的卫生资源,其个人执业具有一定的公益性。在国家遇到突发紧急事件,尤其是发生重大灾害、事故、疾病流行或者其他意外情况时,护士应当服从县级以上人民政府卫生主管部门或者所在医疗卫生机构的安排,参加医疗救护。

二、依法执业问题

(一)侵权行为与犯罪

侵权行为是指医护人员对患者的权利进行侵害导致患者利益受损的行为。侵权行为主要涉及侵犯患者的自由权、生命健康权和隐私权。侵权行为是违反法律的行为,情节严重者要承担刑事责任。患者的自由权受宪法保护,护士执业时,应重视患者的自由权,保证患者的自由权,如护士以治疗的名义,非法拘禁或以其他形式限制和剥夺患者的自由,是违反宪法的行为。《中华人民共和国刑法》第335 条规定:医务人员由于严重不负责任,造成就诊人死亡或者严重损害就诊人身体健康的,处三年以下有期徒刑或拘役。护士执业时,错误使用医疗器械,不按操作规程办事,造成患者身体受损;护士执业时,使用恶性语言和不良行为损害患者利益,均属侵犯患者生命健康权的行为。

（二）失职行为与渎职罪

主观上的不良行为或明显的疏忽大意,造成严重后果者属失职行为。例如,对危、急、重患者不采取任何急救措施或转院治疗,不遵循首诊负责制原则,不请示医生进行转诊以致贻误治疗或丧失抢救时机,造成严重后果的行为;擅离职守,不履行职责,以致贻误诊疗或抢救时机的行为;护理活动中,由于查对不严格或查对错误,不遵守操作规程,以致打错针、发错药的行为;不认真执行消毒、隔离制度和无菌操作规程,使患者发生交叉感染的行为;不认真履行护理基本职责,护理文件书写不实事求是的行为等。违反护士职业道德要求,如为戒酒、戒毒者提供酒或毒品是严重渎职行为。窃取病区哌替啶、吗啡等毒麻限制药品,自己使用成瘾视为吸毒,贩卖捞取钱财则构成贩毒罪,将受到法律严惩。

（三）护理记录不规范

护理记录不仅是检查衡量护理质量的重要资料,也是医生观察诊疗效果、调整治疗方案的重要依据,在法律上有其不容忽视的重要性。不认真记录,或漏记、错记等均可能导致误诊、误治,引起医疗纠纷。护理记录在法律上的重要性,还表现在记录本身也能成为法庭上的证据,若与患者发生了医疗纠纷或与某刑事犯罪有关,护理记录则成为判断医疗纠纷性质的重要依据,或成为侦破某刑事案件的重要线索。因此,对原始记录进行添删或随意篡改都是非法行为。

（四）明确实习护生的职责范围

实习护生是正在学习的护理学专业学生,尚不具备独立工作的权利。如果其在执业护士的指导下,因操作不当给患者造成损害,或发生护理差错、事故,除本人负责外,带教护士也要负法律责任。实习护生如离开了注册护士的指导,独立进行操作,对患者造成了损害,就应负法律责任。所以老师要严格带教,护士长在排班时,不可只考虑人员的短缺而将护生当作执业护士使用。

三、执业安全问题

（一）执业安全问题

执业安全(practice safety)是以防止职工在执业活动过程中发生各种伤亡事故为目的的工作领域及在法律、技术、设备、组织制度和教育等方面所采取的相应措施。护士执业活动中,有获得与其所从事的护理工作相适应的卫生防护、医疗保健服务的权利。《护士条例》第33条也明确规定,"扰乱医疗秩序,阻碍护士依法开展执业活动,侮辱、威胁、殴打护士,或者有其他侵犯护士合法权益行为的,由公安机关依照治安管理处罚法的规定给予处罚;构成犯罪的,依法追究刑事责任。"由于工作环境、服务对象的特殊性,护理人员面临着多种职业危害;主要有生物性危害、化学性危害、物理性危害、心理社会性危害,目前这也是护理人员较关心的问题。因此,护理管理者要重视护理职业安全,加强教育,提高护士的防护意识,增加护士的防护知识,为护士提供必要的防护用具、药品和设备,最大程度地保障护士的执业安全。

（二）护理禁业问题

《护士条例》第21条明确规定,医疗卫生机构不得允许下列人员在本机构从事诊疗技术规范规定的护理活动:①未取得护士执业证书的人员。②虽取得执业证书但未经注册的护士。③执业注册有效期满,未继续延期注册的护士。④未按规定办理执业地点变更手续的护士。护理管理者应安排以上人员在注册护士指导下做一些护理辅助工作,不能以任何理由安排他们独立上岗,否则被视为无证上岗、非法执业。

 ──────────────── 导入情境分析 ────────────────

对本章的导入情境进行分析,《护士条例》第33条明确规定,"扰乱医疗秩序,阻碍护士依法开展执业活动,侮辱、威胁、殴打护士,或者有其他侵犯护士合法权益行为的,由公安机关依照治安管理处罚法的规定给予处罚;构成犯罪的,依法追究刑事责任。"被告人王某为泄愤多次到医院毁损公共财物,后果严重;在医院起哄闹事,造成医院秩序严重混乱;辱骂、恐吓并指使他人殴打医务人员,情节恶劣,其行为已构成犯罪。据此,法院依法对被告人王某判处有期徒刑4年。

针对以上发生的违反医疗法律法规的事件,如再次遇到此类事件,可采取以下措施:①医疗机构应当建立健全医患沟通机制,对患者在诊疗过程中提出的咨询、意见和建议,应当耐心解释、说明。②医疗机构及其医务人员在诊疗活动中,应当关心、爱护、尊重患者,保护患者隐私。患者有权查阅、复制其门诊病历、住院志、体温单、医嘱单、化验单(检验报告)、手术同意书、医疗费用等资料。③患者也应当自律自己的行为,如遵守医疗机构管理制度和医疗秩序,尊重医务人员;如实陈述病情病史,配合医务人员进行检查、诊疗和护理,并按照规定签署相关书面材料;按照规定支付医疗费用;不得强行要求医疗机构及其医务人员做出超出其救治能力和执业范围的医疗行为;对医疗行为有异议的,依法表达意见和诉求等。

(陈海英)

思 考 题

1. 何为卫生法、医政法、护理法?
2. 请简述法律的基本特征和作用。
3. 请简述护士的权利和义务。

案例分析题

用药前详细询问药物过敏史的重要性

[案例分析]

患者,张某,女,43岁。2018年3月20日,因上呼吸道感染入院。体温39℃,双肺湿性啰音,咳黄色黏痰。医师开具医嘱:青霉素皮试(st)。护士小李执行医嘱前审核病历记录,发现有青霉素过敏标识,于是到张某床前再次询问患者有无青霉素类药物过敏史。张某表示,自己曾经有青霉素类药物过敏史。护士小李立即将此信息报告给开具医嘱的医师,随后医师更换了其他抗生素。护士小李拒绝执行此医嘱,及时与医师沟通并更正医嘱,避免了高风险的医疗事件发生。

[问题提出]

请问护士小李履行了护士的哪项执业义务?

[分析提示]

案例分析思考要点:护士发现医嘱违反法律、法规、规章或诊疗技术规范规定的,应当及时向开具医嘱的医师提出;必要时,应当向该医师所在科室的负责人或者医疗卫生机构负责医疗服务管理的人员报告。

NURSING

附 录

附录 1 护士职业生涯发展规划表

1. 个人情况自我分析
个性特点：
个人专长：
个人兴趣爱好： 至今为止个人的工作经验\知识和能力
在工作中哪些方面有信心,哪些方面没有信心
个人健康状况：

2. 个人未来职业愿望
你生活和工作的发展目标：
为了实现目标,你认为有哪些途径,应采取哪些措施：

3. 个人职业状况评估
现在的职业状况：
工作适应性:很适应　适应　不好说　不太适应　不适应
工作能力:强　较强　能够胜任　较弱　弱
在职务变更方面的要求与希望：
综合本人的能力,适应性和未来发展前途等因素,今后 1~2 年内进行工作调动的意愿如何：
希望能调动　可以调动　无所谓　不调动
如果打算工作调动,什么领域、什么时间、什么职务,调动理由是什么?
评价组织内、外可供选择的途径有哪些：

职业和生命阶段的变化及对目标方面的变化和要求：

4. 今后职业生涯方面的综合计划

5. 关于个人能力开发的分析与思考
个人掌握并擅长的专业、知识、技术有哪些
个人的学习和研究兴趣在哪里
个人具备哪些资格、取得了哪些证书、接受过什么培训
个人有哪些方面的潜力可以开发(知识、工作能力、性格、态度、职称、学历方面的资格)
个人实现目标的策略和打算是什么

附录 2　费德勒的最难共事者问卷

回想一下你自己最难共事的一个同事,他可以是现在和你共事的,也可以是过去与你共事的。他不一定是你最不喜欢的人,只不过是你在工作中相处最为困难的人。用下面 16 组形容词描述他,在你认为最准确描述他的等级上打"√",不要遗漏任何一组形容词。

快乐——	8　7　6　5　4　3　2　1	——不快乐
友善——	8　7　6　5　4　3　2　1	——不友善
拒绝——	1　2　3　4　5　6　7　8	——接纳
有益——	8　7　6　5　4　3　2　1	——无益
不热情——	1　2　3　4　5　6　7　8	——热情
紧张——	1　2　3　4　5　6　7　8	——轻松
疏远——	1　2　3　4　5　6　7　8	——亲密
冷漠——	1　2　3　4　5　6　7　8	——热心
合作——	8　7　6　5　4　3　2　1	——不合作
助人——	8　7　6　5　4　3　2　1	——敌意
无聊——	1　2　3　4　5　6　7　8	——有趣
好争——	1　2　3　4　5　6　7　8	——融洽
自信——	8　7　6　5　4　3　2　1	——犹豫
高效——	8　7　6　5　4　3　2　1	——低效
郁闷——	1　2　3　4　5　6　7　8	——开朗
开放——	8　7　6　5　4　3　2　1	——防备

将 16 组中的得分相加,得到 LPC 的总分。得分为 64 分或以上,为高 LPC 值,说明领导者对最难共事者给予了相对积极的评价,表明领导者对人宽容、体谅、提倡人与人之间关系友好,领导方式属于关系导向型;得分在 57 分或以下为低 LPC 值,表明领导者可能以关心生产为主,领导方式属于任务导向型。得分在 58~63 分之间,表明处于中间状态,既有一些任务导向型的特征,也有一些关系导向型的特征。

NURSING

中英文名词对照索引

| 360 度反馈 | 360-degree feedback | 100 |
| PDCA 循环 | PDCA cycle | 183 |

A

| 安全 | safety | 171 |

B

保健因素	hygienes	126
被领导者	the led / follower	110
标准	standard	180
标准化	standardization	180
病种分类法	diagnosis-related group，DRG	170
部分照顾	partial care	84

C

参照权力	referent authority	112
成本	cost	167
成本管理	cost management	167
成本控制	cost control	167
成就需要激励理论	achievement need motivation theory	126
成熟度	maturity	121
惩罚	punishment	127
冲突	conflict	147
初学者	advanced beginner	85
床日成本核算	per day service method	170
创新管理	innovation management	132

D

导向培训	orientation	92
电子病历系统	electronic medical record system，EMRS	213
电子健康档案	electronic health records，EHR	214

F

| 法 | law | 222 |

法定权力	legitimate authority	111
法规	laws and regulations	222
法律	law statute	222
反馈控制	feedback control	158
非权力性影响力	non-authority power	112
非正式组织	informal organization	59
负强化	negative reinforcement	127

G

高效能团队	the high performance team	134
个案护理	case nursing	86
个案追踪法	case tracer methodology, CTM	187
个人权力	private authority	112
根本原因分析法	root cause analysis, RCA	184
工作成熟度	job maturity	121
工作分析	job analysis	89
工作描述	job description	89
工作压力	work stress	135
公平理论	equity theory	129
功能制护理	functional nursing	86
沟通	communication	140
关键绩效指标法	key performance indicator, KPI	100
管理	management	2
管理沟通	management communication	140
管理环境	management environment	12
管理决策	management decision making	53
管理协调者	coordinator	86
管理学	management science	3
管理者	manager	3
管理者角色	manager roles	10
管理职能	management functions	3
归因理论	attribution theory	128
规章	rules; regulations	222
过程控制	process control	158
过程型激励理论	process motivation theories	128

H

合作	collaboration	151
护理安全	nursing safety	171
护理安全管理	nursing safety management	171
护理成本	nursing cost	167
护理成本控制	nursing cost control	168
护理法	nursing law	224
护理岗位	nursing position	86
护理岗位管理	nursing position management	86
护理管理	nursing management	2
护理管理学	nursing management science	3
护理管理者	nursing manager	3
护理行政主管	executive	86
护理敏感质量指标	nursing-sensitive quality indicator	189
护理人力资源	human resources of nursing	79

护理人力资源管理	human resources management of nursing	79
护理人力资源规划	nursing human resources plan	89
护理人力资源配置	allocation of nursing human resources	83
护理信息	nursing information	209
护理信息管理	nursing information management	210
护理信息系统	nursing information system, NIS	210
护理职业路径	career pathway of nursing	104
护理质量标准	nursing quality standards	181
护理质量管理	management of nursing quality	178
护理质量评价	nursing quality assessment	189
护理质量指标	nursing quality indicator	189
护士安全	nurse safety	172
护士管理者	nurse manager	86
护士招聘	nurses recruiting	90
护士职业素质	nursing professional diathesis	105
环境	environment	172
患者安全	patient safety	171
患者分类法	patient classification systems	170
回避	avoiding	150

J

激励	motivation	124
激励因素	motivators	126
计划	planning	3
绩效	performance	97
绩效管理	performance management	97
绩效评价	performance appraisal	97
间接经济薪酬	indirect financial compensation	101
建设性冲突	constructive conflict	148
奖赏权力	reward authority	112
精通者	proficient	85
竞争	competition	150
矩阵型结构	matrix structure	62
决策理论	decision-making theory	30
决策型角色	decisional roles	11

K

开发	development	92
科学管理理论	scientific management theory	20
控制	control	4,156
控制过程	control processes	161
控制技术	control technology	165
控制系统	control system	166

L

临床护理路径	clinical nursing pathway, CNP	186
临床检验信息系统	laboratory information system, LIS	213
临床决策支持系统	clinical decision support system, CDSS	214
临床路径	clinical pathway, CP	186
临床信息系统	clinical information system, CIS	213
领导	leadership	4,110

领导行为理论	behavioral theories of leadership	118
领导力	leadership	114
领导权变理论	contingency theories of leadership	120
领导特质理论	trait theories of leadership	116
领导效能	leading efficiency	113
领导艺术	the art of leadership	130
领导者	leader	110
领导执行力	executive ability	134
轮转培训	rotary training	95
罗斯麦迪可斯量表—患者分类系统	rush medical tool—patient classification system,RMT-PCS	84

M

| 目标管理 | management by objects,MBO | 45 |
| 目标管理法 | management by objectives,MBO | 100 |

N

| 内容型激励理论 | content motivation theories | 125 |

P

培训	training	92
平衡记分卡	balanced score card,BSC	100
破坏性冲突	destructive conflict	149

Q

期望理论	expectancy theory	128
迁就	accommodation	150
前馈控制	feedforward control	157
强化	reinforcement	127
强化理论	reinforcement theory	127
强制权力	coercive authority	111
区块链	blockchain	211
权变理论	contingency theory	32
权力性影响力	authority power	112
全方位考核法	full-circle appraisal	100
全人护理	total patient care	87

R

人工智能	artificial intelligence,AI	218
人际关系理论	human relation theory	25
人际关系型角色	interpersonal roles	10
人力资源	human resources	79
人力资源管理	human resources management	4,79
任职资格	job certification	90

S

社会系统	social system	31
胜任者	competent	85
时间管理	time management	50
授权	delegation	130
双因素理论	dual-factor theory	126

T

突发公共事件	public emergency	198
突发公共卫生事件	public health emergency	198
突发事件	emergency	198
团队	team	62,134
脱产培训	off-the-job training	94
妥协	compromising	150

W

完全照顾	total care	84
网络组织	network organization	62
委员会	committee	62
卫生法	health legislation	223

X

系统追踪法	system tracer methodology,STM	187
宪法	constitution	222
相对严重度测算法	relative intensity measures	170
项目法	fee-for-service	170
项目管理	project management	47
消退	extinction	127
小组护理	team nursing	87
心理成熟度	psychology maturity	121
新手	novice	85
薪酬	compensation	101
薪酬管理	compensation management	101
信息	information	209
信息安全	information security	210
信息管理	information management	209
信息过滤	information filtering	144
信息系统	information system	210
信息型角色	informational roles	10
信息载体	information carrier	210
行为改造型激励理论	behavior modification theories	127
行政组织理论	theories of bureaucracy	23
需要层次理论	hierarchy of needs theory	125
选择性知觉	selective perception	144
学习型组织理论	learning organization theory	33

Y

压力	stress	135
压力管理	stress management	135
压力源	stressor	135
延续护理	transitional care	217
业务流程再造理论	business process reengineering,BPR	33
一般管理理论	general management theory	22
医疗事故	medial negligence	226
医生工作站系统	doctor workstation system,DWS	213
医学影像信息系统	picture archiving and communication system,PACS	213
医院管理信息系统	hospital management information system,HMIS	214

医院信息	hospital information	209
医院信息管理	hospital information management	210
医院信息系统	hospital information system,HIS	210
医政法	medical law	224
移动医疗	mobile health,m-Health	214
以患者为中心的护理	patient-centered care	87
影响力	power	111
原型分类法	patient dependency classification	84
远程护理	telenursing	217
远程医疗	telemedicine	214

Z

在职培训	on-the-job training	94
责任制整体护理	holistic nursing	87
战略管理	strategic management	33
正强化	positive reinforcement	127
正式组织	formal organization	59
执业安全	practice safety	229
直接经济薪酬	direct financial compensation	101
直线型结构	pure line structure	60
直线 - 职能型结构	line and staff structure	61
职能型结构	functional structure	61
职位权力	position authority	111
职业	career	104
职业动机	career motivation	105
职业发展	career development	104
职业规划	career planning	104
职业锚	career anchor	105
职业生涯管理	career management	104
质量	quality	178
质量改进	quality improvement	178
质量观	quality concept	179
质量管理	quality management	178
质量控制	quality control	178
质量体系	quality system	178
中华护理学会	Chinese Nursing Association,CNA	70
终端掌控电脑	personal digital assistant,PDA	216
专家	expert	85
专家权力	expert authority	112
追踪法	tracer methodology,TM	187
资源	resources	79
自我照顾	self-care	84
综合法	synthetic method	170
组织	organization	58
组织	organizing	4
组织结构	organizational structure	60
组织设计	organizational design	63
组织运作	organizational processes	64

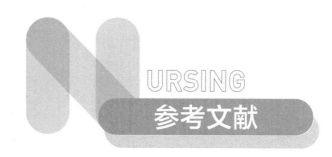

［1］杨红娟.管理学概论［M］.北京:冶金工业出版社,2009.

［2］颜明健.管理学原理［M］.2版.厦门:厦门大学出版社,2017.

［3］孙成志.管理学［M］.6版.大连:东北财经大学出版社,2017.

［4］黄炜.企业战略管理精要［M］.上海:上海财经大学出版社,2019.

［5］李继平,刘义兰.护理管理黄金法则［M］.北京:人民卫生出版社,2015.

［6］陈锦秀,全小明.护理管理学［M］.3版.北京:中国中医药出版社,2016.

［7］吴欣娟,王艳梅.护理管理学［M］.4版.北京:人民卫生出版社,2017.

［8］许彦彬,陈海玉.管理学［M］.北京:清华大学出版社,2019.

［9］刘华平,李红.护理管理案例精粹［M］.北京:人民卫生出版社,2018.

［10］黄淇敏.医院组织行为学［M］.上海:上海科学技术出版社,2009.

［11］徐世勇.组织管理十大经典理论:解读与应用［M］.北京:中国人民大学出版社,2020.

［12］姜小鹰,李继平.护理管理理论与实践［M］.2版.北京:人民卫生出版社,2018.

［13］刘华平,李峥.护理专业发展:现状与趋势［M］.北京:人民卫生出版社,2016.

［14］付维宁.绩效与薪酬管理［M］.北京:清华大学出版社,2016.

［15］尚少梅,周伟娇,万巧琴,等.护理人力配置研究进展［J］.中国护理管理,2018,18(4):433-437.

［16］朱仁崎,李泽.组织行为学原理与实践［M］.长沙:湖南大学出版社,2018.

［17］肖剑.员工管理实用必备全书［M］.北京:中国友谊出版公司,2018.

［18］韩玉芬.高效管理的九面镜子［M］.北京:中国商务出版社,2014.

［19］李萌.管理的常识［M］.南昌:百花洲文艺出版社,2018.

［20］彦涛.聪明人是怎样带团队的［M］.上海:立信会计出版社,2016.

［21］唐学华.中层领导管理精要［M］.合肥:中国科学技术大学出版社,2015.

［22］朱海林,何世春,高剑.领导科学概论［M］.武汉:武汉大学出版社,2019.

［23］刘爱民,彭璟.管理学原理［M］.北京:北京理工大学出版社,2012.

［24］王荣科,吴元其,马仁杰.现代管理学教程［M］.合肥:安徽大学出版社,2009.

［25］林修果.行政管理学［M］.北京:长征出版社,2000.

［26］朱新民,唐靖云,江信鸿.管理学基础［M］.重庆:重庆大学出版社,2018.

［27］高建军.管理学原理［M］.北京:中国轻工业出版社,2017.

［28］刘鲁蓉.管理心理学［M］.北京:中国中医药出版社,2017.

［29］文大强.管理学原理与务实［M］.北京:北京理工大学出版社,2018.

［30］张正河,杨为民.管理学原理［M］.2版.北京:中国农业大学出版社,2018.

［31］《管理学》编写组.管理学［M］.北京:高等教育出版社,2019.

［32］郭艳艳,曹中秋,龚关.组织行为学［M］.郑州:郑州大学出版社,2019.

［33］王忠．组织行为学［M］．北京：中国人民大学出版社，2020．

［34］韩平．组织行为学［M］．西安：西安交通大学出版社，2017．

［35］蔡世刚，魏曦．管理学［M］．南京：东南大学出版社，2016．

［36］史秀云，刘俊贤．管理学［M］．北京：清华大学出版社，2016．

［37］魏江等．管理沟通：成功管理的基石［M］．4版．北京：机械工业出版社，2019．

［38］赵丽敏，潘红英，邵圣文．护士人际冲突管理现状及影响因素的研究进展［J］．护理管理杂志，2014，14（11）：786-788．

［39］闫亚敏，张薇，龚梅．护理冲突管理与护士离职率的相关性研究进展［J］．护理管理杂志，2012，12（2）：112-114．

［40］张广清，周春兰．突发公共卫生事件护理工作指引［M］．广州：广东科技出版社，2020．

［41］王伟，吴菁．突发公共卫生事件医院管理实践［M］．北京：人民卫生出版社，2020．

［42］吴欣娟，孙红．实用新型冠状病毒肺炎护理手册［M］．北京：人民卫生出版社，2020．

［43］黄国伟，姜凡晓．突发公共卫生事件应对与处置［M］．北京：北京大学医学出版社，2016．